医学机能

（供临床医学、预防医学、口腔医学和影像、检验、麻醉、护

主　编　赵润英

副主编　吴敏范　王俊平　张丽艳　倪月秋

编　者（以姓氏笔画为序）

王俊平　杨　丹　李　昭　李玉芳

吴敏范　沈　薇　张　亮　张丽艳

金　戈　赵丽妮　赵润英　姚　阳

倪月秋　隋　禄　程　阳

中国健康传媒集团
中国医药科技出版社

内容提要

　　《医学机能实验学》是一本将生理学、病理生理学和药理学三门课程的实验内容有机融合在一起，突出知识性、系统性、科学性和实用性的机能实验教材。内容包括：①机能实验学的基本知识、技术和方法，重点介绍动物实验基本操作技术，生物信号采集、分析和处理系统在机能实验中的应用。②基础性、综合性实验涉及神经系统、呼吸系统、心血管系统、消化系统、泌尿系统、内分泌系统和药代动力学等多方面的机能实验内容，其中三个项目动物实验结束后，前往临床实验中心继续人体模拟实验的内容。③在人体机能实验中还开展了动脉血压、ABO血型的测定、心电图的描记、心音听诊等内容。④人体机能实验包括探索性实验的基本程序和实验数据常用的统计学方法。本教材所介绍的实验项目较多，一方面能够方便各医药院校根据自身的具体实验条件有选择地使用，另一方面也可以为大学生开展探索性实验提供设计方案的参考。

　　本教材供临床医学、预防医学、口腔医学和影像、检验、护理、麻醉、药学及康复等专业学生使用，同时可供广大从事基础医学和临床医学研究的人员参考使用。

图书在版编目（CIP）数据

医学机能实验学 / 赵润英主编 . —北京：中国医药科技出版社，2018.8

ISBN 978-7-5214-0420-3

Ⅰ . ①医… Ⅱ . ①赵… Ⅲ . ①实验医学 – 医学院校 – 教材 Ⅳ . ① R-33

中国版本图书馆 CIP 数据核字（2018）第 197379 号

美术编辑　陈君杞
版式设计　友全图文

出版　**中国健康传媒集团** | 中国医药科技出版社
地址　北京市海淀区文慧园北路甲 22 号
邮编　100082
电话　发行：010-62227427　邮购：010-62236938
网址　www.cmstp.com
规格　787 × 1092mm $\frac{1}{16}$
印张　19 $\frac{3}{4}$
字数　354 千字
版次　2018 年 8 月第 1 版
印次　2021 年 7 月第 6 次印刷
印刷　三河市百盛印装有限公司
经销　全国各地新华书店
书号　ISBN 978-7-5214-0420-3
定价　49.00元

前　　言

信息化和知识经济时代的到来，给高等医学教育带来了新的机遇和挑战。

实施素质教育，培养创新精神，促进个性发展，已成为现代医学教育改革的主流。近年来，随着教学改革的不断深入，各高等医学院校围绕基础医学实验教学，尤其是机能实验教学改革进行了积极的探索，并取得了丰硕的成果，形成了以基础性、综合性、探索性实验为主要内容的、独具特色的"医学机能实验学"课程体系。医学机能实验学作为一门全新、独立、系统、完整的学科成为了基础医学的重要组成部分。

医学机能实验学是医学科学实验的重要组成部分，是临床、预防、口腔医学和影像、检验、麻醉、护理、药学及康复等专业的必修基础课程和技能训练课程。它本着资源共享、避免重复、由浅入深、系列整合、优化提高的原则，对原有的生理学、病理生理学、药理学的实验内容进行了有机融合，既注重实验基础理论、基本实验方法和基本实验技能的训练，同时期望对学生综合素质、科研能力和创新能力的培养产生推动作用。

本教材打破了传统机能生理学实验、病理生理学实验、药理学实验分散的格局和僵硬的界限，对基础医学机能实验作了系统的阐述，既包含了基础性实验（经典性实验）内容，又在开设创新性实验（综合性、探索性实验）方面进行了拓展，充分体现生理、病理生理、药理学科实验内容的有机融合，突出机能实验学课程的知识性、科学性、系统性和实用性。本教材不仅介绍了机能实验学基本知识、基本操作技术和方法，设置了50余个可供实施的基础性、综合性实验项目，还提供了实验设计的整体思路和规范、全面的技术路线，适于高等医学院校本科各专业机能实验教学使用。学生在基础性实验中，主要观察正常生理现象，学习病理模型的复制方法；在综合性实验中则要完成正常生理现象的观察→制备病理模型→观察药物的治疗作用→分析作用原理的全过程，并在新斯的明半数致死量测定、家兔呼吸运动的调节、家兔动脉血压的调节等动物实验结束后，前往临床实验中心继续人体模拟实验的内容，充分体现机能实验与临床的紧密结合；在人体机能实验中还开展了动脉血压测定、ABO血型测定、心电图的描记、心音听诊等内容，让学生尽早接触临床；在探索性实验中将完成查阅文献、收集资料→选题→实验设计→开题→实施实验→撰写论文→论文答辩的科研活动全过程。

本书在整体设计、内容选择、实验编写等方面存在的疏漏和不妥之处，恳请读者在使用过程中提出宝贵意见和建议，便于今后修订和改正。

编　者

2018 年 7 月

目　　录

▌第一篇　机能实验学基本知识、技术和方法▌

▌第二篇　机能实验项目▌

第一篇　机能实验学基本知识、技术和方法

第一章

绪　论

　　机能实验学是将生理学、病理生理学和药理学的实验内容从原课程体系中分离出来并进行有机整合所形成的基础医学中一门全新、独立、完整的综合性实验学科。机能实验学是以活体为实验对象，探讨人或动物正常机能活动规律及其在疾病状态或药物作用下功能、代谢变化机制及规律的学科。

　　本课程比较系统地介绍了机能实验学的基本理论、实验方法、现代实验技术和实验研究的基本知识，并通过基础、综合和探索性实验教学，培养学生的动手能力和观察、分析、解决问题的综合能力，培养学生实事求是、严谨的科学作风和严密的逻辑思维方法，以及开拓创新和团结协作的精神。

第一节　机能实验学课程教学内容和教学目标

　　认识生命、认识人体自身，是医学研究的根本。人体是多细胞构成的独特组织体系，其从生到死的过程同样也是独特的。人体能以恰当的活动，尤其是以运动的方式，对外界的影响（刺激）做出反应，以适应其赖以生存的环境。借助各种科学方法观察和分析人体，可以从不同的层次（细胞、器官、系统等），不同的侧面（形态、功能、环境等）来进行。机能实验学正是从人体功能方面探讨正常或疾病状态下，以及在药物干预下，人体（或动物体）的机能活动、代谢变化的机制和规律。

　　机能实验学是医学及医学相关专业医学生的必修课，其基本理论、基本实验方法与技术源于生理学、病理生理学和药理学等医学基础课程，此外课程知识还涉及统计学、动物学、计算机等学科的理论及其相关实验方法、实验研究和实验技术，是一门跨学科

的、需要学生动手实践的综合性课程。

一、机能实验学课程教学内容

1. 医学机能实验学基本理论　包括实验动物基本知识，常用仪器的原理和使用方法，机能实验基本方法和技术，实验数据的采集和统计处理，机能实验研究的基本程序，实验报告撰写的要求和格式。这部分内容通过课堂教学与自学相结合的形式进行。

2. 基础性和综合性实验内容　涉及离体组织、器官实验，整体动物实验。基础性实验主要安排一些单一因素、单一观察指标的实验，教学重点是学习和训练机能学动物实验的基本方法、技能、仪器使用，学习实验数据的记录、统计和实验报告的撰写方法。综合性实验主要安排多因素、多观察指标的实验，教学重点是强化实验操作，掌握实验方法、实验结果的统计分析和规范的实验报告撰写。

3. 探索性或设计性实验内容　是在完成基础性和综合性实验教学，学生已具备了机能实验的基本能力之后，由老师指定课题方向，并在老师的指导下，学生完成查阅资料、实验设计、实验准备、实验、实验数据的统计分析及实验论文的撰写。

二、机能实验学课程教学目标

机能实验学的教学目标，主要是掌握基本的实验技能、获得探索未知的能力，其次是验证和巩固所学的理论知识。

（1）通过基本理论的教学，了解和初步掌握机能实验的基本理论和研究方法。

（2）通过基础性实验和模拟实验的教学，初步掌握基本实验方法和技术，初步掌握实验数据记录、测量、实验报告撰写，培养应用理论知识的能力。

（3）通过综合性实验的教学，掌握和应用机能实验的方法和技术，具备对复杂实验进行观察、记录、分析的能力，能撰写出高质量的实验报告。培养严谨的科学作风和严密的科学思维方法。

（4）通过探索性或设计性实验教学，了解机能实验学研究从文献检索、实验设计、科学实验、实验数据的统计分析到论文撰写的基本程序，培养知识应用和科学研究能力，提高创新能力。

第二节　机能实验室规则及要求

实验室作为开展机能实验学教学的重要场所，在实验教学中，教师要特别注意培养学生实事求是的科学态度，指导学生仔细观察实验过程及变化。学生应具有严谨的实验作风和团结协作的合作精神。为了达到教学目的，学生除必须熟知实验室各项管理规定，并严格遵守实验室各项规章制度外，还必须遵守并做到实验室的以下规则和要求。

一、实验课前要求

机能实验所用实验仪器设备操作比较复杂，实验动物的手术、标本制备技术难度较高，实验时间较长，处理因素多，干扰因素常会影响实验结果，实验涉及生理、病理生理和药理等多个学科知识。课前充分的准备工作是实验顺利进行和获得良好实验结果的重要保证。课前的准备工作要求如下。

1. 实验准备

（1）按预习要求，仔细阅读实验教材，了解本次实验的目的和要求，充分理解实验原理，熟悉实验步骤、操作程序、记录项目和注意事项。

附：原始记录项目

①实验名称、实验日期、时间、环境温度、实验成员；②受试对象：动物种类、品系、编号、性别、体重、健康状况、离体器官名称；③实验仪器：名称、规格型号、生产厂商；④实验药物或试剂名称，来源（厂商、剂型、规格、含量和批号）；⑤实验方法分组，动物处理（麻醉、手术、刺激、给药途径、剂量、时间和间隔）；⑥实验观察指标：指标名称、单位、指标测量方法、数据形式、记录曲线的标注。⑦实验结果：原始数据记录表格，统计数据表格，坐标图、直方图等。⑧数据处理：实验数据的表示方法，统计方法与结果。

（2）注意和估计实验中可能发生的误差，并制订防止误差的措施。

2. 理论准备

（1）按预习要求，通过查阅有关文献和书籍，预测该实验各项步骤可能得到的结果，对预期的实验结果能做出合理的解释，并写出预习报告。

（2）在进行设计性实验前，要预先根据实验目的和设计要求认真写出设计的实验方案。

二、实验课中要求

（1）必须按规定的时间参加实验课，不得迟到、早退或无故缺课。进入实验室须穿好工作服。

（2）实验时应严肃认真，严禁高声喧哗、打闹、吸烟、随地吐痰或吃零食，应保持实验环境的安静、整洁卫生，不必要的物品不要带进实验室。不得随意动用与本次实验无关的仪器设备。不得进行任何与实验无关的或非法的活动。严禁在计算机上玩游戏、随意启动其他程序、损坏实验程序等。

（3）实验准备就绪后，须经指导老师检查同意，方可进行实验。实验组成员应明确分工、密切配合。严格按仪器设备的操作规程和步骤进行实验，仔细、耐心地观察实验中出现的现象，随时准确记录实验结果，不可单凭记忆，以免发生错误或遗漏，严禁篡改实验数据和结果。在实验过程中，实验条件应始终保持一致，如有变动，需加文字说明。应独立分析实验结果，认真完成实验报告，不得抄袭他人实验结果和实验报告。

（4）实验时要尊重实验动物生命，善待实验动物，严禁无麻醉下进行各种手术操作。养成节约动物的良好习惯，尽可能减少动物的用量。实验时不得随意浪费动物标本、器材、药品和试剂。能重复利用的器材，如纱布、缝合针、试管、导管和针头等，应洗净再用。实验中不要图个人方便而随意移走公用物品。

（5）注意安全，严防触电、火灾、被动物咬伤及中毒事故的发生。

三、实验课后要求

（1）实验完毕后，应及时切断电源，关闭水、气、门、窗。将所用仪器设备、实验手术器械等进行清理、摆好和如数归还。如有损坏或缺少应立即报告指导教师。

（2）按规定妥善处理实验后的动物和标本，放至指定的地点，不得随地乱丢。实验废物不得乱倒、乱扔，尤其是强酸、强碱试剂或具有放射性的液体或污物，动物皮毛、组织器官、纸屑等不得倒入水槽内，应统一放置在指定容器和地点。

（3）认真撰写实验报告，按时交指导教师评阅。

（4）实验结束，各实验组将实验桌、手术台等清理干净；值日生轮流负责实验室的清洁卫生工作，以保证实验室环境的整洁卫生，经指导教师检查验收后，方可离开。

第三节　实验结果的分析处理

实验结束后必须及时对实验中所得到的结果进行整理和分析，不论是预期结果还是非预期结果，均应以绝对客观的态度实事求是地整理表述，分析其产生的原因或机制，得出正确的结论。实验中得到的结果，一般称为原始资料，包括数据资料及图形资料两大类。计量资料是以数值大小来表示某事物变化的程度，例如心率、血压值、血流量、呼吸频率、尿量、血糖浓度、神经冲动频率等。这类资料可用测量仪器获得，也可通过测量实验描记的曲线而得到。计数资料是清点数目所得到的结果，例如动物存活或死亡的数目、阳性反应或阴性反应的数目等。在取得一定数量标本的原始资料后，即可进行统计学处理，使结果具有较大的可靠性。为便于分析比较，尽可能将有关数据用适当的统计表或统计图表示。用表格表示时，应事先制出完善的表格。一般将观察项目列在表内左侧，自上而下逐项填写，表内右侧可按时间或数量变化的顺序或不同的观察指标，由左至右逐格写入相应的结果数据。用绘图表示时，如果是坐标图，则应在纵轴和横轴上列出数值表示，标明单位。一般以纵轴表示反应强度，横轴表示时间或药物剂量，并在图的下方注明实验条件。非连续性的变化，也可用柱形图表示。如果是曲线图，则应及时在曲线上标注说明。对较长的曲线，可选取出现典型变化的段落，进行剪贴。

第四节 实验报告和论文的撰写

一、实验报告的撰写

（一）撰写实验报告的意义

实验报告是对实验的全面总结，也是机能实验课的一项基本训练。通过书写实验报告，可以熟悉撰写科学论文的基本格式，学会绘制图表的方法，可以应用学过的有关理论知识或查阅有关文献资料，对实验结果进行分析和解释，做出实验结论，从而使学生应用知识，独立思考，分析、综合和概括问题的能力以及书写能力得到提高，为今后撰写科学论文打下良好的基础。因此，学生应以科学的态度，严肃认真地独立完成实验报告的书写，不应盲目抄袭书本和他人的实验报告。撰写实验报告要求文字简练、通顺，书写清楚、整洁，措辞注意科学性和逻辑性。

（二）实验报告的格式

机能实验报告

所属课程		实验类型	
实验日期		组 别	
年 级		班 次	
姓 名		指导教师	

实验题目

实验目的

实验材料

实验方法

实验结果

讨 论

结 论

评 语

成 绩　　　　　　　　　　教师签字（日期）

（三）实验报告的内容及撰写要求

1. 所属课程 此项写明生理学、药理学、病理生理学或机能实验学。

2. 实验类型 此项写明基础性、综合型或探索性实验。

3. 姓名、年级、班次 此项可写在实验报告的封面。

4. 实验题目 用教材上的题目，其前加序号。

5. 实验目的 大致包括如下内容：①进行哪一类型的实验研究；②用什么方法、什么动物、什么实验技术进行实验动物模型的复制；③确立的主要观察指标或项目；④实验预期目的等。

例如：在进行"高钾血症实验"时，其实验目的是：学习掌握家兔高钾血症实验模型复制的方法，观察高钾血症动物心电图、血钾浓度的改变特征，观察葡萄糖胰岛素治疗家兔高钾血症的效果。

6. 实验材料 包括仪器和器材、实验对象、药品和试剂等。

7. 实验方法 简要写明主要实验方法、实验技术，详细说明实验技术路线（即实验步骤）、观察指标的内容和实验数据的采集方法。对这一问题的交代要简明、扼要、清晰、条块状（纲目性）。或用"按××章××实验项下的实验方法进行1.2.3……"等字样表示。

8. 实验结果 根据实验目的，对原始记录进行系统化、条理化地整理、归类和统计学处理。其表达方式一般有以下三种。

（1）叙述式 用文字将观察到的、与实验目的有关的现象客观地加以描述。描述式需要有时间概念和顺序上的先后层次。

（2）表格式 能较为清楚地反映观察内容，有利于相互对比。每一表格应说明一定的中心问题，应有表题和计量单位。

（3）简图式 实验中描记的血压、呼吸等可用曲线图表示；也可取其不同的时相点，用直线图表示。

（4）在优秀的实验报告与论文中，常是文字、表格和简图三种形式并用，可以得到最佳的分析效果。

9. 讨论 实验结果的分析与讨论应包括以下内容。

（1）以专业知识的理论解释、说明实验结果。

（2）重点阐明实验中出现的一般性规律与特殊性规律之间的关系。

（3）用实验结果来回答进行研究的目的是否已经达到。

（4）用实验结果提出进一步研究的依据和必要性。

（5）用实验结果说明本实验存在的问题和不足。

（6）实验结果提示了哪些新问题，如果出现"异常现象"应加以分析。

这里要特别强调的是，要合理、综合性地运用专业知识分析和讨论实验结果，紧扣实验结果和现象设置讨论点，防止不切实际的空泛讨论和漫无边际的发挥。

10. 结论 概括、总结实验结果的论点或推论同时应注意简短，并符合逻辑。

二、论文的撰写

（一）论文格式

文题

作者

摘要

关键词

前言

材料和方法

结果

讨论及结论

参考文献

（二）论文的内容及撰写要求

医学科技论文是公布研究成果、交流学术信息、启迪学术思想、发挥社会效益的主要形式。科学成果的首创权，多以公开发表的学术论文和书籍为依据，一般新闻报道不能得到正式的承认。

科技论文的写作，首要的是内容的科学性、创新性和先进性。为此，科研的选题立项、材料方法、实验观察、资料收集等环节是论文写作的基础。科技论文写作有很大的灵活性和技巧性，同样的研究资料和研究成果，可因写作水平的不同，得出质量相差悬殊的科技论文。因此，论文写作也是科研基本功的重要环节，不仅需善于学习、匠心设计，还要遵守期刊标准化和规范化的有关规定。

科技论文的价值所在，首要的是科学性和创新性。要尊重客观事实，有所发展，有所前进。也必须言之有物，言之有据，经得起实践检验，是能够重复的可信结果。在写作技巧方面，还应当有可读性，能提出问题，有新见解。文章应该有自己的特色，观点鲜明，重点突出，有一定的理论深度。现将论文各主要部分的写作要点和应注意的问题简述如下。

1. 文题 是论文内容的高度概括，能反映处理因素、实验对象和实验效应三要素。确切、简练、醒目的文题，可以提示和吸引读者。精妙的文题可以起"画龙点睛"的作用。文题应注意：①题名尽量简单明了；②避免使用不常见的缩略语、字符、代号和公式等；③得到研究基金支持的课题论文，应注明资金来源。

2. 作者 作者姓名、单位和邮编署于题目正下方。

3. 摘要

（1）摘要的一般格式 ①摘要有目的、方法、结果和结论四要素；②摘要以提供文献内容梗概为目的，不加评论和补充解释，科研论文的摘要绝大多数属于报道性摘要（信息摘要）；③一般中文摘要 200~300 字，外文摘要 250 个左右实词。

（2）摘要撰写注意事项 客观、如实地反映文章的内容；着重反映文章的新内容、结论和要强调的观点；众所周知的专用术语，尽量用简称或缩写，不常用的术语第一次出现用全称或注释，以后出现时用缩写。

4. 关键词 它们是一些词和词组，直接从文章的文题和正文中提取。中文期刊在标注的关键词前注明为 [关键词]，外文注明为 [Key Words]，也有笼统地注明为主题词或 [Subject Terms]。

5. 前言 是提出"准备研究什么"，通常包括：①回顾有关的历史背景：概述本领域已经取得的成绩和尚存在的不足；②准备研究解决的问题；③研究的意义。

前言又称引言、导言或序言，应注意：①所占篇幅不宜过大；②不要把介绍历史和现状变成"文献综述"；③不要赘述与本论文关系不大的内容；④不要自我评价，忌用"首创""未见报道""国内外领先""填补了空白"等词语。

6. 材料和方法 这一部分是说明"如何进行研究"，让读者知道论文的结果是用什么材料和方法做出来的。

（1）材料 ①仪器设备：应写明制造厂商、型号、主要性能、精度、出厂日期等；②药品和试剂：应写明成分、纯度、浓度、剂量、厂商、出厂日期、批号等；③实验动物：应写明种系、级别、性别、体重、遗传特性、健康情况等；④尸体材料：性别、年龄、死亡诊断等；⑤临床病历：应写明病案有关重要项目。

（2）方法 ①常用的、众所周知的研究方法可以从略；②借鉴他人的有关方法仅说明文献出处即可；③参阅他人并有所改进的方法详述改进之处；④自己创新建立的方法，详尽写明工序过程及操作要点，使其他读者按照论文介绍的方法，能够重复出来。"可重复性原则"是检验研究方法是否具有科学性的重要原则。

7. 结果 "得到什么结果"是全文的中心内容，是作者自己实验或观察所得。结果的整理和撰写有很强的针对性，必须为讨论部分准备提出的创新点、关键点、新见解、新方案提供详实的材料和充分的依据。

要先将观察、实验、调查收集所得到的原始资料，认真加以筛选，数据须经统计学处理，然后通过文字、表格、图像加以表达。应注意以下事项。

（1）文、表、图三者不能重复表达

1）现代科技书刊中表格的运用较多，由于表格能使表达内容的逻辑性和准确性增强，因此表格常与插图一起作为文章的两个翅膀，成为现代科技文献不可缺少的表达手段。使用合适的表格，使文章的篇幅紧凑，论述清晰，可读性强，给人以强烈的对比效果。

2）插图不仅可以使某些内容的描述简洁、清晰，而且具有活跃和美化版面的功能。因此，插图被誉为"形象语言""视觉文字"，与文字和表格一样是用来表达作者意图的有效工具。①图序和图题：图序用阿拉伯数字按顺序标注。图序和图题之间空一格，不用标点。图题应简洁明确，具有自明性。②标目：函数图通常由物理量及相应符号和单位组成。国家标准规定：物理量应以斜体拉丁字母标注；单位用正体书写的国际通用单位符号标注。量与单位之间用斜线"/"隔开，如：长度 l/m、压力 P/P、时间 t/s。标目应与被标注的坐标轴平行，排在坐标轴和标值的外侧。非定量的一两个字母的简单标目，如 x，y 等可直接放在坐标轴顶端和外侧。③标值：标值应防止标注过分密集。标值的数字尽可能不超过 3 位数，或小数点后不超过 1 个"0"。不选用不完整的标值。④插图的说明文字：一般采用照相或植字，不用手写体，力求简洁准确。物理量和单位按国家规定表示，所选用的名词术语一定要与正文中所使用的相一致。

（2）以往文献已有的内容，一带而过。

（3）能说明论文创新点和可支持新见解的资料要详细介绍。

8. 讨论及结论

（1）讨论是科技论文中最灵活多样的一栏，是显示作者学术思路和才华的用武之地，但也是较难写好的一栏。凡是作者认为有必要讨论的内容，均可在此展开。讨论栏是发挥作者学术见解的讲坛，对论文的核心要素，要着力泼墨，赋予重彩，但立论必须严谨。在阐述自己的新发现、新认识时，允许作适当推理，但必须言之有物、言之有据、言之有理。讨论要有明确的目的性，不可面面俱到，主次不分，更不能下笔千言，离题万里。讨论允许评价他人观点、成果，但必须尊重客观事实，以理服人，用友善的态度交换学术见解。或者将自己的结果、推理罗列出来，不谈更多的评述性语言，让读者去比较、鉴别、分析评断。讨论栏允许适当地引用其他作者的成果，但目的是为了印证和比较自己的结论，切忌写成与立题无关的"文献综述"。

（2）结论与目的相呼应。是以实验结果为依据，在讨论的基础上概括、总结具有代表性的实验结果的论点或推论。

9. 参考文献 是科技论文的一个重要组成部分。它的重要性在于明确地标引他人的学术思想、理论、成果和数据部分，并给出其来源，以体现科学的继承性和对他人劳动的尊重，又表明了科学的严肃性，言之有据。如果不这样做，在论文中，前人的成果与作者自己的创造分不清，就难免有抄袭剽窃之嫌，因而有损于作者的品德，甚至违反版权保护条例。

　　国家标准 GB7714–87《文后参考文献著录规则》中规定：引用的文献标注方法有两种，即"顺序编码制"和"著作—出版制"。医学期刊多采用顺序编码制，现将顺序编码制著录格式介绍如下。

　　（1）顺序编码制文内编排格式顺序编码制文内书写的要求是：按引用文献在文内出现的先后顺序联系编码，将序号置于文内引用处右上角方括号内标记，引文如写出原著者姓名，放在著者姓名的右上角；如未写出著者姓名，序号应放在引文之后；如参考文献序号作为文句的组成部分，则不作角码排印。引用多篇文献时，只需将各篇文献的序号在方括号内全部列出，各序之间用"，"，如遇连续序号，可标注起止序号，中间加"~"或"—"。略去中间的序号，例如：[1-4]。

　　（2）文后参考文献表编排格式在文后参考文献一栏中，各条文献按文内的序号顺序排列。

　　（3）著录项目

　　1）期刊：序号（序号编码不加括号，也不加"."或"。"）著者（3 位著者以内均列出，中间加"，"；3 位著者以上，只列出前 3 名，后加"等"或 *et al*）. 文题名 . 期刊名（中文期刊全名；外文期刊用标准缩写，不加缩写点），年，卷（期）：起页 ~ 止页。

　　2）专注：序号作者 . 书名 . 版次（第一版可不著录）. 出版地（多个出版地只注一处）：出版者（国外出版单位可用标准缩写，不加缩写点），出版年 . 起页 ~ 止页。

第 二 章

机能实验常用仪器及操作技术

第一节　生物信号采集与处理系统

生物信号可反映生物体的生命活动状态，因此，生物信号的采集与处理是生物科学研究的重要手段之一。

生物信号的表现形式具有多样性，如：既有物理的声、光、电、力等类的变化；又有化学的浓度、气体分压、pH 等的变化，其特点是信号微弱、非线性、高内阻、干扰因素多等等。这些特征对于生物信号的采集与处理的研究及运用十分重要。

传统的生物信号采集与处理系统是由功能不同的电子仪器及手工测量工具组合而成，如：由前置放大器、示波器、记录仪、分割规、尺、计算器等构成。由于近年计算机工业的飞速发展，特别是微型计算机的广泛应用，以及计算机生物信号采集和处理软件的开发，使得经过放大的生物电信号输入计算机进行观察、测量、处理和储存成为可能，而且更为方便、精确。因此，生物信号采集与处理系统逐渐变为以计算机和相应软件为采集处理核心的数字化系统。

数字化生物信号采集与处理系统与传统的生物信号采集系统相比，生物信号的记录和分析的准确性、实时性、可靠性有了很大的提高。而且更多的参数可以灵活设置，并随时方便地改变，使采集的数据能够共享和进行复杂的多维处理，从而大大提高了系统的性能和实验质量，简化了实验过程。

一个完整的生物信号采集与处理系统一般包括：生物信号的引导、生物信号的放大、生物信号的采集、生物信号的记录与处理四部分（图 2-1）。

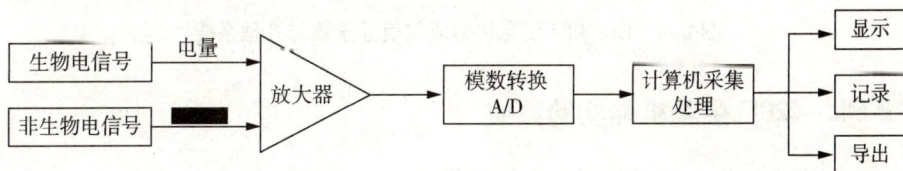

图 2-1

生物电信号通过电极、非电生物信号通过传感器的引导，输入到前置放大器，放大的生物信号通过 A/D 转换采集至计算机，通过计算机的处理、显示、分析、记录并存贮所获得生物信号。

本节主要介绍国内应用较为广泛的 BL-420 生物机能实验系统（图 2-2）、PowerLab 生物信号采集与处理系统（图 2-3）和 BL-420i 信息化集成化信号采集与处理系统（图 2-4）的操作。

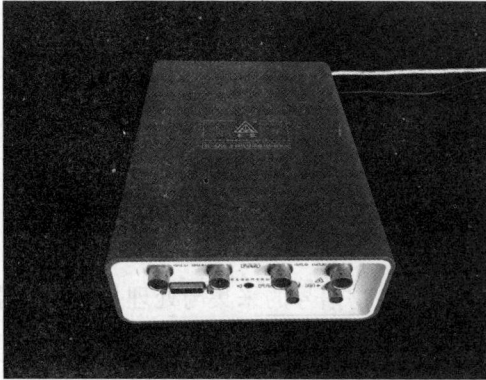

图 2-2　BL-420F 生物机能实验系统

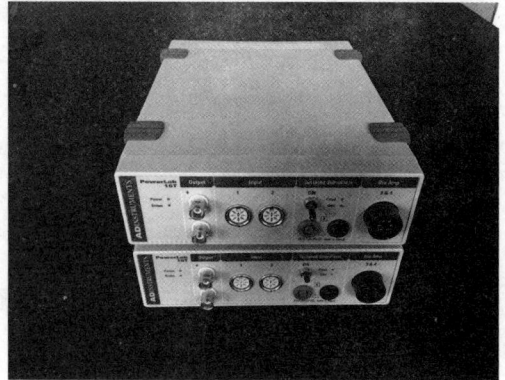

图 2-3　PowerLab 生物信号采集与处理系统

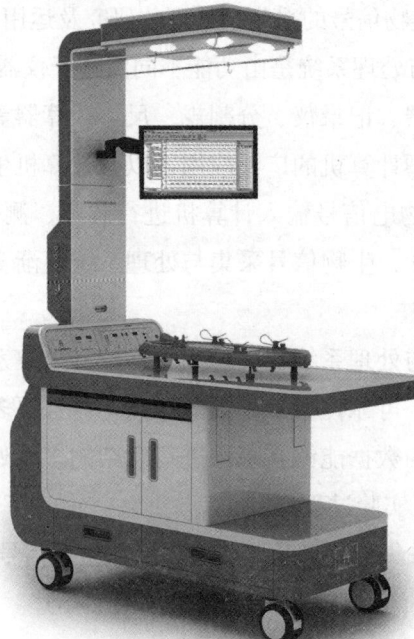

图 2-4　BL-420i 信息化集成化信号采集与处理系统

一、BL-420F 生物机能实验系统

BL-420F 生物机能实验系统是一种智能化的具有多路生物信号采集、显示、记录与

处理功能的机能实验系统。该系统由计算机、BL-420F 系统硬件和 BL-NewCentury 系统软件三部分组成。它具有记录仪十示波器十放大器 + 刺激器 + 心电图仪等传统的机能实验常用仪器的全部功能，并且具有传统仪器所无法实现的数据自动分析、参数预置、操作提示等许多功能。具有血压、呼吸、张力、生物电（心电，肌电，脑电等）等多种生物信号的采集、显示、记录、处理等能力，是机能实验教学的主要仪器设备。

（一）系统安装

分为硬件安装与软件安装两部分，系统安装一般是由供应商的工程技术人员或实验室的专业技术人员完成的。

（二）系统操作

打开计算机进入 Windows 操作系统桌面，双击 BL-420 系统快捷启动图标，即进入 BL-NewCentury 系统软件主界面。

1.主界面功能简介　主界面从上到下依次分为：标题条、菜单条、工具条、波形显示窗口、数据滚动条（含反演按钮区）、状态条等六个部分。从左到右主要分为：标尺调节区、波形显示窗口和分时复用区三个部分（图 2-5）

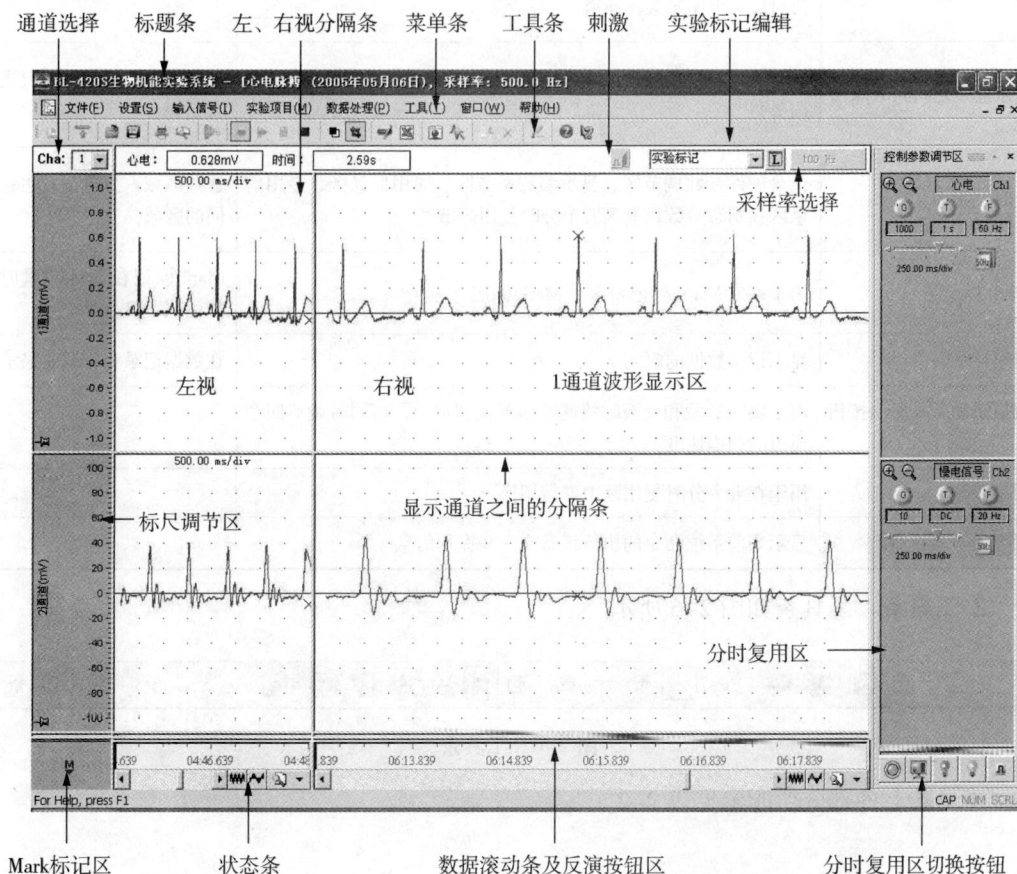

图 2-5　BL-420F 生物机能实验系统主界面

BL-420F 生物机能实验系统主界面上各部分功能参见表 2-1。

表 2-1 BL-420F 生物机能实验系统主界面上各部分功能一览表

名称	功能	备注
标题条	显示 TM_WAVE 软件的名称及实验相关信息	软件标志
菜单条	显示所有的顶层菜单项,您可以选择其中的某一菜单项以弹出其子菜单。最底层的菜单项代表一条命令	菜单条中一共有 8 个顶层菜单项
工具条	一些最常用命令的图形表示集合,它们使常用命令的使用变得方便与直观	共有 22 个工具条命令
左、右视分隔条	用于分隔左、右视,也是调节左、右视大小的调节器	左、右视面积之和相等
特殊实验标记编辑	用于编辑特殊实验标记,选择特殊实验标记,然后将选择的特殊实验标记添加到波形曲线旁边	包括特殊标记选择列表和打开特殊标记编辑对话框按钮
标尺调节区	选择标尺单位及调节标尺基线位置	
波形显示窗口	显示生物信号的原始波形或数据处理后的波形,每一个显示窗口对应一个实验采样通道	
显示通道之间的分隔条	用于分隔不同的波形显示通道,也是调节波形显示通道高度的调节器	4/8 个显示通道的面积之和相等
分时复用区	包含硬件参数调节区、显示参数调节区、通用信息区、专用信息区和刺激参数调节区五个分时复用区域	这些区域占据屏幕右边相同的区域
Mark 标记区	用于存放 Mark 标记和选择 Mark 标记	Mark 标记在光标测量时使用
时间显示窗口	显示记录数据的时间	在数据记录和反演时显示
数据滚动条及反演按钮区	用于实时实验和反演时快速数据查找和定位,可同时调节四个通道的扫描速度。	
切换按钮	用于在五个分时复用区中进行切换	
状态条	显示当前系统命令的执行状态或一些提示信息	

2. 工具条 工具条如图 2-6 所示。

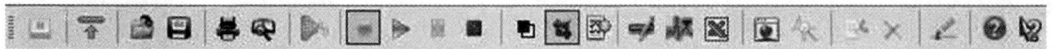

图 2-6 工具条

工具条上各部分功能参见表 2-2。

表2-2 工具条各命令的功能

图标	命令名称	功能说明
	系统复位	该命令可以使系统硬件和软件恢复到初始状态
	零速采样	该命令可实现零扫描速度下的数据采样功能。所谓零速采样是指：在扫描速度为零的情况下，仍然进行数据采样，并且将最新采样的数据显示在波形显示窗口的最右边，而整个波形并不向前移动。在零速采样的情况下，数据并不记录、存盘
	打开反演数据	该命令用于打开存储在计算机内的原始实验数据文件进行反演
	另存为	该命令用于将正在反演的数据文件另存为其他名字的文件
	打印	该命令用于通道显示波形的打印，选择该命令会弹出"定制打印"对话框，您可以根据实验和打印效果的需要，选择对话框内的功能
	打印预览	预览所打印的图形 执行"打印"和"打印预览"命令时需注意，当在进行数据反演或实验观察时，需要将通道窗口激活这些命令才变为有效。激活方法为：在任何一个数据显示窗口中单击鼠标左键即可
	打开上一次实验设置	在需要重复上一次的相同实验而不想进行烦琐的设置时，选择该命令，计算机将自动把实验参数设置成与上一次实验时完全相同、并且自动启动数据采集与波形显示
	数据记录	当该按钮凹下时，表示系统当前正在进行数据记录；否则表示系统处于观察状态而不进行数据的记录存盘
	启动实验	该命令将启动数据采集，并将采集到的实验数据显示在计算机屏幕上；如果数据采集处于暂停状态，选择该命令，将继续波形显示
	暂停实验	该命令将暂停数据和波形扫描显示
	停止实验	该命令将结束本次实验
	背景颜色切换	通过该命令，显示通道的背景颜色将在黑色和白色这两种常见的颜色中进行切换
	隐、显标尺格线	通过该命令，可以显示或隐藏背景上的标尺格线
	添加通用标记	在实验过程中，单击该命令，将在波形显示窗口的顶部添加一个实验标记，标记编号从1开始顺序进行
	上下文相关帮助	当选择该按钮后，鼠标指针变成一个带问号的箭头，此时用鼠标指向屏幕上你需要帮助说明的部分，按下鼠标左键，将弹出关于指定部分的帮助信息
	特殊实验标记选择组合框	工具条上的特殊实验标记组合框用于选择或自定义特殊实验标记，然后加注到正在记录的波形上

二、BL-420F 生物机能实验系统操作步骤

（一）开机

当计算机各接口连线连接好后，打开计算机电源。

（二）启动软件

进入 Windows 操作系统桌面，双击 BL-420 系统快捷启动图标，即进入 BL-NewCentury 系统软件主界面。

（三）设置实验方法

1. 根据实验题目在"实验项目"菜单项内直接选择该实验模块，系统将自动设置该实验的基本参数（包括通道、采样率、系统放大倍数等）并启动实验。如果在进入某实验模块时出现有参数调节的对话框，则输入相关参数，然后按"确定"按钮即可。在 BL-420F 系统中共设置了九大类共计 52 个实验模块，涵盖了生理、药理和病理生理学的绝大部分实验内容。

2. 如所要选择的实验在"实验项目"菜单项内没有，则用鼠标单击菜单条上的"输入信号"菜单项，弹出下拉式菜单，移动鼠标，在相应的实验通道中选择输入信号类型，如需选择多通道输入，则重复以上步骤。各通道参数则根据您选择的实验内容自动设置完成。选择好各个通道的信号后，单击工具条上的"启动实验"命令开始实验。该方法适用于科研实验。

实验过程中，如需对该实验设置的各项参数进行保留，只需选择"文件"→"保存配置"命令项，在弹出的"另存为"对话框中配置文件名，下一次您可以使用"文件"→"打开配置"命令打开原来保存的配置文件，则系统自动按配置文件的内容设置参数并启动实验。

在实验过程中，如要以全屏方式显示某通道信号，只需用鼠标双击该通道任意部位，即完成单通道的全屏显示。同时也可以通过拖动各通道之间的分隔条任意调节各通道显示区的大小。如要恢复原通道显示大小，用鼠标双击显示区的任意部位即可。

（四）参数调节

在实验过程中可根据被观察信号的大小及波形特点，调节各通道增益、时间常数、滤波以及扫描速度。

1. **增益调节** 增益调节旋钮在控制参数调节区中。每一个通道均有一个增益调节旋钮，用于实现调节系统增益大小（增益即是指放大器的放大倍数）。

2. **时间常数、滤波** 滤波和时间常数实质上都是滤波，其中滤波是指高频滤波（低通滤波），它的作用是衰减生物信号中夹杂的高频噪声；时间常数是指低频滤波（高通滤波），它的作用是衰减生物信号中的低频噪声。50 Hz 滤波是专指对电网所带来 50 Hz 的干扰进行的滤波（当记录的信号中含有大量的 50Hz 成分时，50Hz 滤波会造成图形的严重失真。如心电信号禁用 50 Hz 滤波）。通过上述参数的调节，选择一个较好的通频带，是我们实验成功的基本条件。一般而言，生物信号的类型不同，实验条件不同，所选择的通频带也不相同。

3. **扫描速度调节** 扫描速度调节的功能是改变通道显示波形的扫描速度。如果要改变哪个通道的扫描速度，需将鼠标指示器指在该通道的扫描速度调节器的绿色三角形上，按下鼠标左键，然后用鼠标左右拖动这个绿色的三角形即可。当向右移动绿色三角形时，扫描速度将增大。反之则减小。

（五）定标

定标是为了确定引入传感器的生物非电信号和该信号通过传感器后转换得到的电压信号之间的一个比值，通过该比值计算机就可以方便计算出传感器引入的生物非电信号的真实大小。比如，为了测定血压，我们用标准水银血压计作为压力标准对血压传感器进行定标。假设我们从标准水银读出的值为 100mmHg（13.3kPa），通过血压传感器的转换从生物机能实验系统读出的值为 10mV，那么这个比值就是 100mmHg（13.3kPa）/10mV ＝ 10mmHg（1.33kPa）/mV。有了这个比值，以后我们就可以方便的根据从传感器得到的电压值计算实际血压值了。听以，为了对生物非电信号进行定量分析，必须在分析前对所使用的传感器进行定标。

（六）记录存盘

用鼠标单击工具条上的"记录"按钮，此时记录按钮将呈现为按下的状态，计算机开始记录存盘。启动实验时系统的默认状态为记录状态。

（七）测量数据结果显示

在实验过程中，我们要不断观察生物信号测量的数据。这时只需用鼠标单击分时复用区中的通用数据显示区、专用数据显示区按钮即可。通用信息显示区显示各个通道信号的通用测量值，如频率、最大值、最小值、平均值等，专用信号测量则针对一些特殊的实验模块。

（八）暂停观察

如要仔细观察正在显示的某段图形，单击工具条上的暂停按钮，此时该段图形将被冻结在屏幕上。如需继续观察扫描图形，单击启动键即可。

（九）刺激器的使用

刺激器的参数调节按钮在主界面左边标尺调节区的上方。需要调节刺激器时。用鼠标单击刺激器按钮，此时将弹出设置刺激器参数对话框。可以根据实验需要调节刺激器的各项参数，包括刺激方式、波宽、幅度等。某参数项右边的两个上、下箭头表示对参数粗调，下边两个箭头表示对参数细调。当需要给标本刺激时，使用鼠标单击刺激参数调节区中的启动刺激按钮。

如果你选择的刺激方式为连续刺激方式，那么启动刺激后该按钮变为凹下状态，如要停止连续刺激，则使用鼠标再次单击该按钮即可。

（十）实验标记

实验过程中对发生的事件要作标记（如用药、刺激等）。该系统中有两种方式的标记。

1.特殊实验标记，标记内容在工具条上进行编辑。标记内容是实验模块本身预先设

17

置的或自编辑的文字。当我们用鼠标在特殊实验标记列表框中选定标记内容后，移动鼠标到显示区任意位置，单击鼠标左键即可在通道显示窗口中添加特殊实验标记。

2. 通用实验标记，其标注按钮在工具条上，当我们需要标记时，点击工具条上的通用实验标记按钮，此时在每个显示通道的顶部将自动生成一个数字标记，该数字标记与波形一起移动，通用标记从1开始顺序进行编号，并且不可人为改变，通用标记只有在实时实验过程中才能起作用。

（十一）心电记录

BL-420F生物机能实验系统采用了两种心电记录方式，分别为单导联和全导联心电记录。

1. 单导联心电记录在实验中如果只需记录一个导联的心电，可选用该方式。使用普通信号线即可引导动物的标准 I、II、III 导联，比如，引导动物标准且导联心电的连接方法：使用银针分别插入到动物的右前肢、左后肢和右后肢，引导电极上的白色鳄鱼夹与右前肢上银针相连，红色鳄鱼夹与左后肢银针相连，而黑色鳄鱼夹与右后肢银针相连即可。单导联心电记录方式灵活，只占用一个通道，可以和其他通道内显示的血压、呼吸等信号一同观察，而且抗干扰能力较强。

2. 全导联心电记录如果需要同时记录四个导联的心电，选用该方式。全导联心电的连接方法，一通道（右前肢）、二通道（左前肢）、三通道（左后肢）、四通道（胸导联）、接地线（右后肢）。计算机内部对这些独立通道的心电信号将自动合成，四个通道显示不同导联的心电，各通道所显示的心电导联可以通过对话框自行调节。如果不需要记录胸导联心电，则不必连接四通道信号。BL-420S中有专门的全导联心电输入口，用于全导联心电。

（十二）结束实验

当实验结束时，用鼠标单击工具条上的"停止"实验按钮。此时会弹出一个"另存为"对话框，提示你给刚才记录的实验数据输入文件名（文件名自定义），否则，计算机将以"temp.dat"作为该实验数据的文件名，并覆盖前一次相同文件名的数据。当单击"确定"按钮后，另存为对话框消失。以后你可以调出本次实验数据进行反演。

（十三）实验组号及实验人员名输入

如果你需要在实验结果上打印实验组号及实验人员名字，则选择"设置"→"实验人员"菜单命令，将弹出"实验组及组员名单"对话框，用键盘实验组号和实验人员名单，按"确定"按钮完成编辑。

（十四）实验数据反演

使用鼠标左键单击工具条上的"打开"命令按钮，将弹出"打开"，对话框，在对话框中的文件名列表框中选择所要反演的文件，然后按"确定"按钮，即打开该数据文件。

对于反演的实验波形，你可以通过标尺调节区中的放大、缩小按钮调整波形的大小；也可通过滚动条右边的波形压缩和波形扩展两个功能按钮调整波形的扫描速度，然后通过拖动滚动条来查找需要观察的那一段实验波形。

（十五）数据测量

1. 区间测量 该命令用于测量当前通道图形的任意一段波形的频率、最大值、最小值、平均值以及面积等参数。方法：鼠标单击工具条上的"区间测量"按钮此时，图形暂停扫描，通道内出现一垂直线条，线条随鼠标移动而移动；单击鼠标左键以确定要测量图形的始端，同时第二条垂直线出现，相同方法确定终端，在被测量图形段内出现一条水平直线，用鼠标上下移动该直线，选定频率计数的基线（如果测量的信号为心电信号，那么你选择的水平计数线将不起作用），单击鼠标左键确定此次测量。这时所有被测量的参数自动显示在该通道的通用信息显示区内，如果你使用工具条上的打开 Excel，"命令"按钮，打开了 Excel，那么本次区间测量的数据将自动进入到 Excel 表格中；单击鼠标右键结束本次区间测量。

2. 光标测量 无论在实时显示还是在数据反演状态下，当用暂停按钮使波形扫描处于暂停时，在每个通道的波形上均附有一个光标，该光标随着鼠标的移动而左右移动，但始终附着在波形曲线上，光标位置的波形幅度显示在控制参数调节区的右上角或通用信息显示区中的"当前值"栏目中。

3. 带 Mark 标记的光标测量 "Mark 标记"是用于加强光标测量的一个标记，该标记单独存在没有意义，它只有与测量光标配合使用才能完成简单的两点测量功能。测量光标是用来测量波形曲线上任意一点的当前值。如果测量光标与 Mark 标记配合，那么当测量光标移动时，它将测量 Mark 标记和测量光标之间的波形幅度差值和时间差值（测量结果前面加有一个 △ 标记，表示显示的数值是一个差值）。测量方法：将鼠标移动到 Mark 标记区，按下鼠标左键，鼠标光标由箭头变为箭头上方加有一个"M"的图标，然后拖动鼠标进行 Mark 标记，将 Mark 标记拖放到任何一个有波形显示的通道显示窗口的波形测量点上方，松开鼠标左键，这时，M 字母将自动落到对应这点二坐标的波形曲线上。

4. 微分 如果要了解波形的变化率，则要进行波形的微分处理，选择"数据处理"→"微分"命令选项，将弹出"微分参数设置"对话框。它将要求你选定所要微分波形的通道以及微分图形所要显示的通道，并且要求选择微分时间（一般来讲微分时间越短越好）和微分波形的放大倍数。你可以用鼠标单击对话框中的调节按钮来调节微分参数。参数调节完毕后，鼠标左键单击"确定"按钮，此时微分波形将被显示。对于血流动力学实验中的左室内压波形，通常我们需要观察它的微分图形。

其他数据处理方法，包括积分、频率直方图、频谱分析等与微分的操作方法相似。

（十六）打印

当我们在实时实验或数据反演过程中，如果认为有需要打印的图形，可以用鼠标单击工具条上的"打印"命令，此时，将弹出"定制打印"对话框，选择打印比例、打印通道，然后按"确定"，即可打印出一幅带有实验数据的图形。

注意事项

1. 使计算机保持良好的接地。良好的接地是消除电源噪声干扰、获得高质量信号波形的有效方法之一。

2. 由于该系统是一实时数据采集与处理系统，因此，在实验过程中，不要使用其他应用软件和上网浏览，以免占用处理器有效时间，使处于数据采集过程的系统出现问题。

3. 在系统进行数据采集和处理时，不要启动其他实时监视程序和屏幕保护程序及高级电源管理程序等。

4. 计算机是数据采集与处理系统中重要的组成部分，因此，未经允许，不得随意改动计算机系统设置。

5. 为防止计算机病毒对计算机的侵害，未经允许严禁自带软盘上机操作，并严禁在开机的状态下，插入或拔出计算机各接口连线。

6. 切忌液体滴入计算机及附属设备内

三、PowerLab 生物信号采集与处理系统

PowerLab 生物信号采集与处理系统适用于生理学、药理学、病理生理学、生物化学和心理学等多个学科的教学与科研实验。

PowerLab 生物信号采集与处理系统由计算机、系统硬件和 Chart、Scope 两个系统软件三部分组成。除此之外，该系统还有许多如肺通气功能测定、心电分析等专用软件。

PowerLab 生物信号采集与处理系统具有实时的信号采集、数字/图形显示、数据处理、存储和回放等功能，并具有精确、快速、强大、方便灵活、易于操作等特点。与不同的前置设备一起可以采集、测量、处理多种压力、各种生物电、流量、温度等许多生物信号。

本节将主要将 Chart 和 Scope 的功能及其在实验教学中的应用作一简单的介绍。详细情况可参考 Chart 和 Scope 主界面中的"帮助"菜单。

（一）Chart 窗口的内容及其功能

Chart 软件类似一个多通道生理信号记录仪，可以采集、记录、分析多种生理信号。

根据 Chart 窗口的内容及其功能主要将其分为三个区域，从上到下为：操作命令区、信号显示及参数调节区和其他功能区。

1. 操作命令区 位于屏幕上端，其中含有两组操作命令。一组是 7 个菜单式命令：文件（File）、编辑（Edit）、设置（Setup）、命令（Commands）、窗口（Windows）、宏命令（Macro）、帮助（Help），下拉后可以选择其中的命令工作；另外一组是 9 个工具条命令，其作用是对屏幕信号进行快捷的各种处理，比如新建文件、打开文件、存盘、打印、放大等。

2. 信号显示及参数调节区 位于屏幕中间部分，为各通道信号显示、处理的区域，由信号显示窗口、左右两侧的信号参数调节区以及信号注释添加区组成。

3. 其他功能区 位于信号显示区的下边，由四个部分组成：左侧为信号标记工具存放处，在进行信号处理时，用鼠标拖拉此标记到所需要的部位即可；中间为时间标尺和信号显示快慢调节选择按钮；右侧为记录监控和开始/停止按钮；最下端还有一显示记录状态用的小条形窗口。

（二）Chart 的使用

1. 将硬件 4SP 与计算机主机相连，打开其电源开关。

2. 将所需要的换能器或者传感器连接到 4SP 相应的输入接口上，点击 Chart 图标即可进入 Chart 窗口。

3. 用 Setup 菜单命令中的 ChannelSettings 设置所需要的信号通道，调整好各个信号通道的幅度参数、时值参数，即可开始采集实验信号。

4. 采集压力信号或者张力信号前必须先采集其定标信号，进行测量单位的转换后（UnitsConversion），才能够进行实验信号的采集与处理。

（三）Scope 窗口的内容及其功能

Scope 软件类似一个二通道记忆示波器，主要用于神经、细胞电生理实验。

根据 Scope 窗口的内容和功能主要分为三个区域：操作命令区、信号显示及参数调节区和其他功能区。

1. 操作命令区 位于屏幕上端，含有 8 个菜单式命令：文件（File）、编辑（Edit）、选择（Preferences）、设置（Setup）、显示（Display）、窗口（Windows）、宏命令（Macro）、帮助（Help），下拉后可选择其中的命令工作。

2. 信号显示及参数调节区 位于屏幕中间部分，有信号显示窗口和右侧的信号参数调节区两部分，后者为通道 A、B 设定幅值参数、通道功能参数、时基参数等，信号采集开始/停止按钮也在此处。

3. 其他功能区 位于屏幕最下端，有标记工具（Marker）存放处、添加注释按钮、显示方式选择按钮和屏幕分页按钮。

（四）Scope 的使用

1. 将硬件 4SP 与计算机主机相连，打开其电源开关。

2. 将所需要的电极或者传感器连接到 4SP 相应的输入接口上，点击 Scope 图标可进入 Scope 窗口。

3. 用 Setup 菜单命令设定所需要的信号通道，调整好各个信号通道的幅度参数、时值参数，即可开始采集实验信号。

4. 电生理实验应该在采集实验信号之前先设置好刺激器的参数。

（五）PoweLab 系统常用参数的设置

1. Chart 窗口压力信号的参数设置

（1）进入 Chart 窗口。

（2）拉下菜单命令 Setup，用通道设置（ChannelSettings）命令确定所需要的通道，并且写入相应名称（比如 BP、ECG 等），点击 OK。

（3）拉下第一通道 Channel1，点击 BridgePod，出现 BridgePod 窗口。

（4）在 BridgePod 窗口里分别选择幅度参数 Range 为（2~5mV）、10×gain 为（√）、offset 为（√）、滤波参数为（50~100Hz），然后用 BridgePod 旋钮调整基线为零，用标准血压计对换能器进行定标，即先显示 0mmHg 时的基线，然后用血压计给血压换能器施加 100mmHg 的压力，显示出 100mmHg 时的基线。

（5）点击单位转换（UnitsConversion），出现 UnitsConversion 窗口。点击窗口中 0mmHg 基线，其电压值可送入 Point1 的电压值框内，后边的框内送入 0.00；点击窗口中 100mmHg 基线，其电压值可送入 Point2 的电压值框内，后边的框内送入 100.00；点击 Units，选择 mmHg；点击 Apply 和 OK，返回 BridgePod 窗口，点击 OK，即可进行压力信号的记录。

（6）打印实验图形。在图形通道 Chart 中选取一段所需要的图形，拖动鼠标将其拉黑，点击放大键使图形放大，在 Edit 命令中点击 CopyZoomWindow，打开 Word 文本，粘贴上去，调整大小位置并加上文字说明，再返回 Chart 选取其他的图形，全部调整好后打印出来，完成实验。

2. Chart 窗口张力信号的参数设置

（1）进入 Chart 窗口。

（2）拉下菜单命令 Setup，用通道设置（ChannelSettings）命令确定所需要的通道，并且写入相应名称（如 Force、ECG 等），点击 OK。

（3）拉下第一通道 Channel1，点击 BridgePod，出现 BridgePod 窗口。

（4）在 BridgePod 窗口里分别选择幅度参数 Range 为（2~5mV）、10xgain 为（√）、offset 为（√）、滤波参数为（50~100Hz），然后用 BridgePod 旋扭调整基线为零，用一砝码加在张力换能器上进行定标，即先显示未加砝码时的 0 基线，再显示加砝码后的基线。

（5）点击单位转换（UnitsConversion），出现 UnitsConversion 窗口。点击窗口中 0 基

线，其电压值可送入 Point1 的电压值框内，后边的框内送入 0.00；点击窗口中加砝码后的基线，其电压值可送入 Point2 的电压值框内，后边的框内送入砝码的值；点击 Units，选择 g；点击 Apply 和 OK，返回 BridgePod 窗口，点击 OK，即可进行张力信号的记录。

（6）打印实验图形。在图形通道 Chart 中选取一段所需要的图形，拖动鼠标拉黑，点击放大键使图形放大，在 Edit 命令中点击 CopyZoomWindow，打开 Word 文本，粘贴上去，调整大小位置并加上文字说明，再返回 Chart 选取其他的图形，全部调整好后打印出来，完成实验。

3. Scope 窗口的参数设置

（1）进入 Scope 窗口。

（2）拉下菜单命令 Setup，进入刺激器（Stimulator）进行参数设置：①去掉隔离刺激器（IsolatedStimulator）选择，选刺激方式为 Pulse；②延迟时间为 5 毫秒，刺激波宽为 0.2 毫秒，刺激幅度为 0.3~0.4V，电压范围为 1V，点击 OK 刺激器设置完毕。如果设置不合适，可以在刺激器面板中根据实验要求随时调整。

（3）在 Scope 窗口的右侧设置输入通道 A（InputA）的参数幅度参数 Range 为 20~100mV，输入放大器（InputAmplifier）：AC 选（√）、滤波选 1kHz、Positive 选（√）、Negative 选（√），点击 OK。时基（TimeBase）选 100kHz、采样（Samples）选 1280，时间（Time）选 10 毫秒（说明：这些设置是作为神经干动作电位兴奋传导速度的测定实验参考的）。

（4）拉下菜单命令 Display，选 OverplayStimulator 到 CH-B，刺激显示在 B 通道上。

（5）打印实验图形。在信号通道选取所需要的图形，拖动鼠标拉黑；按下 Shift 键，在刺激信号通道选取同样的图形，拖动鼠标拉黑，在 Edit 菜单中点击 Copy，打开 Word 文本，粘贴上去，调整大小位置并加上文字说明，全部调整好后打印出来，完成实验。

PowerLab 多通道生物信号采集与处理系统除了上述在机能实验教学中的一部分应用外，它的数据板功能、峰参数分析功能、X-Y 绘图仪功能、宏命令功能以及特殊的扩展软件等诸多功能，在生命科学的研究领域中发挥出了更为重要的作用，满足了各种科研课题的专门使用，可以使大量的原始实验图形记录能够迅速转换为实验数据记录，让实验者方便、快捷地进行数据分析、统计和作图，非常省事、省力，而且精确度高。

四、BL-420i 信息化集成化信号采集与处理系统

（一）BL-420N 系统硬件的使用

1. 平台的移动和固定。

2. 线路的连接。

3. 仪器的开关机。

4. 照明系统的使用。

5. 温度检测系统的应用。

6. 摄像系统的使用。

7. 输液挂架的使用。

8. 小动物呼吸机。

9. 内置电脑及其配件。

10. 带锁抽屉及门柜。

11. 防尘罩。

12. 信号采集与处理系统面板的介绍。

13. 手术器械。

14. 附件。

（二）BL-420N 软件的使用

1. 智能识别。

2. BL-420N 软件主界面。

3. 通用 Ribbon 菜单。

4. 开始试验。

5. 实验模块。

6. 用户自定义开始实验。

7. 程控开始实验。

8. 停止实验。

9. 反演数据。

10. 实验报告。

11. 刺激调节。

12. 通道快捷菜单。

13. 数据编辑。

14. 分析测量。

15. 测量功能。

16. 心率变异分析。

17. 突触后点位分析。

18. 其他功能。

19. 波形对比。

20. 计量工具。

21. 自动升级。

22. 监听调节。

23. 信号类型判断。

24. 调零、定标。

25. 导出实验数据。

26. 波形的复制粘贴。

第二节　换　能　器

　　换能器也叫传感器，他是实现自动检测和自动控制的首要环节，如果没有传感器对原始实验数据的采集和测量，那么就不可能得到准确的实验数据。

　　传感器是将一种能量形式转变为另一种形式的器件。医学生物学常用的换能器是将一些非电信号（如机械、压力、光、温度、化学等的变化）转变为电信号，然后输入不同的仪器进行处理，以便对其所代表的生理变化作深入分析。换能器的种类很多，一般可分为：①根据输入物理量分为张力传感器、压力传感器、速度传感器、温度传感器、气敏传感器等；②根据工作原理分为电感式、电容式、电阻式、电势式等；③根据输出信号分为模拟式和数字式传感器；④根据能量转换原理分为有源和无源式传感器。

　　在医学实验中常用的换能器有张力、压力和呼吸换能器三类（图 2-7）。

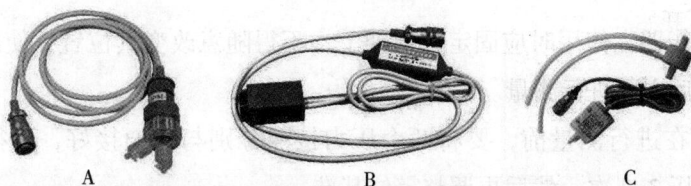

图 2-7　常用换能器
A. FT-100 张力传感器　B. PT-100 压力传感器　C. HX-100 呼吸传感器

（一）FT-100 张力换能器

1. 原理及规格　张力换能器是利用某些导体或半导体材料在外力作用发生变形时，其电阻会发生改变的"应变效应"原理。将这些材料做成薄的应变片。用这种应变片制成的两组应变元件（R1，R2 及 R3，R4）分贴于悬梁臂的两侧，作为桥式电路的两对电阻，两组应变片中间联一可调电位器，并与一 3V 直流电源相接。当外力作用于悬梁臂的游离端并使其发生轻度弯曲时，则一组应变片的一片受拉，一片受压，电阻向正向变化；而另一端的变化相反。出于电桥失去平衡，即有微弱的电流输出，经放人后可输入到记录仪。

换能器的灵敏度和量程决定于应变元件的厚度。悬梁臂越薄越灵敏，量程的范围越小。因此，这种换能器的规格应根据所做实验来决定。蛙腓肠肌实验的量程应在 100g 以上，肠平滑肌实验应在 25g，小动物心肌乳头肌实验应在 1g 以下。

2. 使用方法 先将肌肉的一端固定，在保持肌肉自然长度的情况下，将肌肉另一端的扎线穿过悬梁臂前端的小孔，并结扎固定。

3. 使用注意事项

（1）机械 - 电换能器的应变元件非常精细，使用时要特别小心，实验时不能用猛力牵拉或用力扳弄换能器的悬梁臂，以免损坏换能器。

（2）换能器应水平地安置在支架上。正式记录前，换能器应预热 30 分钟，以确保精度。

（3）使用时，防止生理盐水等溶液渗入换能器。

（二）PT-100 压力换能器

1. 原理和结构 压力换能器是将各种压力变化（如动、静脉血压，心室内压等）转换为电信号。然后将这些电信号经过放大输入到记录装置，原理同前。压力换能器的头端是一个半球形的结构，内充生理盐水或抗凝液体，其内面后部为薄片状的应变元件，组成桥式电路。其前端有两个侧管，一个侧管用于排出里面的气体，另一个侧管通过导管与测压力的探头（如血管插管）相连。

2. 使用方法

（1）压力换能器在使用时应固定在支架上，不得随意改变其位置，使用前预热 30 分钟。待零位稳定后方可进行测量。

（2）换能器在进行测量前，要将两个压力接嘴分别与三通接好，不得有泄漏现象。可用压力计先预压 2~3 次。然后再调整零位基准。

（3）换能器结构中有调零电位器，可以单独调节零点位置，也可与记录仪配合调整。

（4）血压测量前，首先应将接三通管接在换能器上，然后血管插管通过导管与三通管相连。在换能器透明球盖与血管插管内充满抗凝液体，并排尽里面的气泡，以免引起压力波形失真，注液时应检查插管是否堵塞或有裂隙，要防止注液引起高压而损坏换能器。将血管插管与大气相通，确定零压力时的基线位置后即可进行血压观察、记录。

3. 注意事项

（1）测量时换能器应放置在固定的位置，与心脏平行，尽可能保持插管的开口处与换能器的感压面在同一水平面或有一个固定的高度，从而避免静水柱误差的引入，以保证测量结果的准确。

（2）测量后每次使用后，应将换能器内的液体及时清除，并用蒸馏水洗净、晾干。

（3）注意将"O"形垫圈垫好，以免漏水。

（三）呼吸换能器

目前常用的呼吸换能器有胸带式和直插式两种。

1. 工作原理　呼吸换能器的工作原理同压力换能器，都是利用惠斯登电桥的基本原理来实现能量转换的。胸带式呼吸换能器是将胸带直接捆在动物的胸部，当胸廓随呼吸运动时，应变电阻片受到牵拉，阻值改变，电桥失衡，换能器将该信号转换成电信号输出。直插式呼吸换能器前段有一锥状通气口，可与被测对象的呼吸导管相连，随着呼吸气流力量的冲击，应变电阻片阻值改变，电桥失衡，产生电流，换能器将电信号输出。

2. 注意事项

（1）胸带式呼吸换能器使用时要轻轻用力拉紧，然后粘住尼龙扣，不要用力太大，以免损坏换能器。

（2）直插式呼吸换能器使用时要注意与气管插管连接紧密，避免漏气影响测量。

（3）不要把水滴进换能器内部，以免损坏换能器。

第三节　RB-200智能热板仪

RB-200智能热板仪采用数字温度传感器进行温度检测，利用微电脑技术进行精确控温，为观察到明显的实验现象和得到准确的实验数据提供了有力保障。采用了液晶显示技术，显示内容更丰富灵活；提供轻触式按钮，脚踏开关和手控开关多种控制方式；提供外置式热敏打印机，实验数据现场打印；提供RS-232数据接口，可以与PC机通信连接，传送实验数据，分析数据，打印实验报告（图2-8）。

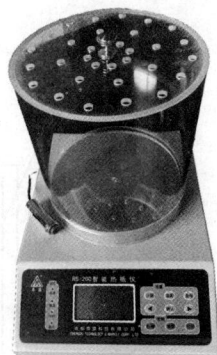

图2-8　RB-200智能热板仪

一、特点

1. 完善的漏电保护措施，使设备使用更加安全可靠。

2. 数字式温度传感器提高控温精度，温度调节分辨率达0.1℃。

3. 采用液晶显示，可同时显示各种实验数据

4. 外置热敏打印机实时打印实验数据，噪声小，字体清晰。

5. 具有PC通讯功能。

6. 可以对PC通讯软件和设备上的微电脑软件升级。

7. 大小鼠通用设计方式。

8. 加热速度快（10分钟左右）。

9. 多种控制接口，包括手动开关，脚踏开关，按钮控制三种方式。

10. 提供 500 组实验数据的存储、查询、打印。

二、组成

1. 控制箱（带液晶显示，键盘开关，加热金属盘）。

2. 直径 200mm，高 310mm 观察桶（配大鼠）或 200mm 直径，高 180mm 观察桶（配小鼠）。

3. 外置式热敏打印机、打印机数据线、打印机电源线。

4. 脚踏开关或手控开关。

5. 漏电保护开关。

6. RS232 线缆。

7. RB-200 数据采集分析软件。

三、RB-200 智能热板仪使用说明

（一）仪器正面（图 2-9）

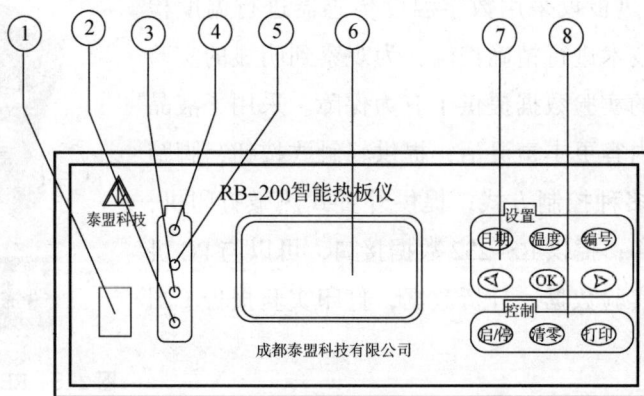

图 2-9　仪器正面

（二）仪器背面（图 2-10）

1. **电源开关**　打开时系统通电工作。

2. **与 PC 连接指示灯**　当与 PC 相连，并且打开通讯软件时灯亮，否则不亮。

3. **计时指示灯**　当按下起停按钮开始计时时灯亮，当停止计时时熄灭。

4. **电源工作指示灯**　系统供电系统正常时灯亮，否则不亮。

5. **恒温指示灯**　当实际温度一设定温度＜0.5℃时亮，否则熄灭。

6. **液晶显示器**　显示日期（年、月、日、小时、分、秒）、设定温度、实际温度、反应时间、实验编号等实验所需信息。

7. 仪器设置按钮区 设置仪器的各种参数（日期、设定温度等）。

8. 实验控制按钮区 控制实验的启停及实验数据打印。

说明：

（1）外置热敏打印机数据线接口。

（2）打印机电源接口（在开机前将打印机电源接好）。

（3）接地柱（当本身插座接地不好时使用）。

（4）脚踏开关或手控开关接口。

（5）RS-232 数据接口（此端口也用于对产品升级）。

（6）电源线出线口。

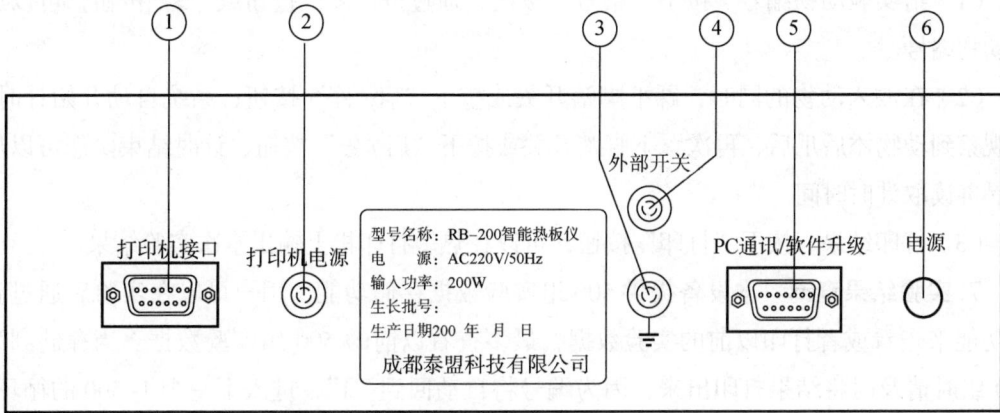

图 2-10 仪器背面

四、RB-200 智能热板仪操作说明

1. 开机 打开电源开关按钮，这时液晶显示产品名称和出产地，同时电源指示灯、恒温指示灯、计时指示灯同时亮起，同时蜂鸣器发出短暂的响声，2 秒钟后系统自检结束，液晶显示进入主画面，同时电源指示灯一直点亮，其他指示灯熄灭。

2. 按键操作 为了能让操作者能顺利的操作面板，本设备在面板的任意键被按下时发出提示声，表示系统已经检测到按键。

3. 设置日期 按下"日期"按钮，进入日期设定，此时光标移动到日期的分钟处，表示此项可调，通过按下"<"、">"来调节分钟数。可通过再次按下"日期"按钮，将光标移到待调节的其他日期选项，进行调节。按下确认键退出日期调节，系统自动记录当前日期和时分秒。

4. 设置温度 按下"温度"按钮，进入温度设定，此时光标移动到设定温度值处。系统默认目标温度为"55℃"，通过按"<"按钮或">"按钮，可以调节降低或升高目标温度，以 0.1℃改变。

5. 预热　在热板实际温度没有达到目标温度之前，系统处于加热状态，这时不能做实验，实际温度达到目标设定温度后，系统"恒温指示灯"点亮，表示可以正常实验了。为了提高实验效率，使热板能在很快的时间内达到设定温度，本设备在开机进行第一次加热的前几分钟会有一定过冲。属于正常现象，此时请勿进行实验，等待实际温度回到设定温度附近再开始实验（大概需要两分钟左右）。也就是说本设备从开机到正式可以实验大概需要 12 分钟左右。在经过第一次过冲后，实际温度将一直在设定温度附近做很小的波动，用户可以正常的进行各种实验。

6. 开始实验

（1）给实验动物编号　按下"编号"按钮，通过按"＜"按钮或"＞"按钮，可以选择动物编号。

（2）在放入动物的同时，踩下脚踏开关或按下"启／停"按钮，系统自动开始计时，等观察到动物添后爪后，再次踩下脚踏开关或按下"启／停"按钮，计时结束。您可以从液晶屏读取计时时间。

（3）打印结果　按下"打印"按钮，可以在热敏打印机上输出本次实验结果。

7. 实验结果查询　本设备提供 500 组实验数据存储功能，用户可以在实验后通过查询功能来查看或者打印以前的实验数据，最多查看以前的 500 组实验数据。当存储到第 500 组时请及时将结果打印出来，因为编号将自动回到"1"，进入下一个 1–500 的循环，那时将不能查看上一个循环的实验数据。进入查询状态：先按起停键来停止实验，再按查询键进入查询状态。进入后通过上下键来切换实验编号。向上为"＋"，向下为"－"，将实验编号切换成所需查询的编号。此时系统显示的一切信息皆为当时实验的数据，与现在状态无关，用户可以通过按打印键来打印此组实验数据。退出查询状态：进入查询状态后，日期、温度、起停、清零键无效。可以按"确认"键退出查询状态，回到正常的工作状态。

8. 清零　当用户觉得以前的实验数据已经没有存储的必要时可以通过"清零"键来清除以前的实验数据，时实验编号回到 1。进入清零功能：为了不让用户在进行误操作的时候将存储的实验数据清除，本设备特别将清零功能设为开机清零。也就是说，用户在开机前按住"清零"键再开机，开机后设备自动执行清零功能。当看到设备已经显示完开机画面，进入工作状态时，可以放开清零键。此时，清零功能已经完成。

9. 系统升级　本设备采用先进的微电脑处理器进行各种控制和数据处理，并且具有和 PC 机通讯功能。本设备不但可以对 PC 通讯软件升级，而且还可以直接通过 PC 机和设备上的软件升级口对机箱内的微电脑软件升级，不需要其他硬件。使用户能够在第一时间使用最新的软件，这在国内甚至国外都是很少见的。

五、RB-200 智能热板仪技术指标

1. **电源**　220V ± 10%，50Hz。

2. **环境温度**　0~50℃。

3. **相对湿度**　≤ 85%。

4. **加热功率**　400W。

5. **数字温度传感器探头**　3 个。

6. **温度分辨率**　0.1℃。

附录　RB-200 热板测试仪软件使用指南

一、软件概述

RB-200 热板测试仪软件是成都泰盟科技有限公司针对当前医学院校的药理实验自主研发的系列计算机软件之一，与本公司研制的 RB-200 智能热板测试仪配套使用，构成完整的计算机软硬件系统，其利用一定强度的温热刺激大，小鼠足掌进行刺激，使其产生痛反应，适用于对镇痛药物药理研究。

二、软件功能及特点

1. 将仪器实验结果直接采集输入到计算机中，减少输入，保证数据原始性和完整性。

2. 实验结果自动保存，即使您的实验被意外中断但实验记录仍然不会丢失，保证实验数据安全可靠。

3. 可以方便地将实验数据导入 Excel，利用 Excel 的强大功能对数据进行统计分析。

4. 自带完善的打印和打印预览功能，并输出规范的实验记录报表。

5. 简洁，友善的人机界面，通过软件界面您可以清晰浏览全部实验记录，方便的执行你的所有操作。

三、软件界面

（一）实验记录显示区

列表显示本次实验的全部记录，当用户按动热板测试仪设备上的"启 / 停"按钮停止一次测量时，刚被停止的测量的数据记录就会插入"实验记录显示区"的第一行显示，由上而下实验记录将从新到旧显示。

（二）系统功能区

该区域包括六个按钮，分别对应了您可以执行的操作命令。

1. **打开档案**　打开一个以前的保存的实验数据文件（扩展名为"sav"）。

2. **保存数据**　保存当前的实验结果到一个文件中（扩展名为"sav"）。

3. **新建项目**　用户定义新的实验。

4. **打印预览**　预览当前实验记录列表的打印报表。

5. **打印报表**　将当前的实验记录列表由打印输出（需预先安装打印机）。

6. **EXCEL 分析**　调用 EXCEL 对当前的数据进行分析（需预先安装 EXCEL）。

（三）实验设置区

设置新建实验项目的参数。

1. **实验定时**　按年：月：日：时：分：设定当前实验的实验时间，系统默认为当前的系统时间。

2. **实验名称**　可以为本实验取一个名字。

3. **实验者名**　可以输入操作实验的实验员名。

（四）标志显示区

显示公司标志和当前系统时间。

（五）数据分析区

该区域有两个按钮，配对 t 检验和单样本 t 检验，分别对当前数据进行配对 t 检验和单样本 t 检验分析。

（六）数据编辑区

包括四个按钮，对数据进行编辑。

1. **"删除数据"按钮**　删除选择的实验数据。

2. **"删除结果"按钮**　删除当前的实验结果。

3. **"ExCEL 分析"按钮**　将当前数据导入 Excel 进行分析。

4. **"导入 SPSS"按钮**　将数据导入 SPSS 分析软件进行分析.

（七）参数设置区

参数设置区包括仪器参数设置和试验分组设置。

1. **仪器参数设置**　设置"试验单位"和"试验人员"的名称，该设置用与仪器配套的微型打印机输出试验结果时将被打印出来

2. **试验分组设置**　在对实验数据进行统计分析前，要求先对数据进行分组设置，它包括当前组号和与当前组号对应的组名，当前组号即正在使用的分组编号，后来采集的数据将以此番号编组，试验组名及与当前试验组对应的组名称。

四、软件使用

（一）开始实验

请按以下步骤开始实验。

1.连接仪器并启动软件　使用随仪器配套的 PC 通讯连接线将仪器与计算机连接，方法是：连接线的一端插在仪器后面板的 PC 通信接口，另一端插在计算机的 COM1 或 COM2 接口上，接通仪器电源，打开仪器上的电源开关。启动软件，如果在此过程中没有收到任何报错信息表明系统运行正常。

2.设置实验参数　设置实验时间（系统默认为当前的系统时间），输入实验名称和实验者的姓名。

3.进行实验　按仪器操作步骤进行实验，按动 RB-200 热板测试仪设备上的"启 / 停"按钮停止一次测量时，刚被停止的测量的实验数据就会自动插入到"实验记录显示区"的第一行显示，由上而下实验记录从新到旧显示。

（二）停止实验

请按以下步骤停止实验退出 RB-200 热板测试仪软件，并关闭 RB-200 热板仪。

（三）实验数据的导出

点击"EXCEL 分析"按钮，可将当前实验记录显示区的实验记录列表的内容导入到"Excel"中去（需预先安装 EXCEL）。点击"导入 SPSS"按钮，弹出倒入选择对话框，选择将要导入的列，按下确定按钮，可将当前实验记录显示区的实验记录列表的内容导入到"SPSS"中去（需预先安装 EXCEL 和 SPS）。

（四）实验数据的分析

1.配对 t 检验分析　选择"配对 t 检验"按钮将弹出分组选择对话框，在此对话框中选择将要分析的实验分组，按下"确定"按钮得到分析结果。

2.单样本 t 检验分析　选择"单样本 t 检验"按钮将弹出分组选择对话框（见图 2-15），在此对话框中选择将要分析的实验分组，输入测试值，测试值即：已知或公认的标准值，按下"确定"按钮得到分析结果。

（五）实验数据的保存

点击"保存数据"按钮，可将当前实验的数据存成文件（文件名由用户指定），方便以后的调入和管理。

（六）实验数据的调入

点击"打开档案"按钮可打开以前保存的数据文件。

（七）打印预览

点击"打印预览"按钮，弹出印预览对话框，在此对话框中您可以预览到当前实验记录的打印结果。

（八）打印报表

点击"打印报表"按钮，将当前实验记录按预定格式打印出来

第四节　HW-200S恒温平滑肌实验系统

　　HW-400S型恒温平滑肌实验系统主要用于平滑肌生理实验中，调节和维持实验环境（如实验药液）温度，从而保证离体平滑肌的生理活性，使相关实验顺利进行。HW-400S型恒温平滑肌槽增加了自动加液功能，大大节约了用液，增加了整机的稳定性。该设备为观察到明显的实验现象和得到准确的实验数据提供了有力保障（图2-11）。

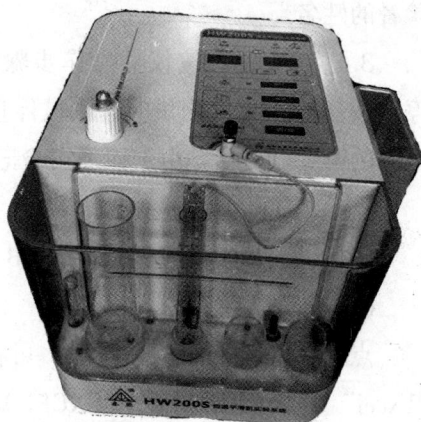

图2-11　HW-200S恒温平滑肌实验系统

　　性能指标如下。

1. 温度调节范围　室温~40℃。

2. 最大加热功率　150W。

3. 温度传感器　采用进口的数字温度传感器。

4. 温度调节精度　0.1℃。

5. 温度调节方式　薄膜按键。

6. 控温精度　±0.1℃。

7. 显示精度　0.1℃。

8. 显示内容　实际温度和设定温度（同时）。

9. 药桶　20ml和50ml。

10. 药桶刻度精度　1ml。

11. 药桶内气量　大小可调。

12. 药桶内气体　空气或者外接氧气，可随意切换。

13. 水域的搅拌方式　内置式。

14. 控温方式　微电脑自动控温。

15. 加热过冲　≤0.2℃。

16. 漏电保护装置　有，动作电流10mA。

17. 张力换能器固定支架　有，且可伸缩。

18. 预热药液加入到试验管方式　按键自动移液。

19. 工作电源　HW200S：AC220V/50Hz。HW201S：AC85~264V；DC120~370V。

第五节 HX-100E 小动物呼吸机

HX-100E 小动物呼吸机采用定容型正式呼吸，以气泵为动力，由驱动电路控制，有节律地输出气流，经吸气管进入动物肺内，使肺扩张以达到气体交换的目的。适用于小鼠、大鼠、兔小型实验动物（图 2-12）。

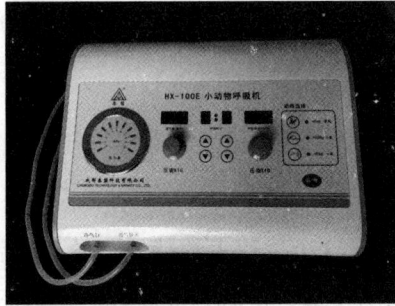

图 2-12 tHX-100E 小动物呼吸机

一、性能指标

1. 前面板功能

（1）呼气口 控制动物的呼气动作。

（2）潮气输出口 呼吸机的潮气由该口输出，进入动物肺部。

（3）潮气调节旋钮 调节"潮气量"。

（4）呼吸时比调节按钮 按"吸"或"呼"按钮改变对应呼吸时比值。

（5）频率调节旋钮 调节"呼吸频率"，调节方法同"潮气量"调节。

（6）启动/停止按钮 在"启动"或"停止"状态之间进行切换。

（7）实验动物选择按键 提供动物（标示体重）参考实验参数。

（8）参数显示窗口 实时显示设定的各项工作参数（8个高亮显示的数码管）。

（9）气压表 显示动物呼气压力。

2. 后面板功能

（1）电源开关 设备电源开关。

（2）进气口 用于气泵进气。

（3）电源插座 外接 220V 电源插口。

3. 动物参数调节范围

呼吸机带有动物选择参考按键，包括兔、大鼠、小鼠三种动物（标示体重）的呼吸参数，主要用于提供实验动物的参考实验参数。可在此基础上进行一定范围内的参数调节，每种动物的参数调节范围见表2-3。

表2-3 不同实验动物的参数调节范围

动物选择	潮气量（ml）	呼吸时比	呼吸频率（次/分）
小鼠	0.1~5	1：5~5：1	80~200
大鼠	5~20	1：5~5：1	50~120
兔子	20~100	1：5~5：1	20~60

注：当按下动物选择按键时，仪器出现的参考参数一般为标示体重下该动物的实验参数，由于动物存在个体差异如体重不同等因素，实验时应注意根据动物状态进行小范围参数调整。

二、操作流程

（一）系统初始化

开机后，系统将进行自检，这个过程大约持续2秒。然后根据需要改变呼吸机的工作参数和根据实验动物选择参考按键，最后直接按启/停按钮开始使用呼吸机进行实验。

（二）仪器准备

1. **准备** 主机平置，接上电源，然后将两根橡胶管分别接入潮气输出口及呼气口。

2. **调节** 首先根据实验动物选择参考按键，仪器自动显示实验动物的参考实验参数（包括参考实验动物所需的潮气量、呼吸频率、呼吸时比），确认后按启/停按键即可开始实验；也可根据实际情况自行调节修正各项参数，步骤如下。

（1）潮气量调节 用数字旋转编码器将潮气量、呼吸频率调整到所需位置。每旋转一格，数字增大或减小0.1/1，此为微调操作。如果需要大范围粗调，可以用手轻轻向内按下旋钮同时旋转，此时每旋转一格，数字将在微调精度的基础上10倍量扩增或递减。

注：在动物选择参数为小鼠呼吸模式下，潮气量调节能精确到0.1ml，其他动物呼吸模式下，潮气量调节精确到1ml。

（2）呼吸时比调节 通过数字按键将呼吸时比量调整到所需比率。

（3）管路连接 将已连接呼吸机的两根橡胶管接上连接三通，三通的另一头连接一根较短的气管插管连接管，气管插管连接管与动物气管插管连通。

提示：为防止参数设置中的误操作对实验动物产生伤害，本产品特作了以下保护处理：首先，参数调节时仪器自动暂停运行，调节完毕后自动启动。其次，每次选择实验动物后，仪器会自动停止，需人工启动。再次，潮气量和呼吸频率的设置范围由选定动物决定，若超出选定实验动物能承受的参数，仪器将自动停止运行，参数显示出现闪烁以提示错误。

（三）实验流程

1. 动物准备 将待测实验动物麻醉后，固定。备皮，颈部开口分离出气管。

2. 气管插管 用手术剪在气管上做一倒 T 形开口，将气管插管通过 T 形开口插入动物气管（注：T 形开口要尽量靠近头部，预留出足够长的插管空间；插管时，避免插入过深，防止损害动物气管及肺部）。

3. 确认实验参数

（1）按启动键即开始作机控呼吸。

（2）当动物进行机控呼吸时，应及时注意观察所选的参数对动物是否适用，

在一般情况下，主要是潮气量和呼吸频率的选择是否恰当，如觉不适，应及时修正。

4. 数字旋转编码器调节 旋转数字编码器旋钮时，每旋转一格，数字增大或减小 1，这种方法适用于高精度的微调；按下旋钮同时旋转编码器旋钮时，每旋转一格，数字增大或减小 10，即粗调。

注意：潮气量、呼吸时比和呼吸频率三者之间会相互制约，比如，当呼吸时比为 1:1，呼吸频率为 200 次 / 分时，潮气量的上限只能达到 16ml。当参数之间互相不匹配时，会出现闪烁的错误提示。

第六节　PV-200 足趾容积测量仪

PV-200 型足趾容积测量仪通过测量鼠类足趾致炎肿胀后的消肿过程中体积改变来评价药物疗效，可用于解热抗炎类药物的研究以及药物产生致炎副作用的检测（图 2-13）。

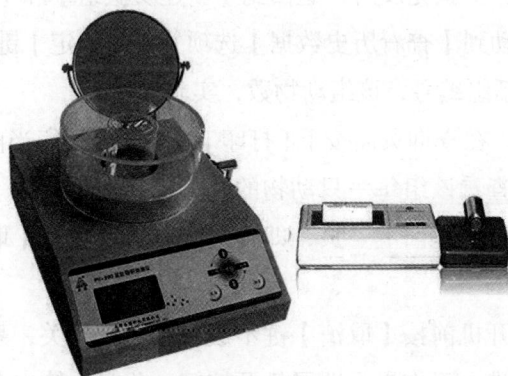

图 2-13　PV-200 足趾容积测量仪实物图

一、性能指标

1. 最小分辨率　0.01ml。

2. 最大测量容积 130ml。

3. 使用介质 清水。

二、操作流程

1. 预热 预热接通仪器相关设备连线，打开开关进行预热仪器 15 分钟；

2. 仪器设置 开机后仪器开始自检 5 秒钟，然后按下【确定】键，即可进入参数设置状态。

【设置时钟】按"∧∨"键将光标移动到该选项并按【确定】键，即可对仪器的日期和时间进行设置。

3. 开始实验 自检顺利完成，或仪器设置完成后即可开始实验。

（1）实验前，请将测量烧杯装满 130ml 左右清水，并放在工作面上。

（2）选择[新建实验组]选项，按【确定】键进入本组动物数设置页面。按按"∧∨"键设置本组参与实验的动物数量。范围为 5~20 只。

（3）设置完毕后按[确定]键即可进入测量状态。每次测量前系统会提示先清零，按【清零】键即可。

（4）开始测量时，会得到"正在测量"的提示，可将待测鼠的足趾浸入测量烧杯的清水中。待提示"按脚踏开关确认数据"时，即可立即踩踏脚踏开关，此时便得到测量数据。根据提示，将该次测量的老鼠移走，然后踏下脚踏开关。

（5）重复步骤 3~4，直到本组实验动物测量完成。

4. 查看和打印历史数据

（1）查看历史记录：实验完成后，返回到【新建实验组】和【查看历史数据】选单。按"∧∨"键将光标移动到【查看历史数据】选项并按【确定】键。进入后可按"∧∨"键查看每组的信息，包括组编号，该组动物数，实验日期等。

（2）打印实验结果：在查询页面按下[打印]键，即可打印当前组的实验数据。如果按【确定】键，就可以查看该组每一只动物的具体实验数据，按"∧∨"键，翻动实验动物编号。按【取消】即可返回上一页，即查询实验组。再按【取消】就退回到【新建实验组】选单。

5. 清空历史数据 开机前按【取消】键不放打开电源开关，系统进入自检界面，待系统自检完毕界面转换进入工作界面即可松开按键，此时系统内存留的历史数据即全部清空。

第七节 ECG-901A 型心电图机

心脏收缩之前，先产生电激动，心房和心室的电激动可经人体组织传到体表。心电图是利用心电图机从体表记录心脏每一心动周期所产生电活动变化的曲线图形。通过对心电图曲线的分析，了解心率和心律变化，判断心脏改变、心肌梗死范围、电解质紊乱等。下面简单介绍一下单道心电图机。

一、单道心电图机的一般特征

1. 一般备有标准肢体导联、单极导联及胸导联等共 12 个导联的 10 根导联线，可根据需要选择。

2. 记录模式有手动和自动两种模式。

3. 干扰滤波器有交流干扰和肌电干扰两种。

4. 电源：可使用交流或直流电源，直流电源通常备有可充电电池组。

5. 心电图通常描记在特殊的记录纸上，有纵线和横线分成各为 1mm 的小方格。当走纸速度为 25mm/s 时，每两条纵线间（1mm）表示 0.04 秒，当标准电压 1mV=10mm 时，两条横线间（1mm）表示 0.1mV。

二、记录心电图前的准备

1. 连接好心电图机的电源线、导联线、地线。

2. 打开电源开关，检查仪器工作是否正常，调节好基线位置。

3. 做好被检测者的准备：事先应充分休息，消除紧张心理，保持平静呼吸，做好电极放置处的皮肤处理。

三、描记心电图

1. 根据检查需要连接好测量电极。四肢电极：右臂—红，左臂—黄，左腿—绿，右腿—黑；胸部电极：V_{1-6}，依次为红、黄、绿、棕、黑、紫。胸前电极安放部位如图 2-14 所示：V_1：胸骨右缘第四肋间；V_2：胸骨左缘第四肋间；V_3：V_2 与 V_4 两点连线的中点；V_4：左锁骨中线与第五肋间相交处；V_5：左腋前线 V_4 水平处；V_6：左腋中线 V_4 水平处。

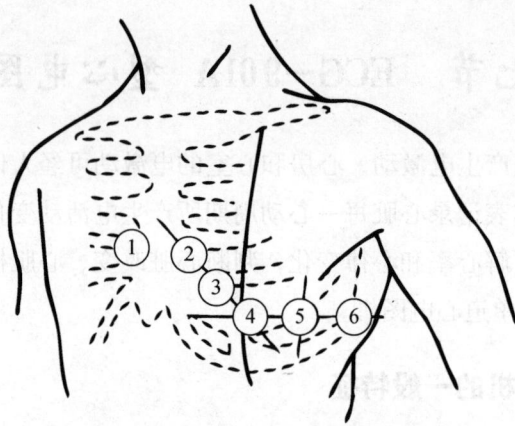

图 2-14　胸前电极安放部位示意图

2. 根据需要选择手动或自动记录模式，并选择需要描记的导联。标准肢体导联为：Ⅰ、Ⅱ、Ⅲ导联，加压单极肢体导联为 aVR、aVL、aVF 导联，胸导联为 V_{1-6} 导联。按下记录开关开始描记。

3. 描记完毕将操作开关等复位，关闭电源，撕下心电图纸进行测量和分析。

四、心电图图形的测量

（一）正常典型的心电图的基本图形

1. **P 波**　代表两心房的除极过程。P 波波形小而圆钝，正常 0.08~0.11 秒，电压不超过 0.25mV。

2. **QRS 波群**　代表两心室的除极过程。正常 0.06~0.10 秒，各波幅在不同导联中变化较大。

3. **T 波**　代表两心室的复极过程，正常 0.05~0.25 秒，波幅一般为 0.1~0.8 mV。

4. **P-R　间期**：是指从 P 波起点到 QRS 波起点之间的时程，正常 0.12~0.20 秒。

5. **S-T 段**　是指从 QRS 波群终点到 T 波起点之间的与基线平齐的线段。

6. **Q-T 间期**　是指从 QRS 波起点，到 T 波终点的时程。

（二）图形的测量

心电图纸上纵向小格代表电压，每一小格代表 0.1mV；横向小格代表时间秒（S），每一小格代表 0.04 秒，只要测出 P-P 间隔或 R-R 间隔时间即可计算心率。波形电压测量时，应注意向上的波从基线上沿量到波的顶点，向下的波从基线下沿量到波的最低点（图 2-15）。

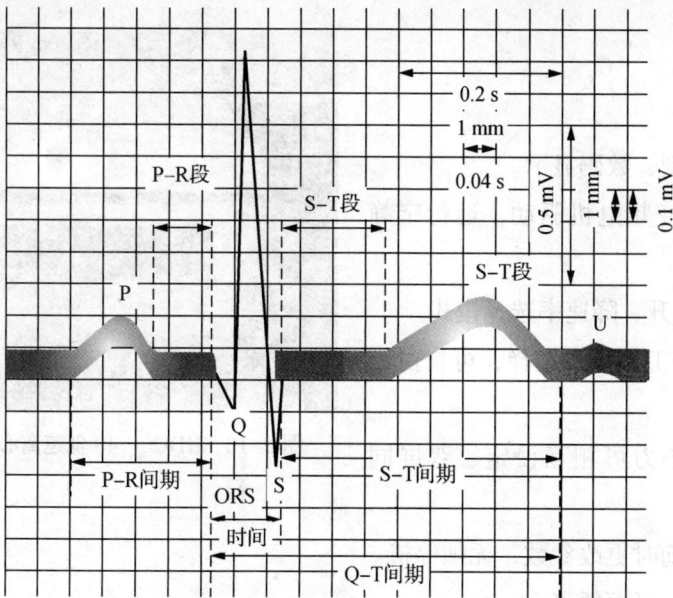

图 2-15　正常典型的心电图及测量

五、心电图机使用的注意事项

1. 如果放置电极部位的皮肤有污垢或毛发过多，则应预先清洁皮肤或剃毛，然后用导电膏涂擦该处皮肤，以降低电阻排除干扰。若测试对象为动物，应将动物仰卧固定，由于被毛丰富，可用针灸针刺入皮下再接上导联线，要避免针灸针刺入肌肉。导线应避免纵横交错，以减少干扰。

2. 若使用交流干扰或肌电干扰滤波器，虽可避免一些干扰，但也可造成心电图波形失真，故一般情况下尽量不使用。

3. 应避免心电图机长时间处于工作状态，每天做完心电图后必须洗净电极，避免高温、日晒、受潮、尘土或撞击，不用时盖好防尘罩，交直流两用的心电图机，应按说明书的要求定期充电，以利延长电池使用寿命，并定期检测心电图机的性能。

第八节　KDC—40 低速离心机

该机为台式结构，采用无碳刷交流变频电机驱动，微电脑控制转速和离心时间，键盘设定工作参数，高亮度、长寿命 LED 数字显示离心时间、转速和离心力。该机采用提篮式试管适配器，可与多种试管匹配，拿取方便。该机广泛应用于医学检验、基础医学、农业科学、化工、生物等各类实验室（图 2-16）。

一、特性

1. 微电脑控制、数码显示。

2. 采用交流变频电机驱动，运行宁静清洁。

3. 提供 10 种升、降速率选择模式。

4. 提供 12 种工作模式选择，可自由编程、调用。

5. 转速/离心力可相互设定、双屏同步显示。

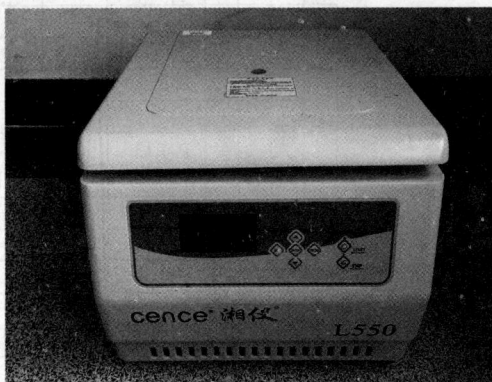

图 2-16　KDC－40 低速离心机及其配件

6. 运行中可随时更改参数，无须停机。

7. 点动功能，可短暂离心。

8. 电动安全门锁，双锁型设计，运行更安全可靠。

9. 自动平衡，无须配平。

10. 全钢制结构，双层钢板防护。

二、主要技术参数（表 2-4）

表 2-4　主要技术参数

★转头型号	J1215	P420	E296
最大转速（r/min）	6000	4200	4000
最大相对离心力	5000	3155	2253
转头容量（ml）	12×15ml	4×100ml	酶菌反应板 96 孔 ×2

三、主要技术性能指标

1. 定时范围（min）　1~9999min/连续/短时离心。

2. 离心　20 分钟，腔体温升高小于 12℃。

3. 电源电压　AC220V±22V50Hz±1Hz。

4. 熔断器　Φ5×2010A。

5. 噪声（dB）KDC—40 ≤ 65dB（A）/KDC—1042/LC—4012/LC—4016　≤ 70dB（A）。

6. 功率（VA）KDC40300VA/KDC—1042/LC—4012/LC—4016　550VA。

四、可选配的转头、提篮（表2–5）

表2–5 可选配的转头、提篮

	低速离心机		6000	5000	主机
	NO.1	水平转头（选配）	4200	3155	4×100ml（圆吊杯）
	1	提篮（选配）			4×100ml
	2	提篮（选配）			4×50ml
	3	提篮（选配）			12×15ml
	4	提篮（选配）			16×10ml/真空采血管
	NO.2	水平转头（选配）	4500	3622	4×100ml（扁吊杯）
	1	提篮（选配）			4×100ml
KDC-40	2	提篮（选配）			8×50ml
	3	提篮（选配）			24×10ml
	4	提篮（选配）			24×15ml/真空采血管
	NO.3	角转头（选配）	6000	5000	12×15ml
	NO.4	水平转头（选配）	4200	3155	40×真空采血管（蜂窝吊杯）
	NO.5	水平转头（选配）	4000	2253	96孔×2（酶标板）

五、操作说明

打开电源开关，离心机显示出厂前的设定值。如果您对"定时"、"转速"、"离心力"等参数进行修改，可以按以下方法进行操作：

1. 时间修改 定时设定可分为：连续运转和按设定时间运转。

（1）连续运转 当定时窗口显示为数字时，按两次"定时设定"键，定时窗口闪烁显示为————，按"确定"键确认后，离心机即为连续运转。

（2）按设定时间运转 与定时窗口显示为数字时，按两次"定时设定"键，定时窗口闪烁显示此时间值，按数字键对其进行修改为需要的时间值，按"确定"键确认。当定时窗口显示为————时（即处于连续运转状态），按两次"定时设定"键，定时窗口闪烁显示一数字如60，再按数字键对其进行修改为需要的时间值，按"确定"键确认。

2. 转速修改 按一次"转速设定"键后，按数字键对转速进行修改，按"确定"键确认。在修改过程中，对应的离心力也作相应的变化并在离心力窗口中显示。

3. 离心力修改 按"离心力/转头设定"键，离心力显示窗口显示此时的离心力，按数字键对离心力进行修改，按"确定"键确认。在修改过程中，对应的转速也作相应的变化并在转速窗口中显示。

注：转速和离心力是交互设定的，如两者都被修改时，则以后设的为准。

4. 转头型号修改　按"离心力 / 转头设定"键，在转头编号显示窗口显示此时机器默认的转头型号，如要切换为其他转头则按数字键"1"或"2"、"3"，转头编号最示窗口会显示不同的转头型号，当显示为所需的转头型号后按"确定"键进行确认。

5. 程序模式编程　离心机内含 12 种町可编程程序模式和 10 种加减速挡，在每一种程序模式里，可存储不同的定时时间、转速、离心力、加速挡和减速挡，以便于用户根据需要对不同模式进行编程，以备以后使用时调用。

如果您想改变程序模式，可以按一次"模式设定"键，"程序模式"窗口开始闪烁显示，此时程序模式显示为当前程序模式，按数字键对其进行修改，一直到您所需要的模式，按"确定"键确认，即调出您所需的模式。

如果您想对程序模式中设定的内容进行修改，连续按两次"模式设定"键，"定时"窗口开始闪烁显示，参照 1、2、3 条，即可对"定时"、"转速"、"离心力"进行修改。当离心力参数修改完成后再按"确定"键，"加速挡"窗口开始闪烁显示此种程序模式下的当前加速挡设定内容，此时按数字键可对加速挡进行修改，按"确定"键确认后，"离心力"开始闪烁显示，按数字键对其进行修改，按"确定"键确认后，"减速挡"窗口开始闪烁显示此种程序模式下的当前减速挡设定内容，按数字键对具进行修改，按"确定"键确认后，一次编程或修改结束，并且以上修改或设定的参数陡保存在当前的程序模式中。

注：①每种程序模式中的加速和减速分别含 10 个档，其中 O 档为最快档，第 9 档为最慢档。②如果用户第一次使用某种转头，离心机软件将默认第一种程序模式；如果用户第一次使用程序模式，加、减速挡均默认的是第 5 档。③如转头半径过大，加、减速将受限制。④在修改过程中如果长时间没有按"确定"键进行确认，则软件会自动进行确认，即延时确认。⑤ 12 种程序模式，各自独立，没有优先顺序，每种模式均可由用户根据需要设置。

6. 使用举例　设定模式：按一次"模式设定"键，如此时程序模式为 1 则显示为 1，按数字键修改模式数值，最后按"确定"键确认。

设定模式内参数：按"模式设定"键，再按数字键，此时可修改模式号，再按一次"模式设定"键，定时窗口闪烁显示，按数字键可修改离心时削，按"确定"键确认；确认后自动转为转速窗口闪烁显示，按数字键可修改转速，按"确定"键确认：确认后自动转为加速挡窗口闪烁显示，按数字键可修改加速挡位。例如加速挡为 2，则显示为 2，此时按数字键可对加速挡进行修改，按"确定"键确认：确认后自动转，为离心力窗口闪烁显示，按数字键可修改离心力，按"确定"键确认；确认后自动转为减速挡窗口闪烁显示，按数字键可修改减速挡位，按"确定"键确认。

7. 离心机提供点动功能 按住"点动"键，离心机开始按设定转速运转，如中途松开"点动"键，则离心机开始降速直至停止运转，如再次按住"点动"键，则离心机仍然可以进行点动运转。

8. 故障报警提示

（1）报警音滴滴滴……表示不平衡。

（2）报警音滴滴滴滴滴滴，表示定时离心已结束。

第九节 ZRY-100 在 / 离体蟾蜍心脏恒压灌流实验系统

ZRY-100 在 / 离体蟾蜍心脏恒压灌流实验装置是沈阳医学院机能实验中心赵润英等自主研发用于机能实验学"蟾蜍心脏功能实验"、并拥有自主知识产权的实验系统。该系统以其"四位一体"结构的创新设计，造型独特、功能齐全，使用方便、节省空间、安全环保的特点，填补了国内空白。2007 年以"一种在、离体蛙心灌流装置"获得国家发明专利，2009 年以"在 / 离体蟾蜍心脏恒压灌流实验装置的研制与应用"获得"辽宁省教学成果"三等奖。目前，该装置已广泛应用于各层次、各专业学生机能实验学教学中，它不仅在较大程度上提高了"蟾蜍心脏功能实验"实验成功率，而且大幅度地减少了实验动物和营养液的用量，降低了实验成本。

一、结构

将固定构件、灌流系统、描记系统和手术板等集"ZRY-100 在 / 离体蟾蜍心脏恒压灌流实验系统"于一身，形成"四位一体"的独特结构（图 2-17）。

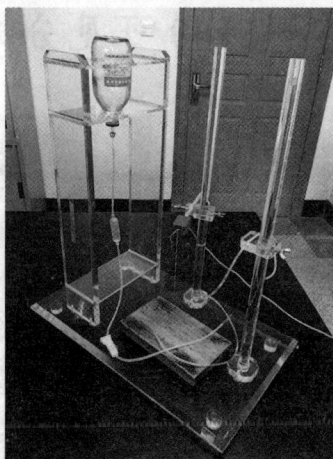

图 2-17 ZRY-100 在 / 离体蟾蜍心脏恒压灌流实验系统

1.**固定构件** 前负荷、后负荷、张力换能器的固定构件。

2.**灌流系统** ①前负荷（输液瓶、输入管、后腔静脉插管）；②后负荷（输出管、主动脉插管）。

3.**描记系统** 张力换能器，生物机能实验系统。

4.**蛙手术板。**

二、工作原理

1. 使用输液器上的墨菲管使蟾蜍心脏灌流装置保持恒压状态。

2. 以输入管的滴数的变化来体现前负荷的改变。

3. 以输出管高度的变化来体现后负荷的改变。

4. 蛙心夹夹住心尖并与换能器相连，换能器将张力信号通过生物机能实验系统转变为电信号传入计算机，观察前、后负荷变化及给药前后心功能的变化。

三、操作方法

1. 在体或离体蟾蜍心脏标本制备完毕，将后腔静脉和左总动脉插管分别插入后腔静脉和左总动脉并固定后，将蟾蜍所在的手术板置于灌流装置的底座中间，使心脏处于张力换能器的正下方。

2. 观察正常心功能，记录心肌收缩曲线。

3. 改变前负荷即改变滴流速度（滴数），观察心功能变化、记录心肌收缩曲线。

4. 改变后负荷即改变输出管的高度，观察心功能变化、记录心肌收缩曲线。

5. 心脏表面滴加不同药物后，观察心功能变化、记录心肌收缩曲线

第十节 V-1100可见分光光度计

V-1100可见分光光度计能在紫外、可见光谱区域对待测样品进行定性和定量分析。该仪器可广泛应用于有机化学、无机化学、生物化学、生命科学、药品分析、食品检验、医药卫生、石油、环保、农业等各个领域（图2-18）。

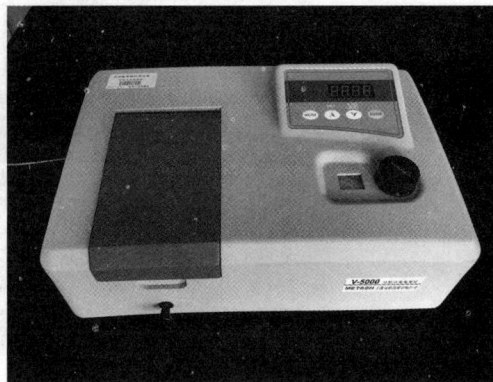

图2-18 V-1100可见分光光度计

一、特点

（1）宽大的样品室，可容纳10~100mm各种规格的比色皿。

（2）设计独特的光学系统、高性能全息光栅和接收器确保仪器具有优良的性能指标。

（3）采用4位 LCD 液晶显示器，读书直观、准确。

（4）应用最新的微机处理技术使操作更为方便。

（5）仪器自动调 0%T 和 100%T，手动设置波长。

（6）RS-232 信号输出接口，可选配美谱达应用软件对仪器进行联机操作，并可对实验数据进行分析处理。

二、仪器的主要技术参数及规格

1. 仪器技术指标（表2-6）

表2-6　V-1100 可见分光光度计技术指标

型号	V-1100
波长范围	325nm~1000nm
波长准确度	±2nm
波长重复性	1nm
光谱带宽	5nm
杂散光	0.5% τ（在360nm处）
透射比测量范围	0.0% τ ~199.9% τ
吸光度测量范围	0.000A~1.999A
浓度直读范围	0000~1999
透射比准确度	±0.5% τ
透射比重复性	±0.3% τ
稳定性	0.004A/h

2. 仪器的使用条件

（1）工作电源　AC220V ± 22V，50Hz ± 1Hz。

（2）环境温度　5~35℃。

（3）环境湿度　≤ 85%。

三、仪器的光学原理

紫外/可见分光光度法是根据被测物质分子对紫外可见波段范围单色光的吸收或反射强度来进行物质的定性、定量或结构分析的一种方法。物质呈现特征的颜色，这是由于它们对可见光中某些特定波长的光线选择性吸收的缘故。实际上，一切物质都会对可见光和不可见光中的某些波长的光线进行吸收。但是，一切光线并不都是以相同的程度被物质吸收的。物质对不同波长的光线表现不同的吸收能力，叫作选择性吸收。各种物质对光线的选择性吸收这一性质，反映了它们分子内部结构的差异，即各种物质的内部结构决定了它们对不同光线的选择吸收。朗伯—比耳定律（Lambert–Beer）是几乎所有的光学分析仪器的基本工作原理，它由朗伯定律和比耳定律合并而成。朗伯定律表明：如果溶液的浓度一定，则光对物质的吸收程度与它通过的溶液厚度成正比。比耳定律表明：如果吸光物质溶于不吸光的溶剂中，则吸光度和吸光物质的浓度成正比。两者合成后的数学表达式如下：

$$T=I/I_o \quad (1)$$
$$A=KCL=-\log I/I_o$$

其中 T 透过率、A 吸光度、C 溶液浓度、K 溶液的吸光系数、L 液层在光路中的长度 I 光透过被测试样后照射到光电转换器上的强度、I_o 光透过参比测试样后照射到光电转换器上的强度

朗伯 – 比耳定律的真正物理意义为：当一束平行的单色光通过某一均匀的有色溶液时，溶液的吸光度与溶液的浓度和光程的乘积成正比。虽然在现实中不能得到真正的单色光，但对常规测量来说已经足够。本仪器是根据相对测量原理工作的，即选定某一溶剂（蒸馏水、空气或试样）作为参比溶液，并设定它的透过率 T 为 100%，而被测试样的透过率是相对于该参比溶液而得到的。上海美谱达仪器有限公司所生产的系列紫外/可见分光光度计即根据这一原理，结合现代精密光学和最新微电子等高新技术，研制开发的具有国内领先水平的新一代高级分光光度计。

四、仪器的使用及操作方法

（一）键盘控制的使用说明

如图 2-19 所示，本仪器键盘共有 4 个键，分别为：MODE PRINT ▽ 0% △ 100%

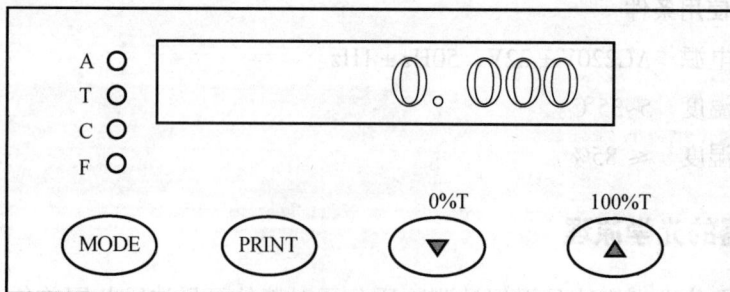

图 2-19　键盘示意图

各键的功能如下。

1. MODE 键　此键用来切换 A（吸光度）、T（透射比）、C（浓度）、F（斜率）之间的值。指示灯亮的位置就表示切换到的位置。

2. PRINT 键　该键具有确认功能。当处于输出时，按 PRINT 键具有确认打印的功能。

3. ▽ 0% 键　该键具有 2 个功能。

（1）校零：只有在 T 状态时有效，将黑体放入光路中，按画珍键后应显示 000.0。

（2）下降键：只有在 F 状态时有效，按应巫键 F 值会自动减 1，如果按住本键不放，会加快递减的速度，如果 F 值为 0 后，再按巨画键它会自动变为 1999，再按键开始自动减 1。

4. △ 100% 键　该键具有 2 个功能。

（1）在 A 状态时，关闭样品室盖，按△ 100% 键后应显示 0.000。

（2）在 T 状态时，关闭样品室盖，按△ 100% 键后应显示 100.0。

上升键：只有在 F 状态时有效，按本键 F 值会自动加 1，如果按住本键不放，会加快递增的速度，如果 F 值为 1999 后，再按键它会自动变为 0，再按键开始自动加 1。

（二）仪器的使用

仪器开机后要预热 30 分钟。

1. 测透过率　通过波长旋钮选择到你需要的波长位置，按 MODE 键切换到 T 挡，将黑体放入光路中，合上盖，按▽ 0% 键校零，再将参比液放入光路中，合上盖，按△ 100% 键调 100％T，再将待测液依次放入光路中，即可得出待测液的透过率。

2. 测吸光度　通过波长旋钮选择到你需要的波长位置，按 MODE 键切换到 T 档，将黑体放入光路中，合上盖，按▽ 0% 键校零，再按画远」键切换到 A 档，将参比液放入光路中，合上盖，按△ 100% 键调零，再将待测液依次放入光路中，即可得出待测液的吸光度。

3. 斜率法测待测液的浓度　按 MODE 键切换到 F 档，再按△ 100% 键或▽ 0% 键上下键设置 F 值后按 MODE 键，表示确认当前的 F 值，仪器自动到 A 档，按 MODE 切换到 T 档，将黑体放入光路中，合上盖，按▽ 0% 键校零，再将参比液放入光路中，合上盖，按△ 100% 键键调 100%T，将待测液放入光路中，按 MODE 键切换到 C 档，即可得出待测液的浓度。

第十一节　OPTI™CCA 便携式血气分析仪

血气分析仪作为一种监测工具已被广泛用于临床、科研、教学，其灵敏度高，操作简便，通过键盘可输入相关数据或实验室其他信息，打印结果、质控、定标报告。下面介绍美国生产的 OSMETCHOPTI™CRITICALCAREANALYER 干式血气分析仪（OPTI™CCA）（图 2-20）。

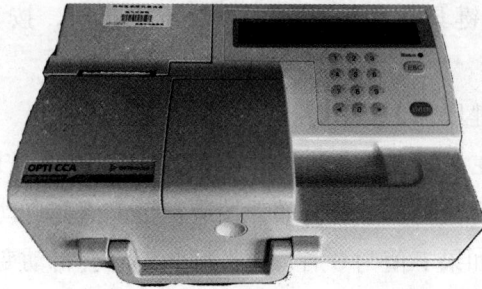

图 2-20 OPTI^{TM}CCA 便携式血气分析仪

一、主要性能指标

1. 组合参数 仪器可做临床常用的血气、电解质、血红蛋白、血氧饱和度等多参数于一体，适用于不同临床科室的需要，并有以下多种参数组合。

（1）测量参数 pH，PO_2，PCO_2，SO_2，K，Na/Cl/Ca/Bun/Glu

（2）计算参数 HCO_3^-，BE，BEecf，BB，TCO_2，st，pH，O_2sat.cH$^+$，$AaDO_2$

2. 手提便携 交直流两用，内置充电电池，可在无电源情况下运行 8 小时；在不同的场合均可通过简单的操作，快速得到可靠的结果。

3. 无需试剂 仪器仅用一个测量片即可进行样本检测。

4. 安全可靠 仪器采用专利的光学荧光技术测量；血样不直接进入仪器，仅在封闭的测试片内循环测量。杜绝传统血气废液的二次污染。

5. 无需维护 仪器无需常规待机试剂，无需电极，没有管路系统，使传统保养维护成为"历史"

6. 包装 每个试剂片包装，随用随取，试剂在常温下保存 6 个月。

7. 测量参数

参数	范围	精度
pH	6.6~7.8	pH units 0.001pH units
PCO_2	10~200mmHg	0.1mmHg
PO_2	10~700 mmHg	0.1mmHg
Na$^+$	100~180mmol/L	0.1mmol/L
K$^+$	0.8~10mmol/L	0.01mmol/L
Ca^{2+}	0.2~3.0mmol/L	0.01mmol/L
Cl$^-$	50~160mmol/L	0.01mmol/L
Glucose	1.7~22.2mmol/L（30–400mg/dl）	0.1mmol/L（0.1mg/dL）
ctHb	5~25g/dL 0.1g/dl	

8. 使用参数

（1）样本量 125μl

（2）样本类型 全血、血浆、血清

（3）进样方式 注射器、毛细管、血气采血针

（4）样本输入 自动进样

（5）分析时间 <120 秒

（6）环境温度 10~32 度（50oF — 90oF）

（7）相对温度 5% ~95%（非冷凝状态）

（8）测量原理 光学荧光法

9. 计算参数

（1）实际碳酸氢根（HCO_3^-） 1~200mmol/L。

（2）剩余碱（BE） −40~+40mmol/L。

（3）细胞外液剩余碱（BEact） −40~+40mmol/L。

（4）实际剩余碱（BEact） −40~+40mmol/L。

（5）缓冲碱（BB） 0~100mmol/L。

（6）总二氧化碳（tCO_2） 1~200mmol/L。

（7）标准碳酸氢根（st.HCO_3^-） 1~200mmol/L。

（8）标准 pH（pH） 6.5~8.0pH units。

（9）氧饱和度（SO_2） 0~100%。

（10）氧含量（O_2ct） 0~56ml/dL。

（11）血球容积（HCT） 15% ~75%。

（12）氢离子浓度（cH^+） 10~1000nmo/L。

（13）动脉肺泡氧梯度（$AaDO_2$） 0~800mmHg。

（14）阴离子间隙（AG） 3~30mmol/L。

（15）标准钙离子（pH=7.4）（nCa^{2+}）。

（16）P50 15~35mmHg。

10. 输入值

（1）病人体温 14~44℃（50oF–111oF）

（2）血红蛋白（tHb） 1~26g/dL

（3）血红蛋白类型 Adulf 成人 /Fetal 婴儿

（4）P50 15~40mmHg（2.0~5.3kPa）

（5）FIO2 0.21–1.0

（6）RQ　0.7–2.0

（7）操作者编号　10位数字

（8）病人编号　15位数字

（9）病历档案号　12位数字

（10）病人性别　Mald 男性 / 女性 Female/ 不清楚 Vnkown

（11）平均细胞血红蛋白浓度（MCHC）　29.0–37.0%

（12）样本类型　Art/Ven/MixVen/Cap/CPB

（13）3个使用者定义　9位数字

（14）采样部位　八个部位可供选择

11. 数据管理

（1）打印输出　内置热敏打印机

（2）显示　2行，24字，背部照明 LCD（液晶显示器）

（3）接口　RS232C 和红外接口，可使用 ASCII 或 ASTM 格式

（4）储存病人数据　>150份测量结果

12. 质控数据

和标准卡测量数据：>1个月3个水平

13. 安全

（1）密码　保护仪器设置

（2）QC 锁定　使用者定义测量质控级别或时间

（3）操作者设定　可存储150个操作者及相关的 PIN 数据

14. 电源和气体

（1）电压 / 频率　120/240AC/16VDC，2.8A/50–60Hz

（2）消耗功率（max）　连续工作约8小时（电池充满状态下）

（3）定标气体　安全气瓶，2升9.7bar（140PSI），14.0% O_2，6.0% CO_2

二、样本运行

（一）样本准备

收集血液样本在肝素化注射器、毛细管、微量采样器中。全血样本应尽快在收集后 5min 内分析。样本存储超过 lh，必须冷藏。在此应注意：

1. 全血样本只能用肝素抗凝剂防止凝结，其余抗凝剂不宜用。

2. 在肝素化全血中会发生红细胞沉降，因此会影响 Hb 结果。在样本引入仪器前，确保样本没有气泡混入，并通过两只手滚动注射器，或来回颠倒注射器1分钟，完全混匀样本。

（二）运行样本

1. 接通仪器电源并等待显示出现。

2. 取一测试片，通过位于仪器右边的条形码阅读器，读入测试片包装上条形码信息。在此应注意：条形码应该面对仪器，一声音响，并且绿色状态灯表示条形码有效.红色状态灯表示条形码无效（如测试片过期）。读入的条形码信息仪器会显示。

选配件的条形码器也可输入条形码。如果条形码损坏或不能读出，可以通过键盘输入条形码上的数字。如果使用与以前样本同样批号的样本片，可以通过"←"键调出样本信息。然后仪器识别批号数值，提起打开盖，擦净并放入测试片后关盖。

3. 开测试片包装袋，取出测试片（尽量避免撕坏条形码）。用一清洁的干软布轻轻擦净测试片两面，以除去多余的湿气。按测量室按钮打开样本测量室（SMC）盖。放入测试片，确认放平。向下关紧盖子。绿色状态灯闪烁，表示 SMC 盖此时不能打开。如此时打开 SMC 盖，测试片定标将取消，测试片作废。在此应注意：用毛细管或 Osmetech 微量采样器引入样本，在把测试片放入测量室之前，要取下注射器适配器。

4. 系统检测测试片的完整性，然后定标（定标保持 10 分钟。此时会显示倒计数）。

5. 定标成功完成后，状态灯停止闪烁，显示会提示混合并放上样本。

6. 用毛细管、注射器或 Osmetech 微量采样器插上测试片注入口，按 Enter 样本被吸入（用注射器时，确认适配器没有碰到注射器拉杆。不要推注样本！它会自动吸入）。测量期间状态灯闪烁，测量时间倒计数显示在屏幕右上角（测量期间不要打开测量室盖，否则测试片和样本作废）。测量完，状态灯停止闪烁，仪器发出测量结束提示音。

7. 按 Esc 键 立即显示结果（如果 3 分钟 没有触摸键盘，结果会自动显示）。此时注意：首先和结果一起显示的计算参数可以在设置菜单中定义。

8. 按 Enter 键 显示第二屏结果以及计算参数（屏幕按所用测试片类型显示结果）。按 EnterR 键 直接移到下一个样本显示，再按 Enter 键 显示第三屏结果（如果有）以及计算参数。

9. 打开盖子（或按 Esc 键 取出测试片，转到下一个样本）。

（三）打印结果

1. READY 显示时，要选择 Menu 按 Enter 键

2. 按"←"或"→"直到 Data 闪烁，按 Enter 键 确认选择。

3. 按"←"或"→"直到 Patient 闪烁，按 Enter 键 确认选择。

4. 按"←"或"→"直到你要打印的报告闪烁（例如：Last 、Last5 或 All ）。

5. 按 Enter 键 开始打印（打印输出可随时按 Esc 键 中断）。

6. 按 Enter 键 滚屏显示结果数据，或按应 Esc 键 返回 DATA 菜单。

7. 按 Esc 2 次返回 REDAY 屏幕。

第十二节　LBY-NJ4 四通道任选式血小板聚集仪

LBY-NJ4 四通道任选式血小板聚集由血小板聚集仪、内置微型打印机、血小板聚集仪系统控制软件组成。仪器通过单片机进行控制和数据处理，可进行多样品血小板聚集性测试（图 2-21）。

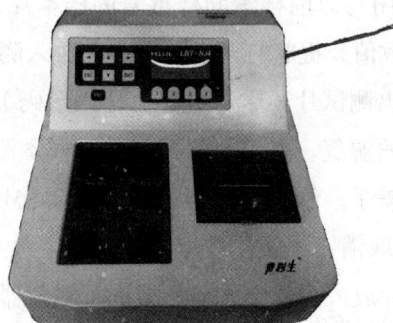

图 2-21　LBY-NJ4 四通道任选式血小板聚集仪

一、性能指标

1. 聚集测定功能　颗粒悬浮液，测定 300 秒，应得到聚集曲线。

2. 重复性误差（CV）　应不大于 5%。

3. 通道一致性　≤ 3%。

4. 温度准确度　± 0.5℃。

5. 温度波动度　小于 0.4℃。

6. 测量时间　≤ 600 秒。

二、操作流程

1. 准备工作

（1）开机开机在室温条件下预热 30 分钟，使温度升至 37℃。

（2）标本采集抗凝剂用 109mmol/L 的枸橼酸钠，取血量与抗凝剂的比例为 9：1，立即颠倒充分混匀（忌用力振荡，应使用塑料注射器和塑料试管）。

（3）富含血小板血浆（PRP）制备：抗凝血标本用水平离心机 500~800 转 / 分，离心 5 分钟，待离心机自然停止后取出标本，小心吸取上层富含血小板血浆，并计数其血小板数量。

注意：离心后的 PRP 中不应含有红细胞，否则应再离心。各实验室应根据所用离心机调整合适的转速及离心时间，PRP 应无溶血。

（4）乏血小板血浆（PPP）制备：将上述已吸取 PRP 的血再次离心，3000 转/分，离心 10 分钟，待离心机自然停止后取出标本，小心吸取上层无血小板的血浆备用。

（5）富含血小板血浆（PRP）中血小板数量调整：计数 PRP 中血小板数量后，应将 PRP 中的血小板数量调整为 200×10^9/L。若血小板数量 <200×10^9/L 则不用调整；若血小板数量 >200×10^9/L 时，测定结果受影响。

注意：调整公式为：C1V1=C2V2

（6）血小板聚集诱导剂的准备：一般用 ADP 较多。ADP 一般用生理盐水配成 3000μmol/L 浓度，于 −20℃ 以下小量分装，低温冻存。临用前复溶，并用生理盐水稀释至 300μmol/L 备用。

例如：ADP 的分子量为 427，精确称取 64mgADP，溶于 5ml 生理盐水中。待完全溶解后，分装于尖底小塑料管中，每管 0.1ml，用时加 0.9ml 生理盐水，即为应用液。

2. 操作步骤

（1）在测定样品方杯中加入一小磁棒和 300μlPRP 置恒温孔中预热 5 分钟备用。在另一方杯中加入 300μgPPP 备用。

（2）将仪器调至 TEST 状态，在测试通道中插入 PPP 方杯，按确认键或相应的通道键，仪器自动检测零点，窗口显示 P256（举例）时该数值为 PPP 血浆中血小板的相对浓度，待数值稳定后按确认键或相应的通道关键。

（3）取出 PPP 方杯放入 PRP 方杯．当窗口显示 R256（举例）时，该值表示被测血浆中（PRP）血小板的相对浓度，待数值稳定后，按确认键或相应的通道键后窗口显示 ADP。

（4）用微茸进样器吸取 5μlADP 加入杯底，按确认键或相应的通道键，仪器进入测试血小板聚集状态，窗口显示计时或当时血小板最大聚集率。

（5）测试完毕后仪器自动打印出结果及相应曲线。一般只报设定点时间的聚集率和最大聚集率。

3. 注意事项

（1）微量进样器加样时，必须插到杯底再加样。

（2）如做不出结果，可取出试杯，肉眼观察试样中是否有血小板聚集而形成微小絮团，同时试样变得比 ADP 前清澈透明。如果没有该现象，则说明缸小板未发生聚集，应检查样本制备和 ADP 效期是否存在问题。

（3）样本制备是关键，初次用离心机制各样本时，应对样本进行血球计数，测量血小板数量，以确定合适的离心力和离心时间。

（4）贮存 ADP 时必须要冷冻，使用时复溶后应放在冰袋上，以确保 ADP 有效。

第十三节 LBY-N6K 自动血液流变仪

LBY-N6K 自动血液流变仪是根据国际通用的模块化结构原理进行设计，采用轴系阻力自补偿系统。仪器由血流变仪主机、清洗装置组成，用户可选配计算机系统，血液流变系统控制软件，微量血浆测试装置和内置微型打印机。本产品适用于全血及血浆黏度的检测（图2-22）。

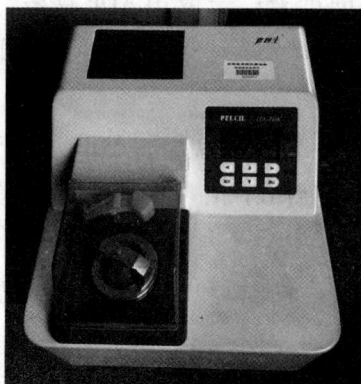

图 2-22 LBY-N6K 自动血液流变仪

一、性能指标

1.样品量

（1）样本测试：0.65~1ml。

（2）血浆测试：0.2ml（选配微量血浆测试装置）。

2.黏度测量

（1）范围：0~30mPa·s。

（2）准确度：±3。

（3）重复件误差（%）：切变率≥100s^{-1}时≤3，切变率≥40s^{-1}时≤5。

3.温度准确度 ±05℃。

4.温度波动度 应小于0.4℃。

二、基本功能

（一）开机

开机仪器自检后进入主菜单：

```
Precil   N6K   XX.X
全血     血浆   清洗
参数     系统   标定
         打印
```

（二）主菜单

分别选择各项目后，按"确认"键，即可进入系统设置、清洗、标定操作、参数设置、全血测试、血浆测试、打印等各相应子菜单。

1. 系统设置菜单

```
系统设置   XX.X
温度   定量   泵打印
微量血浆      疏通
```

在系统设置菜单中选择各项目后，按"确认"键，即可进入温度系数设置、定量泵设置、打印设置、微量血浆测试装置设置、电磁阀操作等相应菜单。

（1）各项温度系数由工程师调试确定，不要自行随意修改。

（2）定量泵设置菜单

```
定量泵设置
步数（1ml）=xxxx
速度 =xx
1ml- 验证   管道灌注
```

显示说明：

步数——控制加样量为 1ml 时步进电机的步数，数值增大则加样量增多，用户可修改出厂设置。

速度——蠕动泵上液时的速度，用户请不要随意对此参数进行修改。

1ml 验证——1ml 样品加样量验证启动命令。

管道灌注——使清洗液灌满管路，选"管道灌注"，按"确认"键，仪器自动进行。在每次开机后首先应进行此项操作，再做黏度检测。

（3）打印设置菜单　可选择文字或图文打印，批打印或实时打印。

（4）微量血浆测试装置设置菜单

```
预热 =x
干燥 =xx          速度 =xx
样本量 =xxx        调试
修正系数 =x.xx
```

显示说明：

预热——血浆被吸入毛细管中预热时间，根据需要设定。

干燥——清洗完毕向毛细管吹干燥风时间，根据需要设定。

速度——血浆装置蠕动泵轮上液时的速度。

样本量——血浆被吸入毛细管的高度，根据需要设定。应保持液面在上光耦上沿至液池的居中位置。

修正系数——一般情况 F 设置为 100 围 414.2 样本量高度

调试——选择"调试"，按"确认"键，液晶屏显示微量血浆测试装置调试设置菜单。

注意：血浆装置蠕动泵轮上液时的速度，修正系数、上光耦电平和下光耦电平各参数不可随意修改。

（5）当前时间设置菜单

注意：2000 不可以改为 1994，否则设定的所有参数将全部丢失。

（6）电磁阀操作菜单　当仪器因废液管路有堵塞现象时，废液不能及时排出，可进入该菜单，依次设置阀 1 为"打开"，按操作面板"确认"键，疏通回废液孔，设置阀 2 为"打开"，按操作面板"确认"键，疏通液位孔。

2. 清洗菜单

3. 标定操作菜单

（1）手动稳态标定菜单　在标定操作菜单中，选"手动"，按"确认"键，即进入手动稳态标定菜单。

```
Precil        N6J           37.0
              稳态标定
标空        标油        验证
        标准油粘度 =x.xxmpas
```

显示说明：

标空——选择"标空"，按"确认"键，仪器进入标空状态，当光标从数据右移到左，代表标定值已稳定，按左方向键两次取值（只标高切变率 1751/s），标空完毕。

标准油黏度——即标准黏度液的标称黏度值（在标油之前先进行此项设置）。

标油——选择"标油"，按"确认"键，仪器进入标油状态，高切变率1751/S时，当光标从数据右移到左，代表标定值已稳定，按左方向键一次取值，光标自动移到低切变率3.51/S，当光标从数据右移到左，代表标定值已稳定，按左方向键一次取值，此时标油完毕，自动回到稳态标定菜单。

验证——验证标定的效果。高、中、低切变率的黏度值，应在所刚标准黏度液黏度值的±3%范围内，如果超出范围应重新标定。

（2）快测（卡松黏度）标定菜单　在标定操作菜单，选"快测"，按"确认"键，显示快测标定菜单

```
快测标定         37.0
标定             验证
阻力补偿 =XX
标准油黏度 =x.xxmpas
```

显示说明：

标准油黏度——即标准黏度液的黏度值（在标定之前先进行此项设置）。

阻力补偿——数值越大表示补偿阻力越大，对应快判实验结果越低；反之，阻力越小结果越高。

标定——选扦"标定"，按"确认"键，标定完毕后回到快测标定菜单。

验证——验证标定的效果（高、中、低切变率的黏度值应依次升高，如果没有依次升高或升高幅度较小，应修改阻力补偿系数或重新标定）。

4. 参数设置菜单

```
Precil       N6K        37.0
             参数设置
切变率       方法        清洗
```

（1）切变率设置菜单　在参数设置菜单中，选"切变率"，按"确认"键，显示切变率设置菜单

切变率设置			
SHR1	SHR2	SHR3	SHR4
5.00	10.0	100	200

移动光标进行各切变率设定，最多可设 10 个切变率。设定时应遵循以下原则：

1）位置原则：最低切变率必须位于 SHR1 下。

2）顺序原则：所有切变率须按由小到人的顺序依次排列。

3）中止原则：第一个不符合顺序原则的参数（包括该参数）以后的所有参数均无效。

（2）方法设置菜单　在参数设置菜单选"方法"按"确认"键，显示方法设置菜单

```
              方法设置
        检测方式 =xx
        加样切变率 =xxx
        切变率修正 =x.xx
```

显示说明：

检测方式——动态测试方式，

加样切变率——加样时切变率，用户根据需要自行设置，出厂设置为 120。

切变率修正——一般设置为 1.000。该系数向用户提供一个根据测试样本黏度调整切变率的工具。

（3）清洗参数设置菜单

5. 全血测试菜单　在主菜单中，选"全血"，按"确认"键，显示全血测试加样菜单，根据提示，加入试样，按任意键，进入全血测试工作菜单。

6. 血浆参数菜单　在主菜单中，选"血浆"，按"确认"键，显示全血测试加样菜单，根据提示，加入试样，按任意键，进入全血测试工作菜单。

7. 打印

三、实验操作

1. 开机　预热 10~15 分钟，使温度达 37±0.2℃。

2. 加样　用加样器取 1ml 试样，将加样器出口紧贴液槽内壁向下缓慢注入，以免混入气泡。

3. 检测　根据样本，选择进入全血或血浆测试菜单，进行实验，检测完毕后，打印机自动打印结果。

4. 标定　定期使用标准黏度液进行仪器标定。

第十四节　RT-1904C 半自动生化分析仪

生化分析仪是专用光电比色原理来测量体液中某种特定化学成分的仪器，给临床上对疾病的诊断、治疗和预后及健康状态提供信息依据。RT-1904C 半自动生化分析仪是将生化分析中的取样、加试剂、去干扰物、混合、保温、比色、结果计算、书写报告和清理等步骤的部分或全部由模仿手工操作的仪器来完成。它可进行定时法、连续监测法等各种反应类型的分析测定。具有快速、简便、灵敏、准确、标准化、微量等特点（图 2-23）。

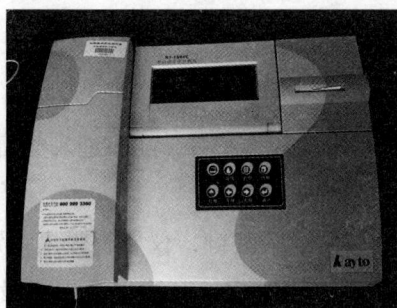

图 2-23　RT-1904C 半自动生化分析仪

一、性能指标

1. 由光学系统、管路系统、计算机控制系统、软件等组成。
2. 供临床检测动物血液和其他体液的各种常规生化指标测定。
3. 彩色 Windows 界面，全中文操作界面，用户可编辑输入医院及动物信息。
4. 具有双比色系统：流动比色池系统和比色杯系统。
5. 具有单波长和双波长两种测试模式。
6. 可提供下列测试方法。
（1）终点反应法（Endpoint）
（2）固定时间法（Fixedtime）
（3）动力学法（Kinetics）
（4）双波长测定（Dichromatic）
（5）吸光度测定（Absorbance）
（6）多点校准曲线法（Multi-Calibration）
7. 试剂开放，无特定限制。

8. 支持 12 类动物检测，其中包括 8 种预设动物和 4 种自定义动物

9. 内置 7 种测试模板组合，自动引导用户操作

10. 可编程 118 个检测项目，均可由使使用者编程设定并存储。

11. 可存储 3500 个测试结果、最近的质控数据。

12. 具有通过普通电话网络与计算机进行信息交流的功能。可与医院内部网络、质量监测中心及雷杜用户服务中心联网，为工作带来极大的便捷。（选配功能）

13. 可选用内置打印机或外置打印机。可打印中文综合报告、编程参数和质控数据图表及反应曲线等。

14. 可选配外置标准键盘、条码扫描仪。

二、常规操作

（一）开机

开机后仪器自检和光源稳定需 3 分钟左右，随即进入蒸馏水自检系统。

（二）蒸馏水自检

将吸液管插入蒸馏水中并按一下吸液键，仪器将吸入一定量的蒸馏水。系统以蒸馏水对各波长做一系列测试并获得一组数据，若这组数据在设定范同内，说明系统稳定、各部分工作正常，随即进入动物类型选择界面。若数据超出设定范围，则出现"水空白超出范围"界面，此时系统光路部分可能存在问题，可按"Yes"按钮，系统再次吸蒸馏水，并重复前面的测定。

注意：若是第一次开机使用或长时间不使用仪器，可能出现按吸液键未吸进蒸馏水的情况出现，此时只要按面板上的冲洗键让蠕动泵多转动几圈即可解决，不会影响正常使用。

（三）选择动物类型

（四）项目设置

选择某类动物（也可自定义动物）后进入项目设置窗口。单击所要选择的项目，弹出项目参数窗口，点击"更改"，进入项目设置窗口：依据项目选择参数方法，点击"更改方法，选择"终点法"（各项目所用测试方法建明判定：终点法表现形式为 $C=F \times A$，两点法表现形式为 $C=F \times \Delta A$，速率法表现形式为 $C=F \times \Delta A/$ 分，应根据试剂说明书选择方法）。

1. **单位**　依据试剂说明书选择，如 g/L。

2. **温度**　一般选择 37℃。

3. **主波长**　根据试剂说明书选择。次波长：一般不用。

4. **空白**　一般设为试剂空白。

5. **延时时间** 终点法 5~7 秒，速率法 60 秒。测量时间：速率法 60 秒。

6. **样品量、试剂量** 可以不设。吸液量：一般项目应设为 500μl，增大至 700μl 可减少污染。

7. **参考范围** 根据试剂说明书设置。因数：根据试剂说明书系数值输入。

8. **点击标准参数** 进入标准参数设置窗口，选择直线回归，标准数：设为 1，重复数设为 1。

9. **标准浓度** 根据试剂说明书输入，点击保存，回到原项目设置窗口。

10. **点击质控参数** 进入质控参数设置窗口，均值：根据试剂说明书输入

11. **最小值** 根据试剂说明书输入，批号：可不输，按"确认"，完成质控参数，按"保存修改"完成整个项目设置。

（五）样本测试

项目设置完成后，点击要测项目，点击"确认"，进入参数界面。

1. 吸蒸馏水，做蒸馏水空白。

2. 吸试剂做试剂空白。

3. 提示做样本 1 时，点击标准，先吸被责怪，做标准参数，将因数保存（速率法省略这步）。

4. 然后吸入样本 1，测第 1 只动物，依次测 2.3.4……

5. 所有样本做完后，按吸液键，用蒸馏水冲洗管路，选择另一项目继续测试。

6. 测试完成后按"返回"键回到测试项目界面，按"主菜单"键回到主菜单。

（六）打印报告

点击主菜单中"综合报告"键，弹出打印选择查看，选择"按动物"（或按病人），报告格式选择"常规"，按"更新"保存动物学习，在"选择全部"前打钩，点击"打印"，即可打印综合报告，如织打印 1.3.6 好动物，摄入 1.3.6 即可。

（七）关机

在主菜单上点"关机键"，系统显示确认窗口，按"YES"执行关机程序，此时系统会保存用户数据，数据保存完全，系统提示可以关闭电源，关闭仪器电源开关。

注：关机过程很重要，直接关闭电源开关，可能会导致测试数据或设置参数丢失。

第十五节　PE-6800VET 全自动动物血细胞分析仪

PE－6800 全智能型血细胞分析仪是操作简便，功能全面的三分群完全自动化的血液分析系统，采用数字化技术，浮动界标，智能排堵，结合时间，体积双定量的技术保证精确的检测结果（图 2-24）。

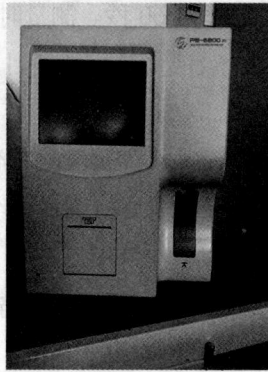

图 2-24　PE-6800VET 全自动动物血细胞分析仪

一、性能指标

（一）适用范围

适用于白细胞、红细胞、血小板和血红蛋白参数的检测及白细胞三分群计数。本仪器可以测量血液中的 20 项参数和 3 项直方图，其中基本检测项目如表 2-7 所示。

表 2-7　仪器基本检测项目

中文名称	英文缩写	单位
白细胞	WBC	10^9/L
淋巴细胞比率	LYM%	%
中值细胞比率	MID%	%
中性粒细胞比率	GRAN%	%
红细胞	RBC	10^{12}/L
血红蛋白	HGB	g/L
红细胞平均体积	MCV	fL
血小板	PLT	10^9/L

（二）工作原理

仪器采用电阻抗法测量血液细胞的数量及体积，比色法测量血红蛋白含量。

（三）测量参数

1. 基本参数（表 2-8）

表 2-8　基本参数

中文名称	英文缩写	单位
白细胞	WBC	10^9/L
红细胞	RBC	10^{12}/L
血红蛋白	HGB	g/L
血小板	PLT	10^9/L

2. 由直方图得出的参数（表2-9）

表2-9 直方图得出的参数

中文名称	英文缩写	单位
淋巴细胞比率	LYM%	%
中值细胞比率	MID%	%
中性粒细胞比率	GRAN%	%
红细胞平均体积	MCV	fL
红细胞分布宽度 sD	RDW-SD	fL
红细胞分布宽度 cv	RDW-CV	%
血小板平均体积	MPV	fL
血小板分布宽度	PDW	%
大血小板比率	P-LCR	%

3. 由计算得出的参数（表2-10）

表2-10 计算得出的参数

中文名称	英文缩写	单位
淋巴细胞	LYM#	%
中值细胞比率	MID#	%
中性粒细胞	GRAN#	%
红细胞压积	HCT	%
平均血红蛋白含量	MCH	pg
平均血红蛋白浓度	MCHC	g/L
血小板压积	PCT	%

（四）采样特性

1. 样本量

（1）静脉血模式　96μl 静脉血

（2）末梢血模式　9.6 μl 末梢血

（3）预稀释模式　20μl 末梢血

2. 单样本试剂用量

（1）稀释液　30ml

（2）清洗液　8ml

（3）溶血剂　0.5ml

3. 稀释比例

（1）静脉血、末梢血模式 WBC/HGB 1：300

RBC/PLT 1：44600

（2）预稀释模式 WBC/HGB 1：355

RBC/PLT 1：44500

4.细胞计数微孔尺寸　WBC/RBC/PLT 微孔 80μm

（五）仪器的重复性（表2-11）

表2-11　仪器的重复性

参数	重复性误差
WBC	≤ 20%
RBC	≤ 1.9%
HGB	≤ 19%
MCV	≤ 0.4%
PLT	≤ 40%

（六）仪器的线性范围表（表2-12）

表2-12　仪器的线性范围

参数	线性范围
WBC	$00.999 \times 10^9/L$
RBC	$000.999 \times 10^{12}/L$
HGB	0~300g/L
MCV	40.150fL
PLT	$10 \sim 999 \times 10^9/L$

（七）屏幕显示及报告输出参数范围（表2-13）

表2-13　输出参数范围

参数	参数范围	参数	参数范围
WBC	$00.999 \times 10^9/L$	GIRAN#	$0.999 \times 10^9/L$
RBC	$000.999 \times 10^{12}/L$	HCT	0.0~1000%
HGB	000~300g/L	MCH	00~9999pg
PLT	$0.3000 \times 100/L$	MCHC	00~9999g/L
MCV	0.250fL	RDW.SD	00~999fL
LYM%	0~100%	RDW.CV	00.999%
MID%	0.100%	PDW	0.0~300%
GIRAN%	0.100%	MPV	00.300fL
LYM#	$0.999 \times 10^9/L$	PCT	00.999%
MID#	$0.999 \times 10^9/L$	P—LCR	00~99%

（八）检测速度 w

≥ 40 样本 / 小时，可 24 小时开机有自动休眠及唤醒功能结果。

（九）存储

主机自动存储 12000 份样本的全部参数包括直方图、历史数据的管理查询更便捷。

（十）操作语言

全中文

（十一）动物种类

狗、猫、马、牛、羊、猴、鼠等八种和四种用户自定义模式。

（十二）质控方式

X-B、L-J、SD、CV

（十三）标准方式

自动校准和人工校准。

（十四）显示屏

大屏幕彩色液晶显示，640480 分辨率。

（十五）信息

支持多种快速中文输入。

（十六）接口

一个并行打印机接口，两个 USB 接口，两个 PS/2 接口，两个 RS232 接口（支持联网）。

（十七）电源

AC220V　50HZ

二、菜单

仪器的功能采用菜单方式操作，单击鼠标的右键可弹出当前窗口的功能菜单框，移动鼠标到需要的菜单条，单击鼠标的左键后，仪器执行选择的功能。如果在菜单框外的区域单击鼠标的左键后，则取消本次菜单操作。

菜单中的常用功能，会以快捷键的方式显示在屏幕的右上角，移动鼠标到需要的快捷键时，该快捷键会突出显示，此时单击鼠标的左键后，仪器执行选择的功能。

三、样品分析

（一）开机启动

如果装备有打印机、条形码扫描仪。应先打开这些设备的电源。开机后仪器进行初始化和自检，然后进入血细胞分析窗口。

（二）空白测试

具体操作步骤如下。

1. 在血细胞分析窗口，点击"资料"快捷键，弹出资料编辑窗口后，用鼠标点击编号项目的文本框，将编号修改为999999999，再点击确定按钮，返回血细胞分析窗口。

2. 若在静脉血或末梢血检测模式下进行空白计数，可直接按动仪器吸样针下方的开始键进行空白计数。若在预稀释检测模式下进行空白计数，需让吸样针从盛有稀释液的样品杯或试管中吸取未被污染的稀释液来进行空白计数。稀释液的提取方法如下（在预稀释模式下进行样品分析时也需用此方法事先提取稀释液来稀释样品）。

（1）在仪器主界面，按动鼠标右键，在弹出的菜单中点击"标本类型"，将标本类型设置为"预稀释"模式。

（2）在仪器主界面，按动鼠标右键，在弹出的菜单中点击"加稀释液"。

（3）先将洁净的空样品杯或试管置于仪器吸样针下方，然后按动仪器吸样针后下方的开始键，每按动一次开始键，仪器通过吸样针向样品杯或试管中加1次稀释液（该量可用来进行2次预稀释模式下的空白计数）。

（4）操作鼠标点击加稀释液界面中的"退出"按钮，返回主界面。

3. **仪器空白测试结果的可接受范围见表2-14。**

表2-14 空白测试结果的可接受范围

参数	数值	单位
WBC	≤ 0.2	$10^9/L$
RBC	≤ 0.02	$10^{12}/L$
HGB	≤ 2	g/L
HCT	≤ 0.5	%
PLT	≤ 25	$10^9/L$

若空白测试数值超过此范围，可重复以上测试步骤，直到测试结果可以接受为止。若经过五次测试，测试结果仍达不到规定的要求，请参照本说明书第10章"故障处理"。

注意：空白测试仪器仅测试和显示WBC、RBC、HGB、HCT、PLT五个参数。

注意：编号999999999是仪器空白测试的专用编号。

（三）质量控制

在血液分析窗口，按鼠标右键弹出菜单，选择"质控编辑"，依次进行：

选定质控文件→输入质控物批号、有效期、参考值、偏差值→保存（删除）→返回→血液分析窗口（已保存质控数据）。

（四）血液样本的采集和置备

1. 血液样本的采集分静脉血和末梢血两种。

2. 预稀释模式下样本的置备

在血细胞分析窗口，用菜单选择标本类型功能，选择预稀释模式。再用菜单选择加稀释液功能，弹出加稀释液窗口后，将一个干净的样品杯斜放在采样针下，按开始"START 键"，仪器定量加入稀释液。在加液过程中指示灯快速闪烁，待指示灯变为慢速闪烁时，将采样针头部的液滴刮入样品杯中。使用 20μl 定容采血管采取 20μl 的末梢血，用不起毛的干净纸巾擦拭干净附着在采血管外壁的血。立即将血样注入盛有定量稀释液的样品杯。

注意：

（1）加入定量稀释液时，要斜置样品杯与采样针下，使稀释液沿杯壁流下，避免产生气泡。

（2）如果需要集中，批量的置备预稀释模式下的样本，可以用加稀释液功能连续置备定量稀释液。

3. **末梢血模式下样本的置备**　使用 40μl 定容采血管采取 40μl 的末梢血，立即将血样注入加有抗凝剂的子弹头样品杯中。也可将末梢血直接采入加有抗凝剂的子弹头样品杯中。

4. **血样混匀**　血液样本在测试前必须进行充分摇匀，建议方法是：上下摇动、转动试管 3.5 分钟。建议使用普康公司的血液混匀器。以充分混匀血样，保障测量的准确性。

注意：

（1）若血液样本放置时间过长，混匀不好，容易造成测量误差及测试结果的不准确。

（2）严禁剧烈摇动采血管。

（3）待测血样只能室温保存，4 小时内完成测试。

（五）血液样本计数、分析

血样采集完成后，按以下步骤进行计数、分析。

1. **样本资料的输入**

（1）手工资料的输入　在血细胞分析窗口，点击"资料"快捷键，弹出资料编辑窗口后，用鼠标点击需要输入项目的文本框或选择框。录入或选择数据后用鼠标点击确定按钮，仪器保存输入的资料并返回血细胞分析窗口。用鼠标点击取消按钮，仪器取消本次输入的资料并返回血细胞分析窗口。

中义输入：姓名、性别、年龄、血型、标本类型、病历号、床号、编号、科别、送检者、检测者、审核者、参考值。

（2）用条形码扫描器进行资料的输入　如果用户装备有条形码扫描器，将扫描器对准血液样本的条形码，扫描器会自动读入样本的资料。扫描器扫描成功后会发出"滴"的一声提示。

注意：

如果需要集中，批量输入测试样本资料，可在本批所有样本测试完成后，以编号为索引，在详细回顾窗口中集中输入测试样本资料。

2. 血样计数、分析过程

（1）将样品杯置于采样针下，按开始"START"键，仪器前面板的指示灯开始闪烁，仪器吸取血样，等到指示灯停止闪烁后才能将样品杯移出。

（2）仪器开始分析样本，请等待分析结果。

（3）分析结束后，仪器会将结果显示在血细胞分析窗口的相应参数后面，并绘出WBC、RBC、PLT的体积直方图。

如果"自动打印"设置为"开"时，仪器在测试结束后，将自动输出分析结果。如果计数、分析的过程中出现堵孔或气泡故障，在屏幕的信息提示区会显示"堵孔"或"气泡"报警提示。

3. 参数提示信息

"B"，表示参数测试结果在测试时出现气泡。

"C"，表示参数测试结果在测试时出现堵孔。

"L"，表示参数测试结果低于用户设定的参考值下限。

"H"，表示参数测试结果高于用户设定的参考值上限。

"#%"，表示测试结果为无效数据。

注意：当 PLT 直方图出现 PM 报警时，参数 PDW 的测试值为 {$}。

注意：当 WBC 的测试结果的数值小于 0.5×10^9/L 时，仪器将不对自细胞进行分类，所有与 WBC 相关的参数值均显示 ***。

4. 直方图提示信息 "R1"，提示淋巴细胞左侧区域异常，可能原因：血小板凝集、巨大血小板、疟原虫、有核红细胞、不溶解红细胞、异常淋巴细胞、冷凝球蛋白等。

"R2"，提示淋巴和中值细胞间区域异常，可能原因：异常淋巴细胞、异常淋巴细胞、浆细胞、嗜酸性粒细胞、嗜碱性粒细胞增多、原幼细胞等存在。

"R3"，提示中值细胞与中性粒细胞之间区域异常，可能原因：有未成熟中性粒细胞、异常细胞和嗜酸性粒细胞存在。

"R4"，提示中性粒细胞右侧区域异常，可能原因：中性粒细胞数增多。

"RM"，多区存在异常，可能原因：以上多种原因共同存在。

"PM"，提示血小板与红细胞交界处 I 爱域异常，可能原因：有血小板凝结、大血小板、小的红细胞、细胞碎片平和纤维蛋白存在。

（六）分析结果修改

当操作者认为仪器的 WBC、RBC、PLT 浮动界标自动分类不能满足临床或实验室的特殊样本的分类需求，操作者可以调整直方图。

具体方法、步骤如下。

1. 在血细胞分析窗口，用菜单选择图形调整功能，仪器将进入图形调整窗口。用鼠标点击"图形"快捷键，选择需要调整的直方图。

2. 确定需要调整的直方图后，用鼠标点击"标尺"快捷键，选择需要调整的分类线标尺。

3. 根据需要用鼠标点击"左移"或"右移"快捷键，可分别向左或向右移动选中的分类线标尺，在直方图的右上方同时显示选中的分类线标尺的数值。

4. 调整完成后，用鼠标点击"返回"快捷键，如果本次调整未改变任何数值，将直接返回血细胞分析窗口，否则会在屏幕上弹出确认窗口，用鼠标点击取消按钮，将取消本次调整结果，点击确定按钮则存储本次调整结果。

注意：

（1）不必要或不正确的人工移动分类界标，可能导致不可信的分析结果。请确认操作的必要性。

（2）当 WBC 测试结果小于 0.5×10^9/L 时，仪器将不对 WBC 进行自动分类。

（七）关机

第十六节　MT-100 尿液分析仪

MT-100 尿液分析仪是与长春迈特医疗仪器有限公司 MT-R10、MT-R11 尿液化学分析试纸配套使用的半自动光电比色仪。它根据试纸条上试剂区与尿样本中生化成分反应所产生的颜色变化，定性或半定量检测尿样本中尿胆原、胆红素、酮体、血、蛋白质、亚硝酸盐、白细胞、葡萄糖、维生素 C 的含量及尿样本的比重、酸碱度。MT-100 尿液分析仪采用高亮度冷光源测试技术，具有抗环境光干扰，使用寿命长的特点。它可在 7 秒内完成对尿样本中 11 项生化成分的测定，可修正环境温度和环境光、酸碱度、血尿及异常着色样本又寸测试结果的影响，并可与尿沉渣分析仪联机（图 2-25）。

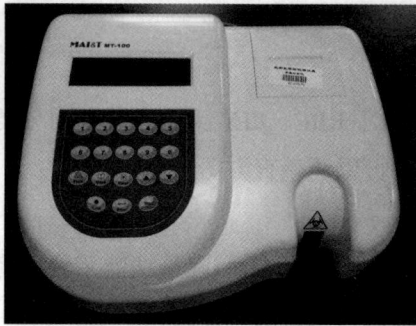

图 2-25 MT - 100 尿液分析仪

一、技术指标

1. **单色光波长** 525nm、572nm、610nm、660nm。

2. **测试项目** 维生素 C（VC）、酸碱度（pH）、比重（SG）、葡萄糖（GLU）、白细胞（LEU）、亚硝酸盐（NIT）、蛋白质（PRO）、血（BLD）、酮体（KET）、胆红素（BIL）、尿胆原（LIBG）。

3. **测试速度** 快速模式 120 次 / 小时，慢速模式 60 次 / 小时。

4. **数据存储量** 1000 条测试记录、50 条质控记录。

5. **使用环境** 温度 15~35℃，最佳温度 20~25℃，相对湿度 ≤ 80%。

6. **外部输出** RS — 232 串行接口，并行打印接口。

7. **条形码** 连接条码阅读器。

8. **传输率** 9600bps，1200bps。

9. **打印机** 内置热敏打印机，可外接针式打印机。

10. **适用试纸** MT-R10、MT-R11 尿液化学分析试纸。

二、测试原理

MT-100 尿液分析仪采用光电比色原理，根据试纸条上试剂区与尿液中生化成分反应产生的颜色变化，测定尿液中生化成分的含量。仪器用四种单色光对试纸条上的试剂区进行逐项扫描，将扫描得到的光信号转换成电信号，将电信号进行 A，D 转换，计算出试剂区的反射率。仪器根据反射率确定尿液中生化成分的含量。反射率计算公式如下：

$$R = \frac{Tm \times Cr}{Tr \times Cm}$$

式中：

R——反射率

Tr——试纸块对参考光的反射强度

Cr——空白块对参考光的反射强度

Tm——试纸块对测定光的反射强度

Cm——空白块对测定光的反射强度

三、操作流程

（一）开机

开机仪器自检后进入主屏幕，按"Menu"键进入主菜单。再按"Menu"键可返回主屏幕。

数据查询	序号设置
校准条测试	lD 编辑
质控液测试	系统设置

（二）主菜单

通过"▲"、"▼"键将光标移到序号设置、ID 编辑、数据查询、系统设置、校准条测试、质控液测试等选项，按"Enter"键确认，即可分别进入相应子菜单。再按"Enter"键返回主菜单。

1. 序号设置　序号可设置为 0001–1000 之间的任何数值，仪器每进行一次测试，序号自动加 1。

2. ID 编辑　按键盘上的数字键输入相应数字，按 1 次"Line"键，光标停留在大写字母的下方，再按"Line"键，光标停留在小写字母的下方，按"▲"、"▼"键可向左或向右移动光标，选择要输入的字目，按"Start"键输入字母，第 3 次按"Line"键，可继续输入数字。ID 号码输入结束后，按"Enter"键确认输入的 ID 号码，屏幕显示主菜单。进行下次测试后，输入的 ID 号码将显示在输出结果上。

3. 数据查询　仪器可以保存 1000 条测试记录，每条记录包括测试时间、序号及测试结果。每次测试结束后，仪器自动保存测试记录。数据查询子菜单如下。

当前记录	质控查询
序号查询	数据清除
1D 查询	

4. 系统设置　系统设置子菜单如下。

时钟设置		语言选择	
试纸选择		临界值设置	
状态设置		其他设置	

通过"▲"、"▼"键将光标移到所需选项，按"Enter"键确认，屏幕进入相应选项。设置操作结束后，按"Menu"键返回上一级菜单。

（1）状态设置　选择"状态设置"按"Enter"键确认，屏幕显示如下。

ID	开	外部打印	关
临界值	开	计算机端口	开
加号系统	开	颜色	关
内部打印	开	浊度	关

在"状态设置"中，用户可对ID、临界值、加号系统、内部打印、外部打印、计算机端口、颜色、浊度的开关进行设置。

（2）临界值设置　选择"临界值设置"，按"Enter"键确认，屏幕显示如下。

尿胆原	蛋白质
胆红素	亚硝酸盐
酮体	白细胞
血	葡萄糖

（三）常规尿检

1. 检查载物台　在启动仪器前应确保试纸座及白基准清洁无异物。可按照"第6宣清洁与维护"中的相关内容清洁试纸座、集尿槽及白基准。

2. 启动仪器　打开电源开关，系统进行自检后进入主菜单。

3. 常规测试　测试分快速模式和慢速模式。

（1）快速模式　可以连续进行测试，每条试纸测试时间为30秒（第一条为60秒），操作方法如下：第一步：按"Start"键约2秒，听到提示音后，将试纸条的试剂区完全浸入新鲜的、充分混合的、未离心的标本中立即取出，平放在载物台中央，向前推动至触及载物台顶端为止（此条为第1条）。第二步：第二次听到提示音后，将第二条试纸浸入下一份标本中，立即取出放在吸水纸上等待测试（此条为第2条）。第三步：第三次听到提示音，再沾一条试纸放在吸水纸上，此时第1条测试完毕并打印测试结果．试纸座移出，将第1条试纸从试纸座上取下，将第2条放在试纸座上进行测试。第四步：以后每次听到提示音重复第三步的操作。

注：可选择如下方法让仪器停止测试：

● 在载物台移出前按"Enter"一键，提示音响后仪器停止测试。

● 将试纸条从试纸座上取下，屏幕显示"未放试纸条"或"试纸条不到位"，仪器停止测试。

（2）慢速模式 每条试纸的测试时间为60秒。操作方法如下：在主菜单下，按"Start"键，听到提示音，按531中第二步规则蘸取标本后将试纸放在试纸座上，等待40秒后，仪器开始测试。测试结束，打印出测试结果，试纸座移出．仪器回到主界面，测试下一份标本需重新按"Start"键。

注：

● 必须在载物台移动前，将待测试纸条放好。如果试纸座上没有试纸条，仪器检测试纸座后，可用于仪器停止测试，试纸座移出，按"Start"键可继续测试。

●仪器测试过程中，键盘处于无效状态，按任何键仪器均不响应。测试过程中不要碰撞载物台，如载物台被碰撞，屏幕将显示"载物台受阻"。

（赵润英）

第三章

实验动物基本知识

第一节　实验动物的分类

机能实验研究属于生命科学研究的范畴。由于人体作为研究对象具有一定的限制，因此，机能实验研究常常需要在合适的动物身上进行。据最新资料显示，在历年获诺贝尔生理学或医学奖的科学家当中，有三分之二的人是应用实验动物进行研究，并从中获得重要发现的。由此可见，实验动物对于生命科学研究特别是机能实验研究的重要性。目前，在生命科学研究（包括机能实验研究）中，实验动物的标准和动物实验的方法已越来越受到重视。许多著名的学科团体和研究期刊已规定，若生命科学研究项目没有在标准的动物身上进行实验，则该实验的结果就不能在各研究者的研究结果之间进行比较，其论文就不能在国际上进行交流，其成果亦得不到国际上的公认。因此，作为一名医学生——未来生命科学的研究者和实施者，掌握实验动物的基本知识和技能十分重要。

一、按遗传学控制方法分类

1. **近交系**　近交系一般称为纯系动物，是采用兄妹交配或亲子交配连续繁衍 20 代以上培育出来的动物。近交系动物的基因高度纯化，其纯育系数（F）值可达 99.8%。近交系动物具有长期遗传的稳定性，个体动物遗传的均质性，以及对实验的敏感性和一致性；因而对药物反应的实验结果比较一致，可以减少重复实验的次数，节省实验时间。另外，近交系动物的一个最有价值的特点是对培育和保种过程有详细的记录，这些记录为设计新的实验和解释所得结果提供了有利的依据。目前，国际上已培育的近交系小鼠达 600 个系，大鼠达 100 多个系，国外应用近交系动物做实验已很普遍。

2. **突变系**　突变系是指保持有特殊突变基因的品系动物。在小鼠和大鼠中，通过自发突变和人工定向突变已培育出很多突变系动物，诸如贫血鼠、肿瘤鼠、白血病鼠、糖尿病鼠、肥胖症鼠、高血压鼠、无胸腺裸体鼠等。突变系动物在生物医学上有特殊的价值，例如无胸腺裸体鼠，由于无胸腺，而不受胸腺系统的排斥干扰，故适用于各种免疫实验。

3. **F₁杂种动物** F₁杂种动物是指两种纯系动物相互交配而生出的第一代子代动物，也称杂交群或杂交一代动物，简称 F₁ 动物。F₁杂种动物的特点是遗传素质明确、生命力强、体质健壮，因而常被用于遗传、肿瘤、免疫、放射病等实验研究中。

4. **封闭群动物** 封闭群动物是指在一定的实验室饲养条件下，在不引入新的血缘品系的情况下，同一血缘品系群内的动物随意交配繁殖 5 年以上所获得的动物。封闭群动物的主要特点为高产、适应力强和抗病力强；因而，可用于多种实验研究。

5. **杂种动物** 杂种动物是指无计划随意交配而繁殖的动物，一般动物室供应的动物多为杂种动物。杂种动物具有生命力强、适应力强、繁殖率高、生长快、易于饲养管理的特点，但其缺点是没有固定的遗传学特征，对实验反应不规则、重复性差等。杂种动物一般适用于各种实验的筛选实验。

二、按微生物学控制方法分类

1. **无菌动物** 无菌动物（GF）是指动物机体内外均无任何微生物和寄生虫的动物。无菌动物是在无菌条件下对临产动物实施剖腹，取出胎仔，并在无菌、恒温、恒湿的条件下，用无菌饲料饲养而获得的动物。

2. **悉生动物** 悉生动物（GN）也称已知菌动物，是指机体内带有已知微生物的动物。悉生动物是将特定的微生物引入无菌动物体内，使其体内带有已知微生物的动物。此种动物同无菌动物一样，也饲养在隔离器内。

3. **无特殊病原体动物** 无特殊病原体动物（SPF）是指未患传染病的无菌动物或悉生动物。无特殊病原体动物一般是先培育出无菌动物或悉生动物，然后再把其转移到特定的封闭系统中进行饲养繁殖所获得的动物。

4. **清洁普通动物** 清洁普通动物（CL）也称清洁动物或最低限度疾病动物。清洁普通动物是将 SPF 动物饲养在设有两条走廊的、温度和湿度恒定的设施中所获得的动物。饲养清洁普通动物所需的垫料、饲料、用具等均应经过高压消毒处理。

5. **普通动物** 普通动物（CV）也称常规动物或无疾病动物，是指在普通自然环境中进行饲养繁殖的健康带菌动物。

三、按我国实际情况分类

按我国实际情况将实验动物分为一级～四级。一级动物即普通动物；二级动物为清洁动物；三级动物为无特殊病原体动物；四级动物为无菌动物和悉生动物。由于三级动物和四级动物对培育饲养条件要求较高，价格较为昂贵；因此，三级动物和四级动物只适用于一些具有特殊目的和要求的实验。

（赵润英）

第二节　实验动物的选择

一、常用实验动物的种类及其特点

1. 蟾蜍　蟾蜍（toad）属于两栖纲，无尾目。蟾蜍的离体心脏能较持久地进行有节律的搏动，故蟾蜍常被用于观察药物对心脏作用的实验研究；蟾蜍的坐骨神经明显且易于制备，故常将其制备成坐骨神经 – 腓肠肌标本，用于观察神经干动作电位、药物对周围神经和神经肌肉接头或横纹肌影响的实验研究。

2. 小鼠　小鼠（mouse）属哺乳纲，啮齿目。小鼠温顺易捉，是实验室最常用的一种动物。小鼠常用于需要大量动物的实验，如药物筛选、半数致死量、药物效价比较、抗感染、抗肿瘤等实验。

3. 大鼠　大鼠（rat）属哺乳纲，啮齿目。大鼠性情亦温顺，但受惊时凶恶、常咬人。大鼠多用于复制水肿、炎症、缺氧、休克、DIC、心功能不全、黄疸、肾功能不全等多种模型。一些在小鼠身上不便进行的实验亦可选用大鼠，如药物的抗炎作用实验。此外还可用大鼠观察血压，做胆道插管或观察药物的亚急性或慢性毒性反应等。

4. 豚鼠　豚鼠（guinea-pig）也称天竺鼠、荷兰猪，属哺乳纲，啮齿目。豚鼠性情温顺。豚鼠对组胺敏感，容易致敏，故常用于对于平喘药和抗组胺药的实验研究。豚鼠亦对结核菌敏感，故也用于抗结核药的实验研究。此外豚鼠还用于离体心脏、心房及平滑肌实验研究。由于豚鼠体内不能合成维生素 C，对维生素 C 缺乏十分敏感，故豚鼠是目前唯一用于研究实验性坏血病的动物。

5. 家兔　家兔（rabbit）属哺乳纲，啮齿目。家兔性情温顺，易饲养。家兔常用于药理学、病理生理学和生理学实验。亦可用家兔复制众多的病理过程和疾病模型，如水肿、炎症、水电解质及酸碱平衡紊乱、休克、肝炎、黄疸等模型。家兔也常用于观察药物对心脏、血压、呼吸、中枢神经系统、体温的影响及农药中毒和解毒的实验。

6. 猫　猫（cat）属哺乳纲，食肉目。猫较啮齿类动物更接近于人类；因此，常通过观察猫对各种因素的各种反应推测这些因素对人体的影响。猫对外科手术的耐受性强，血压较稳定，常用于血压实验。猫的循环系统发达、神经系统敏感，故亦常用于对心血管药物及中枢神经系统药物的研究。

7. **犬** 犬（dog）属哺乳纲，食肉目。犬能用于复制多种疾病模型。犬常用于观察药物对冠状动脉血流量的影响、心肌细胞电生理研究、降压药及抗休克药的研究等。犬还可以通过训练，用于慢性实验研究，如条件反射、高血压的治疗、胃肠蠕动和分泌及慢性毒性实验等。

二、实验动物的选择

（一）种属的选择

虽然不同种类动物的生理特征与人类的某些生理特征相似，但不同种属的动物价格不同，对同一疾病刺激的敏感程度也不同，如高血压的实验研究常首选大鼠、家兔、犬等，变态反应或过敏实验常首选豚鼠，各种肿瘤实验常选择小鼠。

（二）动物品系的选择

同类动物的不同品系都有其品系的特殊性质，这些特殊性质使得不同品系的同类动物对同一致病刺激物的反应不同，如 C_3HA 系小鼠为致癌系小鼠，而 C_{57} 系小鼠则为抗癌系小鼠。

（三）实验动物个体的选择

同一品系的实验动物对同一致病刺激物的反应存在着个体差异。造成这种个体差异的原因与其年龄、性别、生理状态及健康情况等有关。

1. **年龄** 不同年龄的同一品系的动物可以对同一致病刺激物的反应不同，因此，应根据实验的具体要求选用合适年龄的动物。在一般情况下，年幼动物较成年动物敏感性强；故急性动物实验常选用成年动物，而慢性动物实验常选用年幼动物。减少同一批实验动物的年龄差异可以提高实验结果的准确性；因此，对一些要求严格的实验，应严格控制动物的年龄。大体上动物年龄可根据体重大小来估计，成年的小鼠20~30g，大鼠180~250g，豚鼠450~700g，家兔2.2~2.5kg，猫为1.5~2.5kg，狗为9~15kg，同一批实验动物所用动物的年龄应基本一致。

2. **性别** 实验证明，不同性别的同一品系的动物对同一致病刺激物的反应也不同，如心脏再灌注综合征实验，选用雄性大鼠就比选用雌性大鼠容易成功。因此，在实验研究中，即使动物的性别对实验无特殊的影响，仍亦在动物分组时保持每组动物雌雄各半。如已证明动物的性别对实验有影响时，在实验中最好选用同一性别的动物。动物雌雄间有不同的特征，通常根据表3-1中所列的特征区分其性别。

表 3-1　动物性别的特征

性别	雄性	雌性
特征	有明显的阴囊 生殖孔有性器官突起 肛门－外生殖器间距较大 体大；躯干前部较发达	有较明显的乳头 无性器官突起 肛门－外生殖器间距较小 体小；躯干后部较发达

3. 生理状态　动物在特殊生理状态（发情、妊娠、哺乳）下其机体对实验的反应有很大的变化。因此，在选择动物时，应考虑其所处的生理状态。

4. 健康情况　动物处于不健康情况下，实验结果不稳定。因此，健康状况不好的动物，不能用于实验。可通过以下外部表征判断哺乳类动物的健康状况。

（1）一般状态　发育良好，眼睛有神，活泼，反应灵活，食欲良好。

（2）皮毛　皮毛清洁、柔软、有光泽，无脱毛、蓬乱现象。皮肤无破伤、感染等情况。

（3）头部　眼结膜无充血，瞳孔清晰。眼鼻部均无分泌物流出。呼吸均匀，无啰音；无鼻翼扇动，不打喷嚏。

（4）腹部　不膨大，肛门区清洁，无稀便或分泌物。

（5）外生殖器　无损伤，无脓痂，无分泌物。

（6）爪趾　无溃疡，无结痂。

三、实验动物的选择原则

机能实验中，不同实验的研究目的和要求不同，不同动物的生物学特点和解剖学特征不同，如果不加选择地使用动物，有可能得出不可靠的实验结果，甚至导致整个实验失败。为了正确地选择实验动物，应在充分了解各种实验动物特点的基础上，还遵循以下基本原则。

（一）相似性原则

相似性原则是指利用动物与人类某些功能、代谢、结构和疾病特征的相似性来选择实验动物。动物所处的进化阶段越高，其功能、结构、反应也越接近人类，如猩猩等灵长类动物最类似于人类。但在实际工作中，灵长类动物来源极少，价格昂贵，饲养特殊，选择不大现实。另一方面，也并非只有灵长类与人具有相似性，有些动物在某些特征方面与人类近似，可以选择作为实验动物。例如犬具有发达的血循环和神经系统，在毒理学方面的反应与人类比较接近，适用于做实验生理学、药理学、病理生理学等方面的实验研究。青蛙和蟾蜍的高级神经系统虽然不发达，但做简单的反射弧实验则很合适，因为其最简单的反射中枢位于脊髓。青蛙和蟾蜍的脊髓已进化到符合实验要求的程度，且其结构简单，易于分析，适合做神经生物电方面的实验研究。

（二）特殊性原则

特殊性原则是指利用不同种系的实验动物所存在的机体特殊构造或某些特殊反应，选择解剖、生理特点符合实验目的和要求的实验动物。实验时恰当地选择具有某些解剖、生理特点的动物，能降低实验操作的难度，保证实验取得成功。家兔颈部的交感神经、迷走神经和减压神经（降压神经）分别存在，独立走行，而其他动物（如猪、犬、猫）的减压神经并不单独走行，而是走行于迷走–交感神经干或迷走神经中，如果要观察减压神经对心脏的作用，就应该选择家兔。大鼠肝再生能力很强，切除60% ~70%肝叶后仍有再生能力，很适合做肝的实验研究；但是大鼠没有胆囊，就不能用来做胆囊功能研究的实验。豚鼠易于致敏，适合于做过敏性实验研究。由于豚鼠自身不能合成维生素C而必须从食物中摄取，故适合于做维生素C缺乏性实验研究。豚鼠血清中补体含量多，效价高，所以常用于免疫学和生物制品的研究。大多数实验动物是按照性周期排卵的，而家兔和猫属于刺激性排卵动物，只有经过交配刺激才能排卵，因此，家兔和猫是研究避孕药的常用动物。

（三）标准化原则

标准化原则是指在动物实验中要选择和使用与研究内容相匹配的标准化实验动物。为了保证实验结果的准确性和可重复性，使用标准化实验动物是极其重要的。只有选用经遗传学、微生物学、环境及营养控制的标准化实验动物，才能排除微生物及潜在疾病对实验结果的影响，排除因遗传污染而造成的个体差异。选用标准化实验动物的类别或级别要与实验条件、实验技术、药品试剂等相匹配。既要避免用高精密度仪器、先进的技术方法、高纯度的药品试剂与低品质、非标准化的动物相匹配，又要防止用低性能的测试方法、非标准化的实验设施与高级别、高反应性能的动物相匹配，造成不必要的资源浪费。标准化动物的培育成本是比较高的，实验中选择何种遗传群动物和微生物控制等级的动物，应根据各种动物的特点，结合实验的水平、内容及目的而定。现代医学科研实验中对实验动物的标准化要求极其严格。教学实验着重于学生的学习过程，使用动物的数量又较大，从动物价格、来源等多方面考虑，一般都没有使用标准化动物。年龄是一个重要的生物量，动物的解剖、生理特征和对实验的反应性随年龄不同而有明显变化。一般来说，幼龄动物较成年动物敏感，老龄动物的代谢、各系统功能降低，反应不灵敏，因此动物实验多选用成年动物。但不同实验对动物年龄要求不尽相同，一些慢性实验因周期较长，可选择幼龄动物。有些特殊实验，如老年病学的研究，则考虑用老龄动物，实验中减少同一批动物的年龄差别，可以增加实验结果的可靠性。实验动物的年龄与体重一般呈正相关，因此，可以根据动物的体重来推算其年龄。成年动物的体重大致为：小鼠 20~30g，大鼠 100~250g，豚鼠 450~700g，家兔 2.2~2.5kg，猫 1.5~2.5kg，犬 9~15kg。

性别不同的动物可能对同一处理因素的反应不同。在实验时，如对动物性别无特殊要求，则宜选用雌雄各半。如已经证明性别对实验结果无影响时，也可雌雄不拘。动物在特殊的生理状态下，如雌性动物的妊娠期、哺乳期，机体对实验的反应性有很大改变，直接影响实验结果。因此，除非特殊需要（如研究生殖系统疾病等），一般不宜选用。动物处于衰弱、饥饿、寒冷、疾病等状态下时，对实验结果的影响很大，也不能选用。健康的哺乳动物的外部特征是发育良好，眼睛有神，爱活动，反应灵活，食欲正常；眼结膜不充血，瞳孔清晰，眼、鼻部均无分泌物流出，呼吸均匀，无鼻翼扇动，不打喷嚏；皮毛清洁、柔软而有光泽，无脱毛和蓬乱现象，皮肤无真菌感染；腹部不膨胀，肛门区清洁，无稀便，无分泌物；外生殖器无损伤，无脓痂，无分泌物；爪趾无溃疡，无结痂。据此可进行一般的动物选择。

（四）经济性原则

经济性原则是指尽量选择容易获得、价格便宜和饲养经济的实验动物。教学实验所需实验动物的数量大，对实验结果的准确性要求相对不是很严格，因此在保证实验质量的前提下，更需要把握好经济性原则。

（赵润英）

第三节　实验动物的捉拿与固定方法

捉拿和固定是动物实验操作技术中最基本、最简单而又很重要的一项基本功。动物一般都是害怕陌生人接触其身体的。在捉拿、固定时，首先应慢慢友好地接近动物，并注意观察其表情，让动物有一个适应过程。捉拿的动作要求准确、迅速、熟练，力求在动物感到不安之前捉拿好动物，并根据实验动物习性的不同，用相应的方法迅速将其固定在便于实验操作和观察记录的体位。

捉拿和固定各种动物的原则：保证实验人员的安全，防止动物意外性损伤，禁止对动物采取粗暴动作。下面介绍几种常用实验动物的捉拿与固定方法。

1. **犬的捉拿和固定**　未经训练用于实验的犬性凶恶，能咬人。方法是用布带（绳）打一空结圈，操作者从犬的侧面或背面将绳圈套在其嘴部迅速兜住狗的下颌，绕到上颌打一个结，再绕回下颌打第二个结，然后将布带（绳）引至头后颈项部打第三个结，并多系一个活结，以备麻醉后解脱。注意捆绑松紧度要适宜（图 3-1）。倘若此举不成，应用狗头钳（图 3-2）夹住颈部，将犬按倒在地，再绑其嘴。如实验需要静脉麻醉时，可先将动物麻醉后再移去狗头钳，解去绑嘴带，把动物放在实验台上，然后先固定头部，再固定四肢。头部固定需用一个特制的狗头固定器（图 3-3），狗头固定器为一个圆铁圈，圈的中央有一个弓形铁，与棒螺丝相连，下面有一根平直铁闩。操作时先将狗舌拉出，把狗嘴插入固定器的铁圈内，再用平直铁闩横贯于犬齿后部的上下颌之间，然后向下旋转棒螺丝，使弓形铁逐渐下压在动物的下颌骨上，把铁柄定在实验台的铁柱上即可。

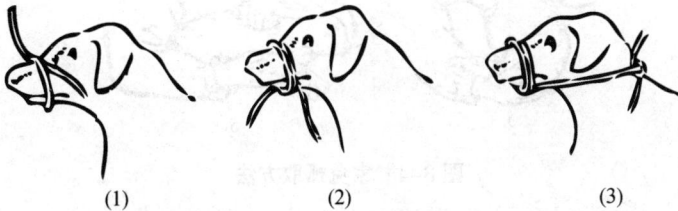

(1)　　　　(2)　　　　(3)

图 3-1　狗嘴捆绑法

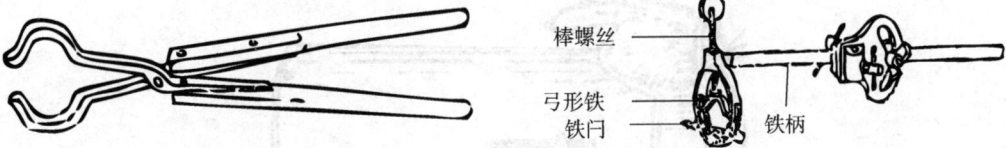

棒螺丝
弓形铁
铁闩
铁柄

图 3-2　狗头钳　　　　　　图 3-3　狗头固定器

2. 家兔的捉拿和固定　家兔比较驯服，不会咬人，但脚爪较尖，应避免家兔在挣扎时抓伤皮肤。常用的抓取方法是先轻轻打开笼门，勿使其受惊，随后手伸入笼内，从头前阻拦它跑动。然后一只手抓住兔的颈部皮毛，将兔提起，用另一只手托其臀，或用手抓住背部皮肤提起来，放在实验台上（图 3-4），即可进行采血、注射等操作。因家兔耳大，故人们常误认为抓其耳可以提起，或有人用手挟住其腰背部提起均为不正确的操作（会被小兔子抓伤）。在实验工作中常用兔耳做采血、静脉注射等用，所以家兔的两耳应尽量保持不受损伤。

固定方法有盒式固定（图 3-5）和台式固定（图 3-6）。盒式固定适用于采血和耳部血管注射，台式固定适用于测量血压、呼吸和手术操作等。

83

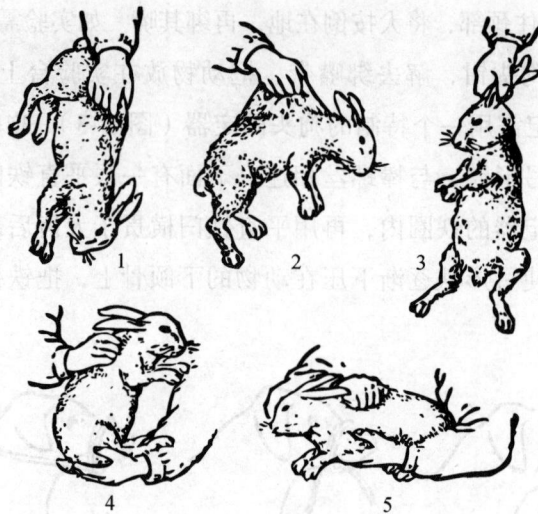

图 3-4 家兔抓取方法

1、2、3 为错误方法；4、5 为正确方法

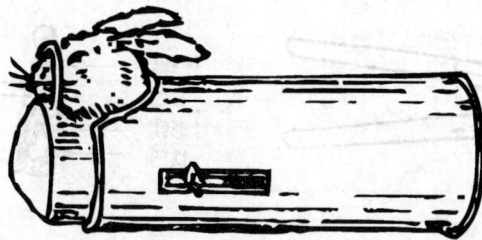

图 -5 盒式固定兔的方法

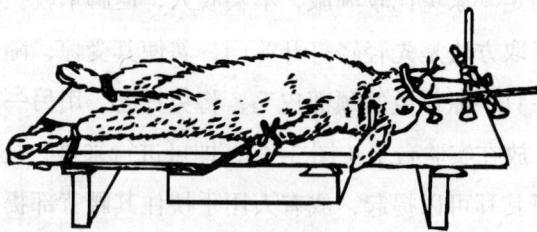

图 3-6 台式固定兔的方法

3. 豚鼠的捉拿和固定 豚鼠胆小易惊，抓取时必须稳、准、迅速。先用手掌扣住鼠背，抓住其肩胛上方，将手张开，用手指环握颈部，另一只手托住其臀部，即可抓起、固定（图 3-7）。

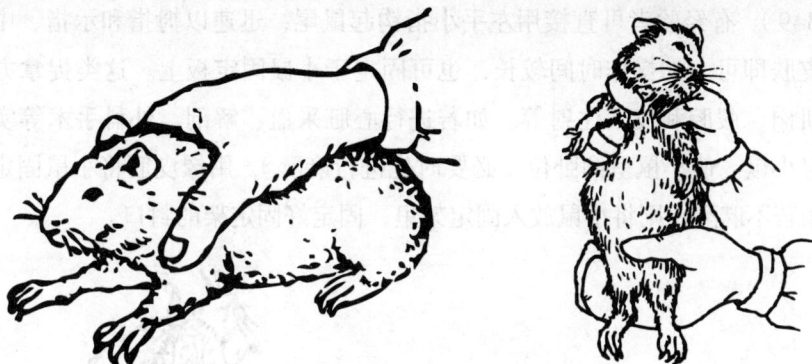

图 3-7 豚鼠抓取方法

4. 大鼠的捉拿和固定 大鼠的捉拿有一些危险性，尽量不用突然猛抓的办法，以防止因大鼠受攻击时咬人抓人。捉拿大鼠特别注意不能捉提尾尖，也不能让大鼠悬在空中时间过长，否则易激怒大鼠和易致尾部皮肤脱落。抓大鼠时最好戴防护手套（帆布或硬皮质均可）。若是灌胃、腹腔注射、肌肉和皮下注射时，可用右手将鼠尾提起，放在较粗糙的台面或鼠笼上，抓住鼠尾向后轻拉，左手拇、示指捏住鼠耳朵头颈部皮肤，余下三指紧捏住背部皮肤，置于掌心中，调整大鼠在手中的姿势后即可操作。也可伸开左手之虎口，敏捷地从背部插向腋下，使示指位于左前肢前，拇指、中指位于左前肢之后，一把抓住（图 3-8），右手进行操作。如操作时间较长，可参照家兔固定方法将其固定在大鼠固定板上。

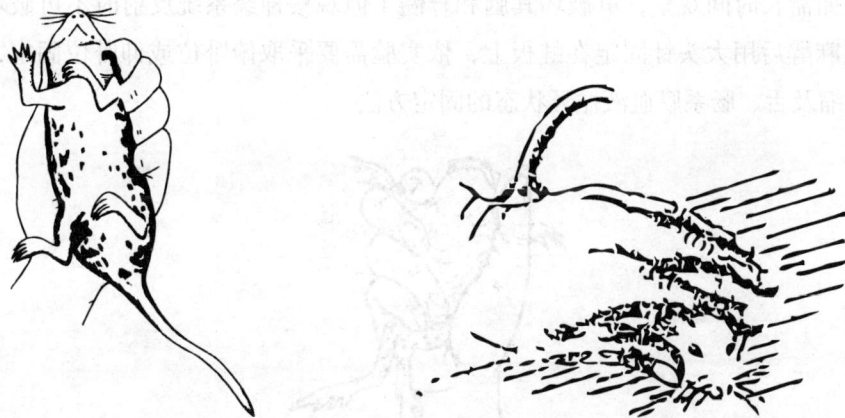

图 3-8 大鼠抓取方法

5. 小鼠的捉拿和固定 小鼠较大鼠温和，一般不会咬人，虽也要提防被其咬伤手指，但无需戴手套捕捉。捉拿小鼠的方法是，从笼盒内将小鼠尾部捉住并提起，放在笼盖（或表面粗糙的物体）上，轻轻向后拉鼠尾，在小鼠向前挣脱时，用左手拇指和示指抓住两耳和颈部皮肤，无名指、小指和手掌心夹住背部皮肤和尾部，并调整好动物在手中的姿势（图3-9）。有经验者可直接用左手小指钩起鼠尾，迅速以拇指和示指、中指捏住其后项背部皮肤即可。如操作时间较长，也可固定于小鼠固定板上。这类捉拿方法多用于灌胃以及肌肉、腹腔和皮下注射等。如若进行心脏采血、解剖、外科手术等实验时，就必须要固定小鼠。使小鼠呈仰卧位（必要时先进行麻醉），用橡皮筋将小鼠固定在小鼠实验板上。如若不麻醉，则将小鼠放入固定架里，固定好固定架的封口。

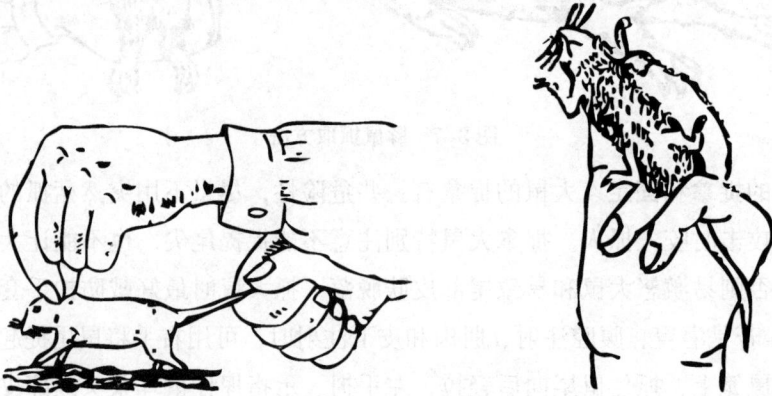

图3-9　小鼠抓取方法

6. 蟾蜍的捉拿和固定　蛙类捉拿方法宜由左手将动物背部贴紧于手掌固定，以小指、无名指压住其左腹侧和后肢，拇指和示指分别压住左、右前肢（图3-10），右手进行操作。在捉拿蟾蜍时勿挤压两侧耳部突起之毒腺，以免毒液射到眼中。

实验如需长时间观察，可破坏其脑和脊髓（但观察神经系统反射时不可破坏其脑和脊髓）或麻醉后用大头针固定在蛙板上，依实验需要采取俯卧位或仰卧位固定，此为观察蛙心收缩及舌、肠系膜血液循环状态的固定方法。

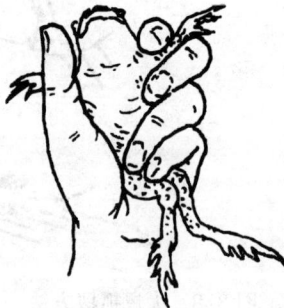

图3-10　青蛙（或蟾蜍）捉拿法

（倪月秋）

第四节　实验动物的编号方法

常用的标记法有染色、耳缘剪孔、烙印、挂牌等方法。

1.染色法　这种标记方法在实验室最常使用，也很方便。经常应用的涂染化学药品有以下几种。

（1）涂染红色　0.5% 中性红或品红溶液。

（2）涂染黄色　3%~5% 苦味酸溶液。

（3）涂染黑色　煤焦油的乙醇溶液。

（4）涂染咖啡色　2% 硝酸银溶液。标记时用毛笔或棉签蘸取上述溶液，在动物体的不同部位涂上斑点，以示不同号码。

编号的原则是：先左后右，从上到下。一般把涂在左前腿上的记为 1 号，左侧腹部记为 2 号，左后腿记为 3 号，头顶部记为 4 号，腰背部记为 5 号，尾基部记为 6 号，右前腿记为 7 号，右侧腰部记为 8 号，右后腿记为 9 号。若动物编号超过 10 或为更大数字时，可使用上述两种不同颜色的溶液，即把一种颜色作为个位数，另一种颜色作为十位数，这种交互使用可编到 99 号。假使把红色记为十位数，黄色记为个位数，那么右后腿黄斑，头顶红斑，则表示是 49 号鼠，余类推。

该方法对于实验周期短的实验动物较合适，时间长了染料易退掉；对于哺乳期的子畜也不适合，因母畜容易咬死子畜或把染料舔掉。

2.耳缘剪孔法　是用打孔机在兔耳一定位置打一小孔来表示一定号码的方法。如用剪子剪缺口，应在剪后用滑石粉捻一下，以免愈合后看不出来。该法可以编至 1~9999 号，此种方法常在饲养大量动物时作为终身号码采用。

3.烙印法　用刺数钳在动物耳上刺上号码，然后用棉签蘸着溶在乙醇中的黑墨在刺号上加以涂抹。烙印前最好对烙印部位预先用乙醇消毒。

4.挂牌法　可把金属制的牌号固定于实验动物（如豚鼠）的耳上。大动物可将号码烙压在圆形或方形金属牌上（最好用铝或不锈钢的，可长期使用不生锈），或将号码按实验分组编号烙在拴动物颈部的皮带上，将此颈圈固定在动物颈部。该法适用于狗等大型动物。

对猴、狗、猫等大动物有时可不做特别标记，只记录它们的外表和毛色即可。对小鼠等也可将上述方法结合，如图 3-11。

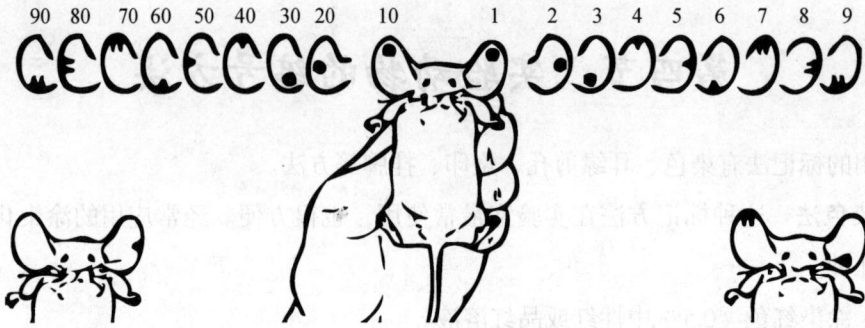

图 3-11 耳朵标记方法编号 1~100

（倪月秋）

第五节 实验动物的麻醉

麻醉的基本任务是消除实验过程中所至的疼痛和不适感觉，以保障实验动物的安全，使动物在实验中服从操作，确保实验顺利进行。

一、常用的麻醉药

动物麻醉所应用的麻醉药按其麻醉范围可分为全身麻醉药和局部麻醉药两大类。

（一）全身麻醉药

全身麻醉药按其物理性质将其分为挥发性和非挥发性两类。

1. 挥发性全身麻醉药 常用的有乙醚、安氟醚、三氟乙烷。由于乙醚麻醉比较安全，麻醉深度易于掌握，麻醉后恢复比较快，故最常用。乙醚为无色易挥发的液体，有特殊的刺激性气味，易燃、易爆，应用时应远离火源。乙醚可用于多种动物的麻醉，麻醉时对动物的呼吸、血压无明显影响，麻醉速度快，维持时间短，适合于时间短的手术和实验，也可用于凶猛动物的诱导麻醉。

2. 非挥发性全身麻醉药

（1）氨基甲酸乙醋 又称乌拉坦，易溶于水，在水溶液中稳定，一般配制成20% ~25%的水溶液，可静脉注射和腹腔注射。一次给药后麻醉持续时间为 4~6 小时或更长，麻醉速度快，麻醉过程平稳，麻醉时对动物呼吸、循环无明显影响。但动物苏醒很慢，适用于急性动物实验。

（2）戊巴比妥钠 易溶于水，水溶液较稳定，但久置后易析出结晶，稍加碱性溶液则可防止析出结晶。根据实验动物不同，可配制 1% ~3%水溶液，由静脉和腹腔注射，一次给药后麻醉维持时间为 3~4 小时，一次补充量不宜超过原药量的 1/5。

（3）硫喷妥钠 为黄色粉末，水溶液不稳定，需临时配制成 2%~4% 的水溶液静脉注射。麻醉时间短为其特点，一次注射后麻醉维持时间仅为 0.5~1 小时，实验中常常需补充给药。

（4）氯醛糖 该药溶解度小，宜配制成 1% 的水溶液静脉或腹腔注射，使用前应加热促其溶解；但该药对热不稳定，故加热不宜过高，以免降低药效。本药麻醉出现时间和麻醉深度因动物种类和个体差异变化较大，故在注入计算剂量后仍未达到理想麻醉状态时，不宜盲目加大剂量，应观察一段时间，以免用量过大使动物死亡。氯醛糖较少抑制反射活动，故较适合于需要保留反射的实验。

几种常用非挥发性麻醉药的参考剂量见表 3-2 所示。

表 3-2　常用非挥发性麻醉药的用法及剂量

药物	动物	给药途径	剂量（mg/kg）	作用时间
戊巴比妥钠	狗、兔	静脉	30	2~4 小时，中途加 1/5 量
（sodium		腹腔	40~50	可维持 1 小时以上，
pentobarbital)	大、小鼠	腹腔	40~50	麻醉力强，易抑制呼吸
硫喷妥钠	狗、兔	静脉	15~20	15~30 分钟，麻醉力强，
（sodium	大鼠	腹腔	40	宜缓慢注射
pentothal)	小鼠	腹腔	15~20	
氯醛糖	兔	静脉	80~100	3~4 小时，诱导期不明显
（chloralose）	大鼠	腹腔	50	
乌拉坦	兔	静脉	750~1000	2~4 小时，毒性小，
（urethane）	大、小鼠	皮下或肌内	800~1000	主要适用小动物的麻醉
	蛙	淋巴囊注射	20%~25%	
			0.5ml/100mg	
	蟾蜍	淋巴囊注射	10%	
			1ml/100mg	

（二）局部麻醉药

常用的局部麻醉药物包括普鲁卡因、利多卡因。

二、实验动物的麻醉原则

1.基本原则 不同麻醉药物的麻醉作用机制、起效时间和药物的毒副作用均有所不同。用药前，应详细了解各种麻醉药物的作用机制和特点，同时根据实验目的及动物的种类、品系、年龄、性别、健康状况选择适当的药物。给动物施行麻醉术时，一定要注意方法的可靠性，根据不同的动物选择合适的方法。

2. 麻醉药的选择　麻醉药的种类较多，作用原理也各不相同，它们除能抑制中枢神经系统外还可引起其他生理功能的变化。理想的麻醉药应具备下列三个条件：①麻醉完全，实验过程中动物无挣扎、鸣叫现象，麻醉时间大致满足实验要求；②对动物的毒性及所观察的指标影响最小；③使用方便。所以，需要根据动物的种类和实验手术的要求加以选择。麻醉的深浅必须适度，过浅或过深都会影响手术或实验的过程和结果。

3. 选择给药途径的原则　不同给药途径的显效时间和安全性是有差异的。如用乌拉坦进行麻醉手术时，腹腔注射的方法麻醉效果出现得较快，但极易出现呼吸、心率不规则的变化；而肌内注射方法尽管效果出现得慢，但安全系数大，不易出现呼吸、心率异常的变化。因此选择给药途径的原则是：可腹腔注射的药物不必通过静脉给药，可肌内注射的药物应避免腹腔注射。其给药途径应按肌内、腹腔、静脉的顺序选择。

三、实验动物的麻醉方法

（一）局部麻醉

常用于表层手术时，一般先用 1% 普鲁卡因溶液。此药毒性小，见效快，用时配成 0.5%~1% 浓度。利多卡因见效快，组织穿透性好，常用 1%~2% 溶液作为大动物神经干阻滞麻醉，也可用 0.25%~0.5% 溶液作为局部浸润麻醉。

在手术切口部位做浸润注射时，循切口方向把全部针头插入皮下，回抽无血，方可注入药物，同时向外慢慢抽拉针头。第二针可从前一针所浸润的末端开始，继续浸润注射，直至整个切口。

不同部位、不同动物用药的种类和药量是不同的。猫的局部麻醉一般应用 0.5%~1.0% 盐酸普鲁卡因注射，黏膜表面麻醉宜用 2% 盐酸可卡因；兔在眼球手术时，可于结膜囊滴入 0.02% 盐酸丁卡因溶液，数秒钟即可出现麻醉；狗的局部麻醉用 0.5%~1% 盐酸普鲁卡因注射，眼鼻、咽喉表面麻醉可用 2% 盐酸丁卡因。

（二）全身麻醉

根据给药途径的不同，全身麻醉的方法可分为注射给药法和吸入给药法两种。

1. 注射麻醉　是最常用的麻醉方法，主要通过静脉、肌内或腹腔注射进行麻醉。常用注射麻醉药的用法及用量见表 3-2 所示。

（1）静脉注射麻醉　静脉注射较适合兔、犬等静脉穿刺较方便的动物。静脉注射麻醉速度快、兴奋期短而不明显，可根据动物反应随时调整注射速度和量，易于准确达到所需麻醉深度，是机能实验中最常用的麻醉方法之一。静脉注射麻醉时，一般应将用药总量的 1/3 快速注入（但也不宜过快），这样可使动物迅速度过兴奋期，而且节省时间，其余 2/3 应缓慢注射，以防麻醉过度。静脉注射过程中，应密切观察动物呼吸频率和节律，如呼吸过度减慢或不规则，应暂停或减慢注射，并且随时检查动物肌张力和对夹捏

（用止血钳或镊子）肢体皮肤的反应，以判断麻醉深度，直至达到理想麻醉状态：动物失去知觉，呼吸深慢平稳，角膜反射消失或迟钝，全身肌肉松弛，对夹捏肢体皮肤的挣扎反应消失或极迟钝。

（2）腹腔注射麻醉　常用于大鼠、小鼠、豚鼠和猫的麻醉，一般将麻醉药一次性注入，操作较为简便，但麻醉作用慢，兴奋期表现较明显，麻醉深度不易掌握。

注射麻醉的注意事项如下。

1）注射时应密切观察动物呼吸，根据呼吸情况改变注射药物的速度。

2）如用药量已达参考剂量而动物仍呼吸急促，对夹捏肢体皮肤的疼痛反应明显，可继续缓慢加注麻醉药，直到麻醉满意。但腹腔注射一次补用药量不能超过总量的1/5。

2. 吸入麻醉　麻醉药以蒸气或气体状态经呼吸道吸入而产生麻醉者，称吸入麻醉，常用乙醚作麻醉药。吸入法对多数动物有良好的麻醉效果，其优点是易于调节麻醉的深度和较快地终止麻醉，缺点是对中、小型动物较适用，对大型动物如狗的吸入麻醉操作复杂，通常不用。用性劣、凶猛的动物做实验时，需先用乙醚做开放性吸入麻醉，当动物进入浅麻醉状态时，再重复麻醉。

（1）大鼠、小鼠、豚鼠　将动物置于适当大小的玻璃罩中，再将浸有乙醚的棉球或纱布放入罩内，并密切注意动物反应，特别是呼吸变化，直到动物自行倒下、角膜反射迟钝、肌紧张度降低，即可取出动物。

（2）家兔、猫　可将浸有乙醚的棉球置于一个大烧杯中，手持烧杯，使动物口鼻伸入烧杯内吸入乙醚，直到动物麻醉。

（3）犬　用特制的铁丝狗嘴套套住狗嘴，用2~3层纱布覆盖狗嘴套，然后将乙醚不断滴于纱布上，使狗吸入乙醚。狗吸入乙醚后，开始往往有一个兴奋期，即挣扎，呼吸快而不规则，甚至出现呼吸暂停，如呼吸暂停应将纱布取下，等动物呼吸恢复后再继续吸入乙醚，然后动物逐渐进入外科麻醉期，呼吸逐渐平稳均匀，角膜反射迟钝或消失，对疼痛反应消失，即可进行手术。

吸入麻醉的注意事项如下。

1）乙醚吸入麻醉中常刺激呼吸道黏膜而产生大量分泌物，易造成呼吸道阻塞，可在麻醉前0.5小时皮下注射阿托品（0.1ml/kg），以减少呼吸道分泌物。

2）乙醚吸入过程中动物挣扎，呼吸变化较大，乙醚吸入量大且速度不易掌握，应密切注意动物反应，以防止吸入过多，麻醉过度致动物死亡。

四、实验动物麻醉效果的观察

动物的麻醉效果直接影响实验的进行和实验结果。如果麻醉过浅，动物会因疼痛而挣扎，甚至出现兴奋状态，呼吸心跳不规则，影响观察。麻醉过深，可使机体的反应性降低，甚至消失，更为严重的是抑制延髓的心血管活动中枢和呼吸中枢，使呼吸、心跳停止，导致动物死亡。因此，在麻醉过程中，必须善于判断麻醉程度，观察麻醉效果。判断麻醉程度的指标有以下几项。

1. 呼吸　呼吸加快而不规则，说明麻醉过浅，可再追加一些麻醉药；若呼吸由不规则转变为规则且平稳，说明已达到麻醉深度。若动物呼吸变慢，且以腹式呼吸为主，说明麻醉过深，动物有生命危险。

2. 反射活动　主要观察角膜反射和睫毛反射，若动物的角膜反射灵敏，说明麻醉过浅；若角膜反射迟钝，麻醉程度适宜；角膜反射消失伴瞳孔放大，则麻醉过深。

3. 肌张力　动物肌张力亢进，一般说明麻醉过浅；若全松弛，则麻醉适宜。

4. 皮肤夹捏反应　麻醉过程中可随时用止血钳或有齿镊夹捏动物皮肤，若反应灵敏，则麻醉过浅；若反应消失，则麻醉程度适宜。

总之，观察麻醉效果要仔细，上述四项指标要综合考虑，在静脉注射麻醉时还要边注入药物边观察。只有这样，才能获得理想的麻醉效果。

五、麻醉的注意事项

（1）配制的药液浓度要适中，不可过高，以免麻醉过急；但也不能过低，以减少注入溶液的体积。

（2）麻醉药在使用前应检查有无混浊或沉淀，药物配置的时间过久也不宜使用。

（3）静脉麻醉时，速度应缓慢并密切观察麻醉深度。麻醉过浅时，动物出现挣扎、呼吸急促及尖叫等反应时，可补充麻醉药，但一次补充注射剂量不宜超过总量的1/5。最佳麻醉深度的指标是：皮肤夹捏反应消失，头颈及四肢肌肉松弛，呼吸深慢而平稳，瞳孔缩小，角膜反射减弱或消失。麻醉过量时，动物可出现呼吸不规则、呼吸停止、血压下降等反应，此时应根据不同情况分别处理，如人工呼吸，注射苏醒剂、升压药等。

（4）做慢性实验时，如在寒冷冬季，麻醉剂在注射前应加热至动物体温水平。动物麻醉后可使体温下降，要注意保温。

（5）犬、猫或灵长类动物，手术前应禁食8~12小时，避免麻醉或手术过程中发生呕吐。家兔和类似动物无呕吐反应，术前无须禁食。

（6）注意保持呼吸道的畅通，必要时可做气管插管术保持呼吸道的畅通。

（倪月秋）

第六节　实验动物的给药方法

机能实验中，常需药物进入动物体内以观察其对机体机能、代谢和形态的影响。动物的给药途径和方法多种多样，现介绍在机能实验中常用的一些给药方法。

较常见的给药方法有：注射法给药、摄入法给药、涂布法给药和吸入法给药，其中前两种方法较为常用。

一、注射给药法

（一）皮下注射

对大多数实验动物来说，常用的注射部位有颈、背、腋下、侧腹或后腿肢体、臀部等。不同的实验动物注射部位有所不同，一般狗、猫多在大腿外侧；豚鼠在后大腿内侧；大鼠可在左侧下腹部；小鼠通常在背部皮下注射。注射时以左手拇指和示指轻轻提起皮肤，将连有 5 号半针头的注射器刺入皮下。若针头易于左右摆动，表明已刺入皮下。再轻轻抽吸，若无血液流入注射器则表明未刺伤血管，即可缓慢注入药液。注意在拔针时，应用手指轻压注射部位，避免药液外漏。

（二）皮内注射

皮内注射是将药液注入皮肤的表皮与真皮之间，此法可用于观察皮肤血管的通透性变化或观察皮内反应。将动物注射部位的毛剪去，乙醇消毒。用左手拇指和示指按住皮肤并使之绷紧，将注射器的 4 号细针头与皮肤呈30°角沿皮肤表浅层插入，随之慢慢注入一定量的药液。当溶液注入皮内时，注药时有较大阻力，可见到皮肤表面马上会鼓起白色小丘，同时因注射部位局部缺血，皮肤上的毛孔极为明显。此小泡若没有很快消失，则证明药液确实注射在皮内；若很快消失，就可能注在皮下，应重换部位注射。

（三）肌内注射

肌内注射应选肌肉发达、血管丰富的部位，如猴、狗、猫、兔可注入两侧臀部或股部肌肉，大鼠、小鼠、豚鼠因其肌肉较小，不常做肌内注射，如需肌内注射，可注射入大腿外侧肌肉。注射时保持针头与皮肤呈60°角快速刺入肌肉，回抽如无回血，即可进行注射。注射完毕后用手轻轻按摩注射部位，帮助药液吸收。

（四）腹腔注射

注射部位为腹部的左、右下侧 1/4 的部位，用大、小鼠做实验时，以左手抓住动物，使腹部向上，右手将注射针头于左（或右）下腹部刺入皮肤，并以45°角穿过腹肌，针头刺入皮肤进针 3~5mm，当感到针头抵抗消失表明已进入腹腔。回抽无血即可注入药液（图3-12）。为避免伤及内脏，可使动物处于头低位，使内脏移向上腹。若实验动物为家兔或猫，进针部位为下腹部的腹白线旁约 1cm 处。

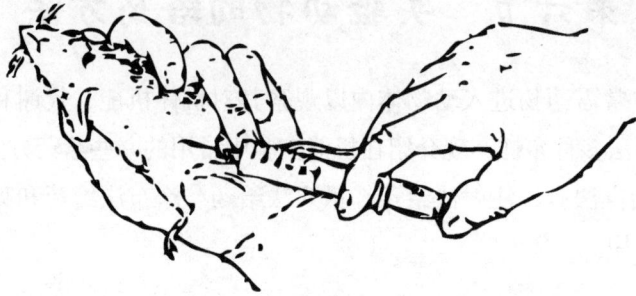

图 3-12 小鼠腹腔注射方法

（五）静脉注射

应根据不同动物的种类选择注射血管的部位。一般选择容易插入注射针的血管。因为是通过血管内给药，所以只限于液体药物，如果是混悬液，可能会因悬浮粒子较大而引起血管栓塞。

1. 家兔 一般采用外侧耳缘静脉注射。兔耳血管分布（图 3-13）丰富，注射时应先减去注射部位的被毛，用手指轻弹兔耳，使静脉充盈，左手示指与中指夹住静脉的近心端，阻止静脉回流，用拇指和无名指固定耳缘静脉远心端，待静脉显著充盈后，右手持注射器尽量从静脉末端刺入血管，并沿血管平行方向深入 1cm，放松对耳根处血管的压迫。推动针栓，感觉有阻力或发现静脉处皮肤发白隆起，表示针在皮下，这时应将针头稍稍退回，再往前端刺入。如无阻力和发白隆起现象，表明针在血管中，用左手拇指和示指捏住针眼处皮肤和针，也可用大号动脉夹夹住针和皮肤加以固定，以防针滑脱，随后即可注药（图 3-14）。注射完毕后，用棉球压住针眼，拔去针头，继续压迫数分钟，以防出血。

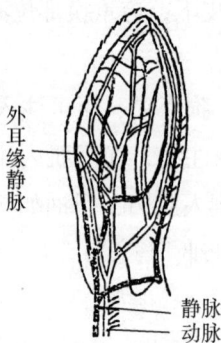

图 3-13 兔耳部血管分布

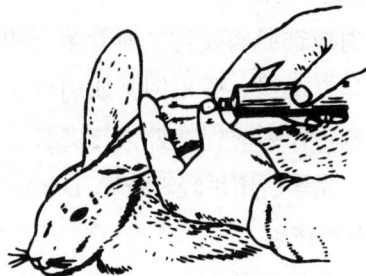

图 3-14 兔耳静脉注射方法

2. 小鼠和大鼠 一般采用尾静脉注射（图 3-15）。鼠尾静脉有三根，两侧及背侧各一根（图 3-16），左右两侧尾静脉较易固定，应优先选择。注射前先将动物装入鼠筒或玻璃罩内固定好，使其尾巴露出，尾部用 45~50℃温水浸泡 1~2 分钟或用 75％乙醇棉球反复擦之，使血管扩张并使表皮角质软化，以拇指和示指捏住尾根部的左右侧，使血管更加扩张，使尾静脉充盈明显，以无名指和小指夹住尾端部，以中指从下面托起尾巴，以使尾巴固定。用 4 号针头从尾下 1/3 处进针，如针确已在血管内，则药液进入无阻力，否则隆起发白出现皮丘，须拔出针重新注射。针头刺入后，应使其与血管方向平行；当注射药液顺利无阻时，应把针头和鼠尾固定好，不要晃动，以免出血造成血肿或溶液溢出；注射完毕后，取一棉球裹住注射部位并轻轻揉压，使血液和药液不致流出。需反复静脉注射时，尽可能从尾尖端开始，逐渐向尾根部移动注射。

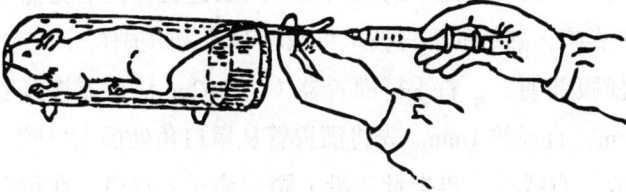

图 3-15　小鼠尾静脉注射方法

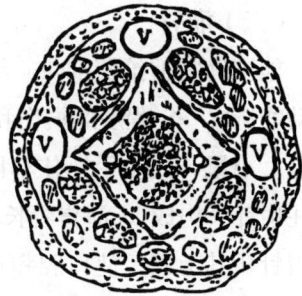

图 3-16　鼠尾的横断面

3. **狗**　静脉注射多选择前肢内侧头静脉（图 3-17）或后肢小隐静脉（图 3-18）。注意应先剪去注射部位的被毛，用碘酒和乙醇消毒皮肤，用手压迫静脉近心端，使血管充盈，针自远心端刺入血管，固定针头，待有回血后，放松静脉近心端，徐徐注入药液。

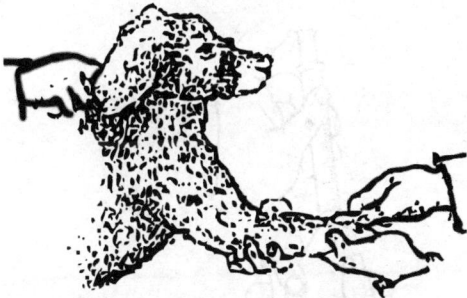

图 3-17　狗前肢头静脉注射方法

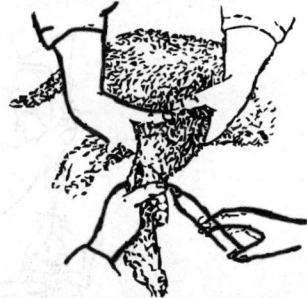

图 3-18　狗后肢小隐静脉注射方法

4. **蛙**　将蛙仰卧位固定，沿腹中线稍左剪开腹肌翻转，可见腹静脉紧贴腹壁肌肉上行，将注射针头沿血管平行方向刺入，即可注入药液。

（六）淋巴囊注射

蛙类皮下有数个淋巴囊，是蛙的常用给药途径。注射时应从口腔底部将针头刺入肌层，再进入胸皮下淋巴囊注药，抽针后药液才不易流出。

二、摄入法给药

有口服、灌胃和经直肠给药三种方法。

（一）口服

将药物放入饲料或溶于动物饮水中，由动物自行摄取。此法的优点是操作简单，不会因操作失误损伤动物。缺点是由于不同个体状态和饮食嗜好的差异，饮水和摄取食量的不同，摄入药量难以控制，不能保证用药剂量的准确性。同时由于放入饲料或溶于动物饮水中的药物容易分解，难以做到平均添加。因此，该方法一般适用于动物疾病的防治、药物毒性试验、复制某些与食物有关的人类疾病动物模型。

（二）灌胃

能准确掌握给药剂量、给药时间，发现和记录药效出现时间及过程。但灌胃操作会对动物造成一定程度的损伤和心理影响，熟练的灌胃技术可减轻对动物的损伤。

1. **小鼠** 用左手抓住小鼠，使腹部朝上，右手持灌胃器（由 1~2ml 注射器连接磨钝的注射针头构成），灌胃管长 4~5cm，直径约 1mm。先将灌胃管从鼠口角处插入口腔，用灌胃针压其上腭，使口腔和食道成一直线后，再把针头沿上腭徐徐送入食道，在稍有抵抗感处（此位置相当于食道通过膈肌的部位），即可注入药液（图 3-19）。如注射顺利，动物安静，呼吸无异常；如动物强烈挣扎不安，可能针头未进入胃内，必须拔出重插，以免误注入气管造成窒息死亡。

2. **大鼠** 大鼠灌胃方法与小鼠相似，但采用安装在 5~10ml 注射器上的金属灌胃管（长 6~8cm，直径 1.2mm，尖端为球状的金属灌胃管），有时灌胃需两人配合（图 3-20）。

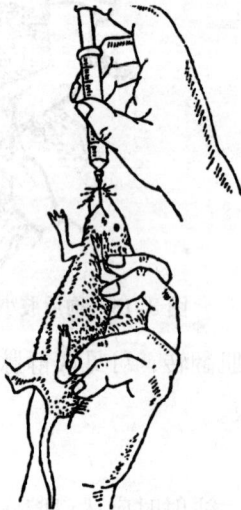

图 3-19　小鼠灌胃方法　　　　　图 3-20　大鼠灌胃方法

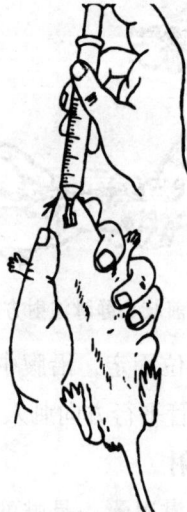

3. **豚鼠** 助手以左手从豚鼠的背部把后腿伸开，握住腰部和后肢，用右手拇指和示

指捏住两前肢，实验者右手持灌胃器沿豚鼠上颚壁滑行插入食管，轻轻向前推进约5cm插入胃内。插管时也可用木制或竹制的开口器，将9号导尿管或直径1mm的尼龙管通过开口器中央的小孔插入胃内给药。将插管外口端放入水杯中，但伸入水中不能过深，如无气泡逸出，表明导管在胃内，即可注入药物，最后注入2ml生理盐水，以保证给药剂量的准确。

4. 家兔　家兔灌胃是用导尿管配以一个木制张口器。灌胃时需两人配合，一人将兔夹于两腿之间，左手紧握双耳，固定头部，右手抓住前肢。另一人将兔用开口器横放于兔口中，并将兔舌压在张口器之下，再使导尿管通过张口器中间的小孔慢慢沿上腭插入16~20cm。插后可在导管口用一根动物毛试一下有无随动物呼吸毛有摆动现象，如无即表示已进入胃内。或将插管外口端放入水杯中，但伸入水中不能过深，如无气泡逸出，表明导管在胃内，即可将药液注入，最后注入少量清水，将胃管内药液冲入胃内。灌胃完毕后，先拔出导尿管，再取下张口器（图3-21）。

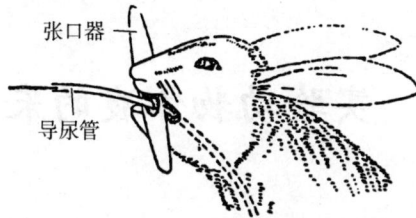

图3-21　兔灌胃方法

5. 狗　用狗头钳将狗固定，用12号导尿管自张口器中央的小孔插入，其余过程与兔灌胃法相同。

（三）直肠给药

根据动物大小选择不同规格的导尿管，在导尿管头部涂上凡士林，使动物取蹲位，助手以左臂及左腋轻轻按住动物的头部及前肢，用左手拉住动物尾露出肛门，右手轻握后肢。实验者将导尿管缓慢送入肛门，插管深度以7~9cm为宜。药物灌入后，用生理盐水将导尿管内的药物全部冲入直肠内，将导尿管在直肠内保留一会再拔出。

（张　量）

第七节　实验动物的备皮方法

做动物实验时，实验动物的被毛会影响实验操作和观察结果，因此做实验前应去除手术部位或实验部位的被毛。常用除毛方法有剪毛、拔毛、剃毛、刮毛和脱毛等。

1. 剪毛　将动物固定好后，剪毛部位事先用纱布蘸生理盐水予以湿润。用剪刀紧贴动物皮肤依次将所需部位的被毛剪去。可先粗略剪，然后再细剪。不宜提起被毛，以免剪破皮肤。剪下的毛应放入固定的容器内，以避免毛到处乱飞。

2. **拔毛**　一般做大小鼠或家兔静脉和后肢皮下静脉注射、取血时常用。此法简单实用。将动物固定后，用拇指、示指将所需部位拔去。拔毛法除使手术区域清晰外，还能刺激拔毛区域血管扩张。

3. **剃毛**　在做大动物慢性实验时常采用。先用刷子蘸温肥皂水将需剃毛部位的被毛充分浸润，用剪刀先剪一道，然后用剃毛刀剃去相应区域的毛。

4. **刮毛**　用水湿润手术区域的被毛，然后用锋利刀片轻轻刮除手术区域的被毛。

5. **脱毛**　采用化学脱毛剂将动物被毛脱去。此种方法常用做大动物无菌手术、观察动物局部血液循环或其他各种病理变化。常用脱毛剂配方有下列两种。

（1）硫化钠 3 份、肥皂粉 1 份、淀粉 7 份，加水混合，调成糊状软膏。

（2）硫化钠 8g 溶于 100ml 水内，配成 8% 硫化钠水溶液。

（张　量）

第八节　实验动物体液的采集方法

一、血液的采集

（一）家兔

1. **耳缘静脉取血**　本法为最常用的取血法之一，适用于反复采集少量血液。

兔耳缘静脉注射法：待耳缘静脉充血后，用 5 号半针头逆血流方向刺入耳缘静脉取血，取血完毕用棉球压迫止血。

切割采血法：当兔耳部血管被充分扩张后，用粗针头在耳缘静脉末梢端刺破血管，待血液漏出取血。

2. **心脏取血**　将家兔仰卧位固定，将心脏部位被毛剪去，在第三肋间隙胸骨左缘 3mm 处插入注射器，垂直刺入心脏，血液随即进入针管，使用针头需长。注意动作迅速，防止凝血。针尖不可左右摆动以防止伤及心、肺。一次可取血 20~25ml，一周后可重复取血。

3. **股静脉、颈外静脉取血**　先做股静脉及颈静脉暴露分离手术。做股静脉取血时，从股静脉下端向心方向刺入血管；做颈外静脉取血时，左手拇指按压颈静脉近心端，使颈静脉充盈。右手持注射器进行采血。从颈静脉近心端（距颈静脉分支 2~3cm 处），向头端平行刺入血管至分叉处，徐徐抽动针管即可。取血完毕注意用纱布压迫止血，一次可取血 10ml 以上。

（二）小鼠和大鼠

1. 剪尾取血　供小量的反复采血之用。动物麻醉后，将尾尖剪去 1~2mm（小鼠）或 5mm（大鼠），从尾根向尾尖部按摩，血即从断端流出。若事先将鼠尾浸在 45~50℃热水中使血管扩张，可得到更多的血。取血后用棉球压迫止血或用 4% 液体火棉胶涂于伤口处保护伤口。

2. 眼球后静脉丛取血　用此法可采集中等量的血液，且可以避免动物死亡。用 10cm 长的玻璃管，一端烧制拉成内径为 0.5~1mm 的毛细管，长约 1cm，并浸入 1% 肝素溶液，干燥后备用。取血时左手拇指示指抓住鼠两耳之间的皮肤使头固定，并轻轻压迫颈部两侧，以阻碍头部静脉回流，使眼球充分外突，右手持玻璃管，将管尖以 45° 刺入内眦部，向眼底旋转刺入小鼠 2~3mm，大鼠 4~5mm，即切开球后静脉丛，血液自行流入管内（图 3-22）。当得到所需的血量后，应解除颈部压力，并将采血器拔出，以防穿刺孔出血。小鼠一次可采血 0.2ml，大鼠一次可采血 0.5ml，需要时可连续采血多次。

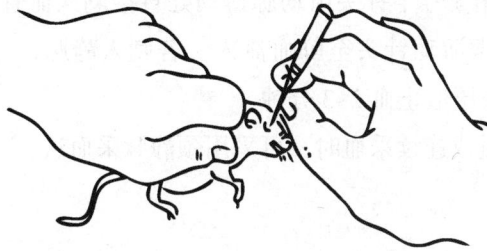

图 3-22　小鼠眼球后静脉丛取血法

3. 鼠尾刺血法　将鼠装进固定器，漏出尾巴，将鼠尾浸在 50℃左右温水中浸泡几分钟或用乙醇棉球涂擦鼠尾，使尾部血管充盈，做好尾部消毒，用 1ml 针筒接好 4 号针头，穿刺尾静脉，抽取血液。如需反复取血，应先靠近鼠尾末端穿刺，再逐渐向近心端穿刺。

4. 断头取血　当需要较大量的血，而又无需保留动物生命时可使用此法。以左手拇指和示指捉鼠，尽量以指背部紧握大（小）鼠的颈部皮肤，并使动物头朝下倾。右手用剪刀猛剪掉鼠头，让血自由滴入容器。小鼠可采血 0.8~1.2ml，大鼠 5~10ml。

5. 心脏采血　切开动物胸腔，直接从见到的心脏内采血。若需活体采血，方法与家兔、豚鼠相同。鼠类的心脏较小，心率较快，此法应用较困难，因此很少使用。

6. 大动、静脉采血　小鼠和大鼠还可以从颈动、静脉，股动、静脉以及腋下动、静脉采血，方法均为将动物麻醉、固定，暴露所需血管，用注射器平行刺入后吸取所需血液。小鼠的一次采血量可达 0.5ml，大鼠可达 2.0ml，操作时应防止喷血。

（三）豚鼠

1. 耳缘切割采血　方法与兔相同。

2. 背中足静脉采血　助手固定豚鼠，将其左或右后肢膝关节伸直，提到实验者面前。

实验者将动物脚背面用乙醇消毒，找出背中足静脉后并用左手拇指和示指固定豚鼠的趾端，右手持注射针刺入静脉，抽出注射针后即有血液渗出，呈半球状隆起。采血后即用棉球压迫止血。反复采血时，两后肢交替使用。

3. 心脏采血 方法与家兔相似。因豚鼠身体较小，可以不必固定。取血前应探明心脏搏动最强部位，选取细长针头做穿刺，采血量一周不宜超过 10ml。

（四）犬

1. 前肢内侧皮下头静脉和后肢外侧小隐静脉采血 此法最常用，方法与静脉注射相似，一般一次可采血 10~20ml。后肢外侧小隐静脉位于后肢胫部的外侧下 1/3，由前侧方向后行走。先将狗固定，将抽血部位的毛剪去，消毒后采血者握紧剪毛区上部使下肢静脉充盈，用连有 6 号或 7 号针头的注射器刺入静脉，即可采血。采集前肢内侧皮下的头静脉血时，操作方法基本与上述相同。

2. 股动脉采血 一般不需麻醉，将狗卧位固定，伸展后肢，暴露腹沟三角动脉搏动的部位，剪毛。消毒后用 5 号半针头由动脉搏动处直接刺入血管，可见鲜红血液流入注射器，若未见鲜血需微微活动针头至鲜血流入。若刺入静脉，必须重抽。待抽血完毕，迅速拔出针头，用干棉球压迫止血 2~3 分钟。

3. 颈静脉采血 大量或连续采血时，可采用颈静脉采血法。

二、尿液的采集

1. 代谢笼采集尿液法 代谢笼是一种特别设计的为采集实验动物各种排泄物的密封式饲养笼，有的代谢笼除可收集尿液外，还可收集粪便和动物呼出的 CO_2。采用简单的代谢笼即可通过特殊装置收集尿液。

2. 膀胱导尿法 用导尿法导尿可采集到没有污染的尿液。如果严格执行无菌操作，可收集到无菌尿液。一般不需要麻醉。导尿时将实验动物仰卧固定，用液体石蜡润滑导尿管（一般内径 0.1~0.15cm，外径 0.15~0.2cm，长 30cm），导管顶端要圆滑，对雄性对动物操作较易，由尿道口徐徐插入，进入膀胱后既有尿液流出。雌性动物尿道口在阴道前庭，暴露较困难，导尿时于需将外阴扩开，然后由尿道口徐徐插入，易用金属导尿管。

3. 输尿管插管采集尿液法 适用于要求准确计量单位时间内实验动物排尿量的实验。打开腹膜，暴露膀胱，将膀胱牵拉至腹腔外，寻其两侧的输尿管。在两侧输尿管近膀胱处用线分别结扎，于结扎处上方剪一小口，向肾脏方向分别插入充满生理盐水的插管，并用线结扎固定，即可见尿液滴出。采尿过程中要用温生理盐水纱布遮盖术野。

4. 压迫膀胱法 此法适用于兔、犬等较大动物。实验人员用手在实验动物下腹部加压，手法既轻柔又有力。当压力使实验动物膀胱括约肌松弛时，尿液会自动流出，即可收集。

5. 穿刺膀胱采集尿液法 动物麻醉后固定于手术台上，剪去下腹部耻骨联合之上、腹正中线两侧的被毛，消毒后进行穿刺，入皮后针头应稍改变一下角度，以避免穿刺后漏尿。然后向膀胱方向边缓慢进针边回抽，直到抽到尿液为止。

6. **提鼠采集尿液法**　适用于小鼠，因鼠类被人抓住尾巴提起即出现排尿反射，故需采取少量尿液时，可抓住尾巴提起小鼠，将排出的尿液接到容器内。

三、消化液的采集

（一）唾液

1. **直接抽取法**　在急性实验中，可用吸管插入实验动物口腔或唾液腺导管直接抽吸唾液。此法非常简单，但唾液会有杂质混入。

2. **制造腮腺瘘法**　在慢性实验中，如收集狗的唾液，可将腮腺导管开口移至颊外，将导管开口的黏膜与周围的皮肤缝合，腮腺分泌的唾液就流出颊外。此法可以收集到较纯净的唾液。

（二）胃液

1. **胃管法**　动物麻醉后，将插胃管经口插入食管再进入胃内，可收集到胃液。此法适用于狗等大型动物。

2. **胃瘘法**　在慢性实验中，收集胃液多用此法，如全胃瘘法、巴氏小胃瘘法、海氏小胃瘘法等。制备小胃是将动物的胃分离出一小部分形成小胃，然后造瘘，主胃进行正常消化，从小胃可收集到纯净的胃液。应用该法，可以待动物恢复健康后，反复采集胃液。

3. **食管瘘**　在食管及胃部分别造瘘，动物进食时食物从食管瘘流出，却可从胃瘘收集大量纯净胃液。

（三）胰液和胆汁

主要是通过对胰总管和胆总管的插管而获得胰液或胆汁，也可通过制备胰瘘和胆囊瘘来获得。

四、阴道液与精液的采集

（一）阴道液的采集

1. **棉拭子法**　将消毒细棉签用生理盐水浸湿后旋转插入动物阴道内，轻轻转动几下后取出，涂片后即可进行镜下观察。

2. **冲洗法**　用消毒的光滑滴管吸取少量的生理盐水插入动物阴道内，挤出生理盐水后又吸入，反复几次，吸取冲洗液滴于玻片上晾干染色镜检。

（二）精液的采集

1. **人工阴道采集法**　适用体型较大的动物，如狗、猪、羊等，可用人工阴道套在雄性动物阴茎上，采集精液。也可将其置入雌性动物的阴道内，采集精液。

2. 阴道栓采精法 本法是将阴道栓涂片染色，镜检凝固的精液。阴道栓一般在交配后 2~4 小时即可在雌鼠阴道口形成，是精液和阴道分泌物凝固形成的白色稍透明、圆锥形的栓状物。

（李玉芳）

第九节　实验动物的处死方法

急性动物实验结束后常处死动物。另外，因采取脏器、组织等特殊需要也常需处死动物，处死的方法随动物种类而异。主要依据动物的种类、动物的大小、取材的手段以及观察的组织结构特点，选用动物的处死方法。

一、大鼠和小鼠的处死方法

1. 脊柱脱臼法 左手拇指与示指用力向下按住鼠头，右手水平向后拉小鼠的尾巴，当手指感应到"线断"的感觉即是脊髓与脑髓被拉断，鼠立即死亡。

2. 断头法 在鼠颈部用剪刀将鼠头剪掉，鼠因断头和大出血而死亡。

3. 打击法 右手抓住鼠尾并提起，用力摔击鼠头，也可用小木锤用力打击鼠头使鼠致死。

二、狗、猫、兔的处死方法

1. 空气栓塞法 通过向动物静脉内注入一定量空气，使之发生空气栓塞而致死。兔、猫需 20~50ml，狗需 80~150ml。

2. 急性放血法 自动脉（颈动脉或股动脉）快速放血，使动物迅速死亡。犬等大动物应在轻度麻醉状态下，在股三角做横切口，将股动脉、股静脉全部暴露并切断，即有血液喷出。操作时用自来水不断冲洗切口及血液并用纱布不断擦拭切口，可保持切口处通畅，使实验动物急性大出血死亡。

3. 破坏延脑法 实验中若已暴露脑髓，可用器具破坏延脑使动物死亡。也可用木锤等硬物猛烈打击实验动物头部，使大脑中枢遭到破坏，导致实验动物死亡。

4. 开放气胸法 将动物开胸，造成开放性气胸，导致肺萎缩使动物窒息死亡。

5. 化学药物致死法 常用静脉内快速注入一定量的氯化钾溶液，使心肌失去收缩能力，心脏出现迟缓性停跳而死亡。成年兔每只耳缘静脉注入 10% 氯化钾溶液 5~10ml；成年狗每条静脉注入 20~30ml 即可致死亡。另每条成年狗静脉注入 10% 福尔马林溶液 20ml 即可因血内蛋白凝固，导致全身血液循环严重障碍和缺氧而死。

6. 过量麻醉致死法 快速过量注射非挥发性麻醉药（深麻醉时的 30 倍用量），或让动物吸入大量的乙醚，使其中枢神经过度抑制而死亡。多用于豚鼠和家兔。

（李玉芳）

第十节　实验动物生理指标正常值

实验动物的各种指标见表3-3、表3-4所示。

表3-3　机能实验学实验动物的一般生理指标

动物	体温 （℃）	呼吸 （次/分）	心率 （次/分）	血压 （mmHg）	性成熟年龄 （月）	寿命 （年）
小鼠	37.0~39.0	136~216	400~600	115	1.2~1.7	1.5~2.0
大鼠	38.5~39.5	100~150	250~400	110	28	2.0~2.5
豚鼠	37.8~39.5	100~150	180~250	80	4~6	5~7
家兔	38.5~39.5	55~90	150~220	105/75	5~6	5~7
猫	38.0~39.5	25~50	120~180	130/75	10~12	6~10
犬	38.5~39.5	20~30	100~180	125/70	10~12	10~15

表3-4　机能实验学实验动物的血液学指标

动物	RBC （×10^{12}/L）	Hb （g/L）	WBC （×10^9/L）	Plt （×10^{11}/L）	白细胞分类（%）				
					嗜碱性	嗜酸性	中性	淋巴	单核
小鼠	7.7~12.5	120~160	4~12	5~10	0~1	0~0.5	12~44	54~85	15~80
大鼠	7.2~9.6	140~170	5~25	5~10	0~1.5	0~0.6	36~52	65~84	0~5
豚鼠	4.5~7.0	110~150	7~19	6.8~8.7	0~2	2~12	22~50	37~94	3~13
家兔	4.5~7.0	104~156	6~13	3.8~5.2	2~7	0.5~3.5	36~52	30~52	4~12
猫	6.5~9.5	80~138	9~24	1.0~5.0	0~0.5	2~11	44~82	15~44	0.5~7
犬	6.0~9.5	120~178	8~18	1.0~6.0	0~2	2~14	62~80	2~10	3~9

（王俊平）

第十一节　实验动物药物剂量的换算

在需要给动物用药时经常会遇到几个问题：①给多大剂量；②配成多大浓度；③给多少毫升。下面介绍相关的内容。

一、给药剂量的确定

药物对于某种动物的适当剂量应来自实践经验，不能仅凭推算。为了某一目的给某种动物用药时，首先应该查阅该药的有关文献，了解前人的经验。如能查到为了同一目的，给相同种类动物用药的记录，那就可以直接照试。如查不到治疗剂量，但能找到致死量（LD_{50}）也可参考 LD_{50} 来设计剂量并进行实验。

如果查不到待试动物的合适剂量，但知道其他动物的剂量或人用剂量，则需要加以换算。关于不同种类动物间用药剂量的换算，一般认为不宜简单地按体重比例增减，而需按单位体重所占体表面积的比值来进行换算。下面将分述按体重换算和按体表面积换算的方法。

1. 按千克体重换算剂量 已知 A 种动物每千克体重用药剂量，欲估算 B 种动物每千克体重用药的剂量，可先查表 3-5，找出折算系数（W），再按下式计算：

$$B 种动物的剂量（mg/kg）= W \times A 种动物的剂量（mg/kg）$$

表 3-5　动物与人体重的每千克体重等效剂量折算系数

B 种动物或人	A 种动物或人						
	小鼠	大鼠	豚鼠	家兔	猫	犬	成人
	（0.02kg）	（0.2kg）	（0.4kg）	（1.5kg）	（2kg）	（12kg）	（60kg）
小鼠（0.02kg）	1.0	1.4	1.6	2.7	3.2	4.8	9.01
大鼠（0.2kg）	0.7	1.0	1.14	1.88	2.3	3.6	6.25
豚鼠（0.4kg）	0.61	0.87	1.0	0.65	2.05	3.0	5.55
家兔（1.5kg）	0.37	0.52	0.6	1.0	1.23	1.76	3.30
猫（2.0kg）	0.30	0.42	0.48	0.81	1.0	1.44	2.07
犬（12kg）	0.21	0.28	0.34	0.56	0.68	1.0	1.88
成人（60kg）	0.11	0.16	0.18	0.304	0.371	0.531	1.0

例 3-1 已知某药对小属的最大耐受量为 20mg/kg（20g 小鼠用 0.4 mg），需折算为家兔用量。查 A 种动物为小鼠，B 种动物为家兔，交叉点为折算系数 $W = 0.37$，故家兔用药剂量为 $0.37 \times 20mg/kg = 7.4mg/kg$。

2. 按体表面积折算剂量 不同种属动物体内的血药浓度和作用与动物体表面积呈平行关系，故按体表面积折算剂量较按体重更为精确（表 3-6）。

表3-6 常用动物与人体表面积比值

A种动物或人 / B种动物或人	小鼠 (0.02kg)	大鼠 (0.2kg)	豚鼠 (0.4kg)	家兔 (1.5kg)	猫 (2kg)	犬 (12kg)	成人 (50kg)
小鼠（0.02kg）	1.0	7.0	12.25	27.8	29.7	124.2	332.4
大鼠（0.2kg）	0.14	1.0	1.74	3.9	4.2	17.3	48.0
豚鼠（0.4kg）	0.08	0.57	1.0	2.25	2.4	10.2	27.0
家兔（1.5kg）	0.04	0.25	0.44	1.0	1.08	4.5	12.2
猫（2kg）	0.03	0.23	0.41	0.92	1.0	4.1	11.1
犬（12kg）	0.008	0.06	0.10	0.22	0.24	1.0	2.7
人（50kg）	0.003	0.021	0.036	0.08	0.09	0.37	1.0

例3-2 由动物用量推算人的用量。已知一定浓度的某药注射剂给家兔静脉注射的最大耐受量为4mg/kg，推算人的最大耐受量为多少？

查表3-6，先横后竖，家兔与人体表面积比值为12.2，1.5kg家兔最大耐受量为 $4 \times 1.5=6mg$，那么人的最大耐受量为 $6 \times 12.2=73.2mg$。取其 1/10~1/3 作为初试剂量。

例3-3 由人用量推算动物用量。已知某中药成人每次口服10g有效，拟用犬研究其作用机制，应用多少量？

查表3-6，人与犬的体表面积比值为0.37，那么犬用量为 $10 \times 0.37=3.7g$，取其 1/10~1/3 作为初试用药剂量。

二、药物浓度的确定及给药容量的换算

1. 药物浓度表示法 药物浓度是指一定量液体或固体制剂中所含主药的份量，常用的表示法有以下三种。

（1）百分浓度 是按照每一百份溶液或固体物质中所含药物的份数来表示的浓度，简写为%。由于药物或溶液的量可以用体积和重量来表示，因而有以下不同的%浓度表示方法。

1）重量/体积（W/V）法 即100ml溶液中所含药物的克数，如5%葡萄糖即每100ml含葡萄糖5g。此法最常用，不加特别注明的药物%浓度即指此法。

2）重量/重量（W/W）法 即100g制剂中所含药物的克数，适用于固体药物，如10%氧化锌软膏即100g中含氧化锌10g。

3）体积/体积（V/V）法 即100ml溶液中所含药物的毫升数。适用于液体药物，如

消毒用 75% 乙醇即 100ml 溶液中含无水乙醇 75ml，相当于 *W/W* 法 70% 乙醇。

（2）比例浓度　常用于表示稀溶液的浓度，例如 1：5000 高锰酸钾溶液是指 5000ml 溶液中含高锰酸钾 1g；1：1000 肾上腺素即 0.1% 肾上腺素。

（3）摩尔浓度（mol/L）　1L 溶液中含溶质的摩尔数称为该溶液的摩尔浓度。如 0.1 mol/L NaCl 溶液表示 1000ml 中含 NaCl 5.84g（NaCl 分子量 58.44 g）。

2. 给药容量的换算

（1）动物实验所用药物的剂量，一般按 mg/kg（或 g/kg）体重计算，应用是须从已知药物浓度换算出相当于每千克体重应注射药液量（ml），以便于给药。

例 3-4　小鼠体重 18g，腹腔注射盐酸吗啡 10mg/kg，药物浓度为 0.1%，注射量应是多少毫升？

计算方法：0.1% 的溶液每毫升或药物 1mg，剂量为 10mg/kg 相当的容积为 10ml/kg，小鼠体重为 18g 换算成千克为 0.018kg，故 10 × 0.018=0.18ml。

小鼠常以 mg/10g 计算，换算成容积时也以 ml/10g 计算，较为方便，例 3-4 中 18g 体重小鼠注射，相当于 0.1ml/10g，再计算给其他小鼠药量时很方便。如 20g 体重小鼠，给 0.2ml，依此类推。

例 3-5　盐酸苯海拉明给犬肌内注射时的适当剂量为 2.5mg/kg。现有 1.5% 的药液，8.5kg 体重之犬应注射此种药液多少毫升？

计算方法：犬 1kg 体重需给盐酸苯海拉明 2.5mg，8.5kg 犬应当需盐酸苯海拉明 2.5 × 8.5=21.2mg。

1.5% 的药液每 100ml 含药 1.5g，即 1500mg。每 1ml 含药 1500/100=15mg。

21.2/15=1.41ml，此即 8.5kg 的犬应肌注 1.5% 盐酸苯海拉明溶液的容量。

例 3-6　盐酸吗啡小鼠腹腔注射的剂量为 15mg/kg。现有药液的浓度为 0.1%。体重 17g 的小鼠应注射药液多少毫升？

计算方法：按 15mg/kg 的剂量计算，17g 体重的小鼠应给药 15 × 0.017=0.255mg。

0.255/1=0.255ml。所以 17g 体重的小鼠应注射 0.1% 的盐酸吗啡溶液 0.26ml。

（2）在动物实验中，有时须根据药物的剂量及某种动物给药途经的药液容量来配制相当的浓度，以便于给药。

例 3-7　给家兔静脉注射苯巴比妥钠 80mg/kg，注射量为 1ml/kg，应配制苯巴比妥钠的浓度是多少？

计算方法：80mg/kg 相当于 1ml/kg，因此，1ml 药液应含药物 80mg，现算成百分浓度，1：80=100：X，X=8000mg=8g，即 100ml 含 8g，故应配成 8% 的苯巴比妥钠。

（3）溶液稀释的换算可按公式 $C_1V_1=C_2V_2$ 换算，即稀溶液浓度（C_1）× 稀溶液体积（V_1）= 浓溶液浓度（C_1）× 浓溶液体积（V_1）。

例3-8 患者需要5%葡萄糖500ml，如果用50%葡萄糖溶液配制，需要多少毫升？

计算方法：$5 \times 500 = 50 \times V$，有 $V = 5 \times 500/50 = 50$ml。

（4）用混合法将两种已知百分浓度溶液配制所需百分浓度溶液。此法是把需要配制溶液的百分浓度放在两条直线的交叉点上，把已知溶液的浓度放在两条直线的左侧两端，较大的百分浓度放在上面，较小的放在下面，然后每一条直线上把两个数字进行减法计算，将其差写在同一直线的右端，所得到的数字分别写在右边的上面和下面，便表示出需要配制浓度溶液的份数。

例3-9 有95%和15%的乙醇溶液，需要配制成75%的乙醇溶液，要取95%乙醇溶液20份和15%乙醇溶液60份，两者混合即成75%乙醇溶液。

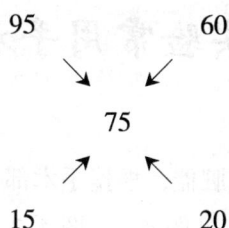

$$
\begin{array}{ccc}
95 & & 60 \\
& \searrow \quad \swarrow & \\
& 75 & \\
& \nearrow \quad \nwarrow & \\
15 & & 20 \\
\end{array}
$$

同样，用蒸馏水做溶剂来稀释已知百分溶液，配制成所需百分溶液。配制方法和上述一样，只是在左下角不是较小的浓度，而是零，所得的数字仍写在右边的上面和下面，便表示出取多少份溶液和溶剂。

例3-10 由95%乙醇溶液稀释成75%的乙醇溶液，需要取95%乙醇75份加入20份蒸馏水，即配成75%乙醇溶液。

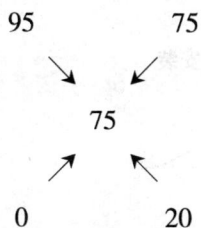

$$
\begin{array}{ccc}
95 & & 75 \\
& \searrow \quad \swarrow & \\
& 75 & \\
& \nearrow \quad \nwarrow & \\
0 & & 20 \\
\end{array}
$$

（王俊平）

第 四 章

动物实验基本操作技术和方法

第一节　动物实验常用手术器械及使用方法

（一）手术刀

手术刀通常用于切开皮肤或脏器，根据手术部位和性质的不同，使用不同型号的手术刀和刀柄。刀片的安装与摘取见图4-1、图4-2。手术刀的基本使用方法有两种：持弓法和执笔法，持弓法能控制切开组织的方向和深度，执笔法适用于小范围的组织切开，常见的执刀法见图4-3。

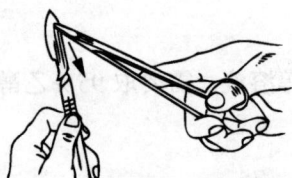
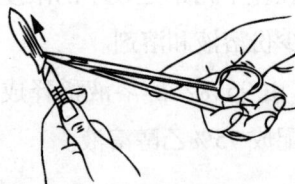

图4-1　刀片的安装　　　　　图4-2　刀片的摘取

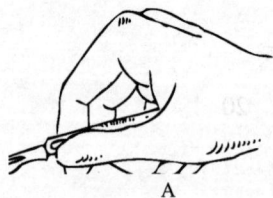
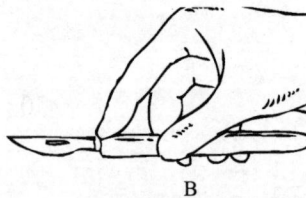

A　　　　　　　　　　　　　B

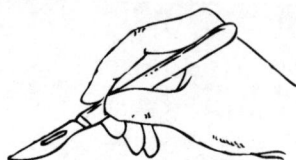
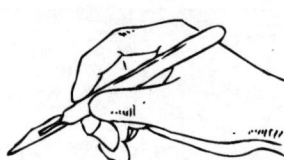

C　　　　　　　　　　　　　D

图4-3　常见的执刀法

A.持弓式；B.指压式；C.执笔式；D.反挑式

（二）手术剪

手术剪亦称外科剪，通常用于剪断软组织和分离组织。用剪刀的尖端插入组织间隙，撑开、分离疏松组织。

（三）手术镊

手术镊通常用于夹住和提起组织，以便于分离、剪断或缝合。有齿镊可夹持较坚韧的组织，如皮肤、筋膜、肌腱等。无齿镊可夹持较脆弱的组织，如血管、神经、黏膜等。

（四）止血钳

止血钳通常用于止血和分离组织。常用有直式、弯式、蚊式三种，直式止血钳有长短两种，用于夹住浅层血管止血，有时也用于分离组织、牵引缝线等。弯式止血钳也有长短两种，用于夹住深部组织或内脏的血管出血点。蚊式止血钳为小型钳，有直、弯两种，用于精细止血和分离组织，而不宜钳夹大块组织。

（五）持针器

持针器通常是专门咬合缝合针的器械，常用于缝合致密组织及深部组织，无持针器时可用止血钳代替。

（六）缝合针

缝合针的长短、粗细、弯度、针尖横断面及针眼有各种不同的形式。缝合皮肤及厚大肌肉时，常用三棱大弯针，缝合胃、肠、子宫、腹膜时常用圆形的弯针。

（七）注射器

注射器的针头要尖锐、不弯曲、通气、大小合适、开口光滑，针头套在注射器的接头上，需要经过 90° 旋转使之套紧，注射前需排除注射器内的气泡。常用注射器握持方法见图 4-4。

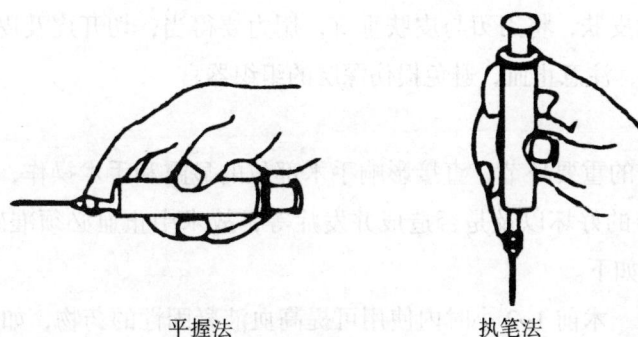

平握法　　　　　执笔法

图 4-4　注射器握持方法

常用动物实验器械使用方法见图 4-5。

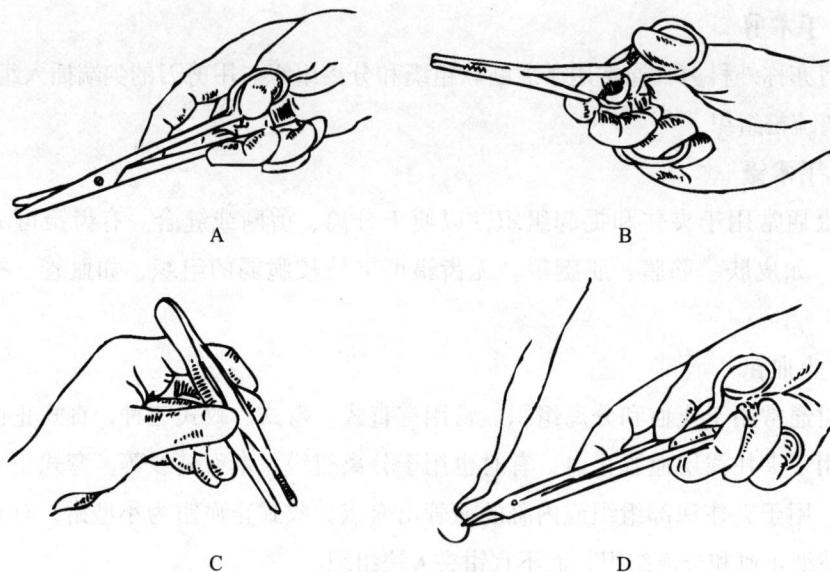

图 4-5　常用器械使用方法示意图

A. 正确持手术剪；B. 正确持止血钳；C. 正确持镊；D. 正确用持针器夹缝针

第二节　动物实验常用的手术方法

在机能实验学中以家兔为实验对象进行手术的较多，因此，我们以家兔为例介绍动物实验常用的手术方法。

一、基本操作技术

（一）切开

切开时先绷紧皮肤，将刀刃与皮肤垂直，用力要得当，切开皮及皮下组织时，要按解剖层次逐层切开，注意止血，避免损伤深层的组织器官。

（二）止血

止血是手术中的重要环节，直接影响手术部位的显露和手术操作，且关系术后动物的安全、切口愈合的好坏以及是否造成并发症等，故术中止血必须准确、迅速、可靠。常见的止血方法有如下。

1. **预防性止血**　术前 1~2 小时内使用可提高血液凝固性的药物，如 10％氯化钙溶液或 10％氯化钠溶液等，以减少术中出血。另外局部麻醉时，还可加用肾上腺素（1000ml 普鲁卡因溶液中加入 0.1％肾上腺素 2ml），利用其收缩血管的作用，减少手术部位的出血。

2. 术中止血

（1）压迫止血用无菌纱布或拧干的温热盐水纱布压迫片刻，注意切勿用纱布擦拭出血部位，以减少组织损伤。

（2）钳夹止血用止血钳与血流方向垂直夹住血管断端，经一段时间后取下。

（3）结扎止血通常用于压迫无效或较大血管的出血。出血点用纱布压迫蘸吸后，先用止血钳逐个夹住血管断端，应尽量少夹周围组织，再用丝线结扎止血。注意结扎时，先竖起止血钳，将结扎线绕过钳夹点之下，再将钳放平后钳尖稍翘起，打第1个结时边扎紧边轻轻松开止血钳，再打第2个结。

（4）烧烙止血以烧热的烙铁烧烙血管断端，使血液凝固而止血。

（5）药物止血当内脏出血时，可用纱布吸净积血后，将止血粉、云南白药或凝血酶等药物涂撒于创面，稍压5~10秒即可。

（三）组织分离

组织分离的方法包括以下两种。

1. 锐性分离法 用刀、剪等锐性器械作直接切割，该法用于皮肤、黏膜、各种组织的精细解剖和紧密粘连的分离。

2. 钝性分离法 指用刀柄、止血钳、剥离器或手指等分离肌肉、筋膜间隙的疏松结缔组织的方法。软组织分离要求按解剖层次逐层分离，保持视野干净、清楚，原则上以钝性分离为主，必要时也可使用刀、剪。

（1）结缔组织的分离用止血钳插入撑开，作钝性分离。对薄层筋膜，确认没有血管时可使用刀剪。对厚层筋膜，因内含血管不易透见，不要轻易使用刀剪。使用止血钳作钝性分离时，应慢慢地分层，由浅入深，避开血管，若需用锐器，应事先用两把血管钳作双重钳夹，再在两钳之间切断。

（2）肌肉组织的分离应在整块肌肉与其他组织之间、一块肌肉与另一块肌肉分界处，顺肌纤维方向作钝性分离，肌肉组织内含小血管，若需切断，应事先用血管钳作双重钳夹，结扎后才可剪断。

（3）血管神经的分离顺其直行方向，用玻璃分针小心分离，切忌横向拉扯。

（四）缝合

缝合通常有单纯缝合、内翻缝合和外翻缝合三种方法，每种缝合方法又可分为间断缝合和连续缝合。间断缝合中最常用的基本形式是结节缝合，用于皮肤、肌肉、筋膜等张力大的组织缝合。结节缝合中有一种特殊形式是减张缝合，用于缝合皮肤，可与普通结节缝合并用，其特点是缝线的进出孔距创口边缘较远（2~4cm），或在打结前装上纱布圆枕，以减少组织张力，防止组织被缝线撕裂。注意缝合前应彻底止血，并清除腔内异物、凝血块及坏死组织。缝针的入孔和出孔要对称，距创口边缘0.5~1cm。缝线要松紧适宜。打结最好集中于创缘的同一侧。必要时考虑做减张缝合和留排液孔。缝合时须遵守无菌操作规范。外部创口缝线经一定时间（7~14 天）后需拆除。创口化脓时，根据需要拆除全部或部分缝线。拆线前，在缝合处，尤其在缝线和针孔上，需用碘酒、乙醇消毒。

二、颈部手术

颈部手术比较常见的有颈外静脉、颈总动脉和气管的暴露、分离及相应的插管术。术前首先应了解颈部的解剖。大鼠、兔、猫和犬的颈部解剖结构比较相似，如图 4-6 所示。

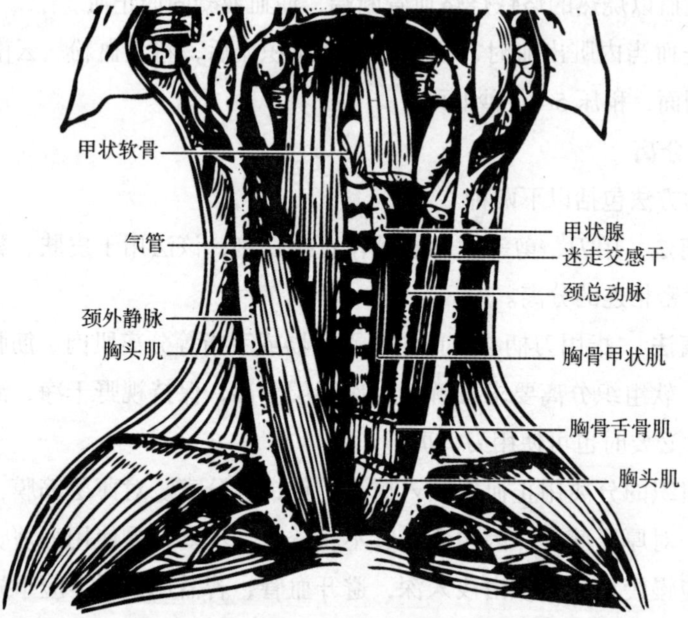

图 4-6　犬颈部解剖结构（右侧颈部浅层、左侧颈部深层）

（一）气管切开及气管插管术

气管插管通常用于气道压力、通气量测定以及给动物进行人工呼吸。

1. 麻醉、固定和备皮　动物麻醉后仰卧固定，颈部手术部位剪毛。

2. 切开皮肤　用止血钳提起两侧皮肤，距胸骨上 1cm 处的正中线剪开皮肤约 1cm 的切口，用止血钳贴紧皮下向头部钝性分离皮下筋膜，再用钝头剪刀剪开皮肤 5~7cm。用止血钳提起皮肤并分离结缔组织，将皮肤向外侧牵拉。

3. 气管分离　气管位于颈腹正中位，全部被胸骨舌骨肌和胸骨甲状肌所覆盖，用玻璃分针或止血钳插入左右两侧胸骨舌骨肌之间作钝性分离，将两条肌肉向两外侧缘牵拉并固定，再在喉头以下分离气管两侧及其与食管之间的结缔组织，使气管游离，并在气管下穿两根较粗结扎线。

4.气管插管 提起结扎线，用手术刀或手术剪在甲状软骨下缘1~2cm处的气管两软骨环之间横向切开气管前壁（横切口不能超过气管口径的一半），再用剪刀向气管的头端做一0.5cm纵向切口，切口呈"⊥"形，如气管内有血液或分泌物，应先用棉签擦净，将气管插管由切口处向胸腔方向插入气管腔内，用一根结扎线结扎导管，结扎线绕插管分叉处一圈打结固定，用另一根结扎线将头端的气管切口结扎，以免气管切口处渗血。气管插管法见图4-7。

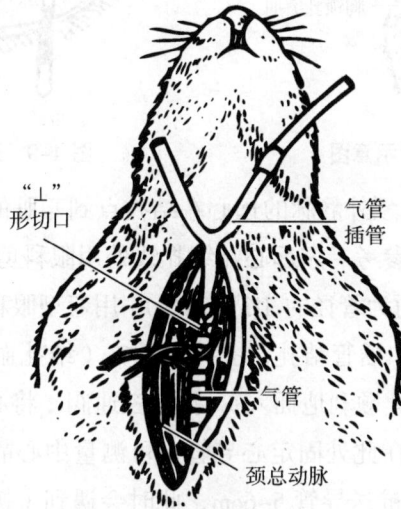

图4-7 家兔气管插管

（二）颈外静脉和右心导管插管术

颈外静脉插管通常用于注射、取血、输液和中心静脉压测量。

1.麻醉、固定和备皮 动物麻醉后仰卧固定，颈部手术部位剪毛。

2.切开皮肤 用止血钳提起两侧皮肤，距胸骨上1cm处的正中线剪开皮肤1cm的切口，用止血钳贴紧皮下向头部钝性分离皮下筋膜，再用钝头剪刀剪开皮肤5~7cm。用止血钳提起皮肤并分离结缔组织，将皮肤向外侧牵拉。

3.颈外静脉分离 用左手拇指和示指捏住颈部左侧缘皮肤切口，其余三指从皮肤外向上顶起外翻，可清晰地看见位于颈部皮下、胸骨乳突肌外缘的颈外静脉（图4-8）。沿血管走向，用玻璃分针钝性分离颈外静脉两侧的皮下筋膜，使其游离3~5cm，在血管的远心端穿丝线，在靠近锁骨端用动脉夹夹闭颈外静脉的近心端，待血管内血液充盈后用手术线结扎颈外静脉的远心端。

4.颈外静脉插管 靠远心端结扎线处用眼科剪向心方向呈45°角在静脉上剪一"V"形小口（约为管径的1/3或1/2），用弯型眼科镊挑起血管切口，向心脏方向插入插管2.5cm（图4-9）。用线将血管和插管结扎在一起，此线在插管固定处打一活结，绕插管两圈打结固定。

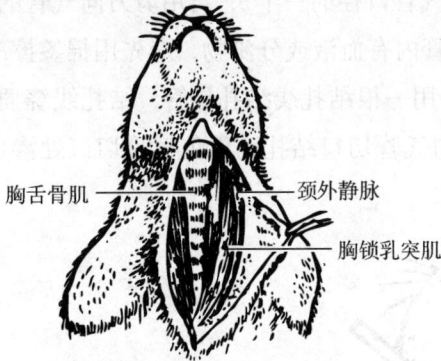

图 4-8　颈外静脉位置示意图

胸舌骨肌　颈外静脉　胸锁乳突肌

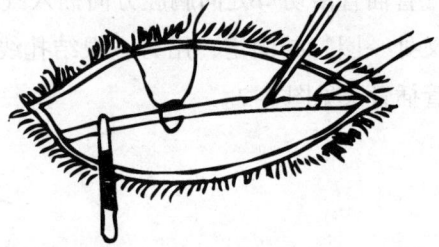

图 4-9　颈总动脉插管示意图

5. 右心导管插管　测量颈外静脉的远心端结扎点到心脏的距离，并在心导管上作好标记，作为插入导管长度的参考。靠远心端结扎线处用眼科剪向心方向呈 45°角在颈外静脉上剪一 "V" 形小口（约为管径的 1/3 或 1/2），用弯型眼科镊挑起血管切口，向心插入导管 2.5cm。用线将血管和插管结扎，去掉动脉夹（结扎血管的结既要血管切口处无渗血，又要使心导管可以继续顺利地插入），打开三通阀。将心导管向心沿血管平行方向轻缓地推送导管 5~7cm。如在此处固定心导管，可测量中心静脉压。监视计算机 – 生物机能实验系统上波形，向前推送导管 5~6cm，此时会遇到（接触锁骨的）阻力，应将心导管提起呈 45°的角度后退约 0.5cm，再继续插入导管，插管时出现一种"脱空"的感觉，表示心导管已进入到右心房。计算机 – 生物机能实验系统出现右心房压力波形（图4-10），表明导管已进入右心房。如导管推送的长度超过标记处，导管仍未进入心房，此时应将导管退出 1~2 cm，改变导管方向后再推送导管，可反复多次，直至导管进入心房。

在近心端处重新牢固地结扎血管。在远心端处将结扎血管的线再结扎到导管上，可防止导管从心房滑出。清理手术视野，闭合颈部皮肤。

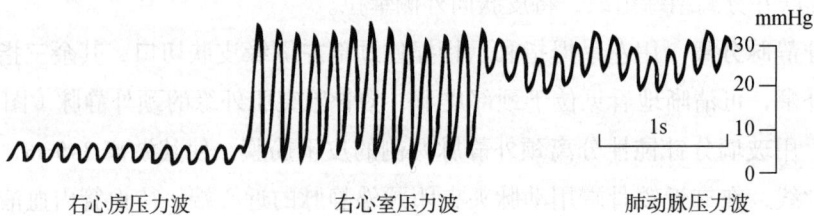

图 4-10　右心各部位血压波形图

右心房压力波　　右心室压力波　　肺动脉压力波　mmHg 30 20 10 0　1s

（三）颈总动脉和左心导管插管术

颈总动脉和左心导管插管通常用于动脉血压、心功能测定和采集动脉血。

1. 麻醉、固定和备皮　动物麻醉后仰卧固定，颈部手术部位剪毛。

2.切开皮肤 用止血钳提起两侧皮肤，距胸骨上 1cm 处的正中线剪开皮肤 1cm 的切口，用止血钳贴紧皮下向头部钝性分离皮下筋膜，再用钝头剪刀剪开皮肤 5~7cm。用止血钳提起皮肤并分离结缔组织，将皮肤向外侧牵拉。

3.颈总动脉分离 颈总动脉位于气管外侧，其腹面被胸骨舌骨肌和胸骨甲状肌所覆盖。在这 2 条肌肉组织的汇集点上插入玻璃分针或弯止血钳，以上下左右的分离方式分离肌肉组织若干次后，分离左、右胸骨舌骨肌和胸骨甲状肌，用左手拇指和示指捏住颈部皮肤和肌肉，其余三指从皮肤外向上顶起外翻，可清晰地看见颈总动脉及在其内侧与之伴行的三根神经。在距甲状腺下方较远的部位，右手用玻璃分针轻轻分离颈总动脉与神经之间结缔组织，分离出 3~4cm 长的颈总动脉，在其下穿两根线备用。动脉插管前应尽可能将动脉分离得长些。一般犬 4~5cm，兔 3~4cm，豚鼠和大鼠 2~3cm。

4.颈总动脉插管 在分离出来的动脉的远心端，用线将动脉结扎，在动脉的近心端，用动脉夹将动脉夹住，以阻断动脉血流。两者之间的另一线打一活结。在紧靠结扎处的稍下方，用眼科剪向心方向与动脉呈 45°角在动脉上做一"V"形切口，切口约为管径的 1/2，用弯型眼科镊夹提切口边缘，将动脉插管由切口向心脏方向插入动脉约 2.5cm 后（图 4-11），用备用线将插管固定于动脉血管内，并将余线结扎于插管的固定环上以防滑出。将插管放置稳妥，适当固定，以免扭转，去掉动脉夹，打开三通阀，观察动脉血压波形。

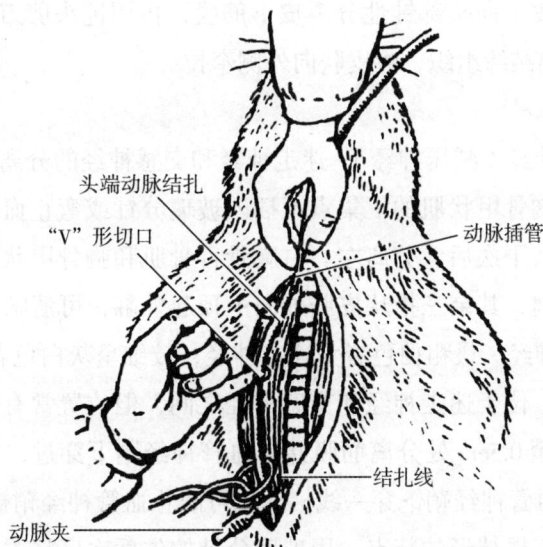

图 4-11 颈总动脉插管

5.左心导管插管 测量颈总动脉的远心端结扎点到心脏的距离，并在心导管上作好标记，作为插入导管长度的参考。靠远心端结扎线处用眼科剪向心方向呈 45°在颈动脉上剪一"V"形小口（约为管径的 1/3 或 1/2），用弯型眼科镊提起血管切口边缘，向心方向插入导管 2.5cm。用线将血管和插管结扎，去掉动脉夹（结扎血管的结既要血管切口处无渗血，又要使心导管可以继续顺利地插入），打开三通阀。从计算机生物机能实验系统上的波形，可以看到动脉压的曲线图形变化。当心导管到达主动脉入口处时，即可感觉到脉搏搏动，继续推进心导管。若遇到较大阻力，切勿强行推入，此时可将心导管略微提起少许，再顺势向前推进。如此数次可在主动脉瓣开放时使心导管进入心室。插管时出现一种"脱空"的感觉，表示心导管已进入到心室部位。同时，在计算机屏幕上也立即可以见到血压波幅突然下降，脉压则明显加大的心室压力波形（图 4-12）。

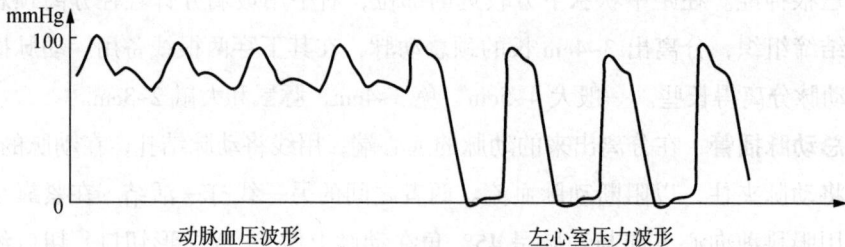

图 4-12　动脉血压和左心室压力波形

（四）颈部神经分离

1. 麻醉、固定和备皮　动物麻醉后仰卧固定，颈部手术部位剪毛。

2. 切开皮肤　用止血钳提起两侧皮肤，距胸骨上 1cm 处的正中线剪开皮肤约 1cm 的切口，用止血钳贴紧皮下向头部钝性分离皮下筋膜，再用钝头剪刀剪开皮肤 5~7cm。用止血钳提起皮肤并分离结缔组织，将皮肤向外侧牵拉。

3. 神经分离

（1）颈部主动脉神经（减压神经）、迷走神经和交感神经的分离方法　右手持玻璃针在腹面胸骨舌骨肌和胸骨甲状肌的汇集点上插入玻璃分针或弯止血钳，以上下左右的分离方式分离肌肉组织若干次后，分离左、右胸骨舌骨肌和胸骨甲状肌，用左手拇指和示指捏住颈部皮肤和肌肉，其余三指从皮肤外向上顶起外翻，可清晰地看见总动脉及在其内侧与之伴行的三根神经。最粗白色者为迷走神经；较细呈灰白色者为颈部交感神经干；最细者为主动脉神经，位于迷走神经和交感神经之间，但位置常有变异。用玻璃分针在气管外侧距血管神经鞘 0.5cm 处分离筋膜并从血管神经鞘下穿过，在血管神经鞘外侧穿破筋膜，用眼科镊在血管神经鞘下穿一线，此线可防止血管神经鞘被打开后神经与筋膜、结缔组织混淆。根据三根神经的特点，用玻璃分针按先后次序将主动脉神经、迷走神经和交感神经逐一分离 2~3cm，各穿两根线，打虚结备用。神经分离完毕，及时用生理盐水润湿，并闭合伤口。

（2）颈部膈神经的分离方法　用止血钳在颈外静脉和胸骨乳突肌之间向深处分离，分离到气管边缘近脊柱处，可见到较粗的臂丛神经从外方行走，在臂丛的内侧有一条较细的神经——膈神经，该神经大约在颈下 1/5 处横跨臂丛并与臂丛交叉，向内侧、后向行走，用玻璃分针细心地将膈神经分离出 1~2cm，在神经下穿一线，打活结备用。

三、胸部手术

（一）夹闭后腔静脉

1. 麻醉、固定和备皮 动物麻醉后仰卧固定于手术台，右侧胸壁手术部位剪毛。

2. 气管插管 为保证正常呼吸，需先做气管插管，连接呼吸机。

3. 夹闭后腔静脉 沿胸骨右缘做 6~7cm 长的切口，钝性分离骨骼肌，暴露第 7~9 肋骨。将长止血钳从 9、10 肋间隙垂直插入胸腔，然后倒向，向上从 6、7 肋间隙穿出并夹紧。再如上法平行夹上另一把长止血钳，用粗剪刀于两钳之间剪断 7~9 肋骨。将两钳向两侧拉开，暴露心脏，于其背下方找到后腔静脉，用套上胶管保护的纹式止血钳或动脉夹将后腔静脉大部分或全部夹闭。

（二）夹闭冠状动脉分支

1. 麻醉、固定和备皮 动物麻醉后仰卧固定于兔台，右侧胸壁手术部位剪毛。

2. 气管插管 为保证正常呼吸，需先做气管插管，连接呼吸机。

3. 夹闭后腔静脉 沿胸骨左缘（或在胸骨体上）做 6~7cm 长的切口，钝性分离骨骼肌，暴露第 7~9 肋骨。将长止血钳从 9、10 肋间隙垂直插入胸腔，然后倒向，向上从 6、7 肋间隙穿出并夹紧。再如上法平行夹上另一把长止血钳，用粗剪刀于两钳之间剪断 7~9 肋骨。将两钳向两侧拉开，暴露心脏。用眼科镊夹起心包，并用眼科剪剪开。借助于手术无影灯的光，看清家兔心冠状动脉前降支和左室支，用纹式止血钳将其夹闭，也可用缝针穿线结扎血管，这样可造成心肌梗死，通过心电图了解梗死情况。

四、腹部手术

腹部手术通常用于输尿管、膀胱插管和尿道插管以及肠系膜微循环观察等。膀胱、输尿管和尿道插管都用于收集尿液，它们各有特点，用于不同的动物和不同的实验。

（一）胆总管插管

1. 麻醉、固定和备皮 用 20% 氨基甲酸乙酯 1g/kg 剂量行耳缘静脉麻醉，动物仰卧固定，行颈迷走神经分离术。用左手绷紧腹部皮肤，用粗剪刀紧贴皮肤，将腹部被毛剪去。

2. 打开腹腔 术者先用左手拇指和另外四指绷紧腹部皮肤，左手持手术刀沿剑突下正中切开长约 10cm 的切口，用止血钳将皮肤与腹壁分离，用手术刀或手术剪沿腹白线自剑突向下切开长约 10cm。

3. 胆总管插管 打开腹腔，用手轻轻地将肝脏向胸腔部位推移，将胃向左下方推移，找到胃幽门端，将胃幽门端向左下方翻转，可见与胃幽门连接的十二指肠其始部有一圆形隆起，与圆形隆起相连向右上方行走的一黄绿色较粗的肌性管道，则为胆总管。用玻璃分针在近十二指肠处仔细分离胆总管并在其下方置一棉线（或用圆形缝针在胆总管穿线），轻轻提起胆总管，在靠近十二指肠处的胆总管用眼科剪与胆总管呈 30° 剪一斜口，向右与胆总管相平行方向插入直径 1.5mm 聚乙烯管结扎固定。管子插入胆总管后，可见绿色胆汁从插管流出，如不见胆汁流出，可按压胆囊，如仍不见胆汁流出，则可能是未插入胆总管内，应取出重新插入。

（二）十二指肠插管

1. 取家兔一只，称重，将兔以仰卧位固定于兔手术台上。

2. 腹部剪毛，自剑突下沿腹壁正中线皮下注射普鲁卡因（8ml/ 只）浸润麻醉。并做约 10cm 切口。打开腹腔，暴露胃和小肠。用两对皮钳夹住腹壁，把切口的两缘向外上方提起，形成一皮兜。

3. 十二指肠插管：沿胃幽门向下找到十二指肠。选择十二指肠肠壁上的某一血管较少的部位用细线作荷包缝合，在其中用眼科剪刀剪一 3mm 长的小切口，将导尿管从切口处向十二指肠远端方向插入约 5cm 并结扎固定，然后用皮钳对合夹住腹壁切口，关闭腹腔。

（三）膀胱插管

1. 麻醉、固定和备皮。将动物麻醉后仰卧固定于手术台。耻骨联合以上下腹部剪毛。

2. 于耻骨联合上沿 0.5cm 处沿正中线做长度为 3~5cm 皮肤切口，即看见腹白线，沿腹白线切开，也可以用止血钳或镊子在腹白线两侧夹住肌肉轻轻提起，用手术剪剪开一小口。然后，左手示指和中指从小口伸入腹腔并分开，右手用手术剪在两指间向上、向下剪开腹壁，长度为 3~4cm（图 4-13）。此时如膀胱充盈极好辨认，如膀胱空虚则可根据解剖位置和形状找到。

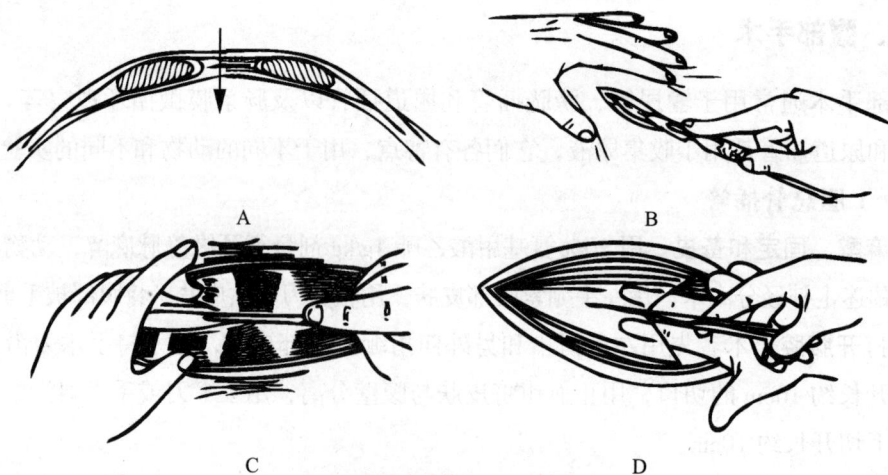

图 4-13 腹部切口方法示意图

A. 腹正中切口正确位置；B. 用手术刀切开皮肤；C. 沿腹白线开腹；D. 用手术剪开腹手法

3.轻轻将膀胱移出腹腔，用两把止血钳相距0.5cm对称地夹住膀胱顶，用手术剪在膀胱顶部血管少的地方做一小横切口，将准备好的膀胱插管插入膀胱（图4-14），尽量使漏斗状的插管口对准输尿管的开口。然后将在膀胱顶部与膀胱插管一并结扎，膀胱插管的另一端接到受滴器上。

（四）输尿管插管

1.按照上述膀胱插管的手术步骤将膀胱拉出腹腔后（也可用镊子夹住膀胱顶将其向前向下翻移出腹腔），于膀胱底部膀胱三角的两侧找到输尿管。如果周围脂肪太多，可以用手先触摸到输尿管后，再用玻璃分针仔细分离出一段输尿管并穿线备用。

2.用左手小指托起输尿管，右手持眼科剪与输尿管成45°做"V"形切口剪开输尿管壁，将已经充满液体的输尿管插管向肾方向插入并结扎固定（图4-15）。

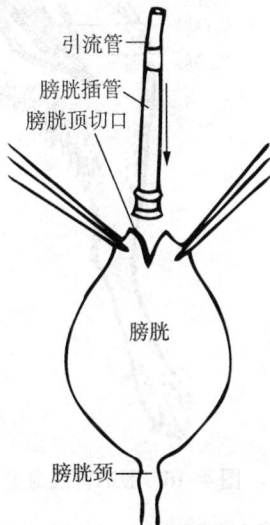

图4-14　膀胱插管示意图

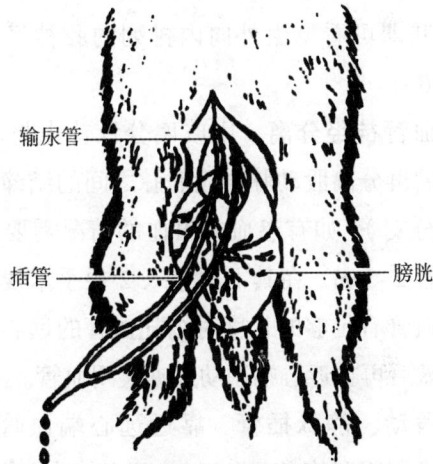

图4-15　输尿管插管

行输尿管插管术时需注意以下事项：

（1）寻找输尿管时，一定要记清解剖位置和比邻关系，切忌将输精（卵）管或血管误当输尿管。

（2）输尿管插管插入输尿管管腔的手术操作应轻柔、快捷。

（3）输尿管要保持通畅，避免扭曲。如有出血现象，可向内注入一点肝素溶液，以防止凝血块阻塞输尿管插管。

（4）术后要用温热盐水纱布覆盖切口，避免损伤性尿闭的发生。

（五）尿道插管

尿道插管是收集尿液最简单的方法，可用于反映较长时间尿量变化的实验，雄兔比雌兔更易操作。

1.选择了合适的导尿管以后，在其头端约 12cm 长度涂上液体石蜡，以减小摩擦。

2.在家兔尿道口滴几滴丁卡因（地卡因）进行表面麻醉，然后将导尿管从尿道口插入，见尿后再插入一点，用线或胶布固定导尿管。中途若发现无尿流出，可将导尿管改变方向，或向外、向内进退一点以保证尿流通畅。

五、股部手术

分离股动、静脉并插管，通常用于放血、输血、输液等。

1.麻醉、固定和备皮。动物麻醉后仰卧固定于手术台，颈部和股部剪毛。

2.行气管插管术。

3.在腹股沟部用手指触摸到股动脉搏动，沿动脉走向做长度为 3~5cm 的皮肤切口。因股三角处皮下组织菲薄，切开皮肤即可看见由外向内排列的股神经、股动、静脉（图 4-16）。

4.**血管神经分离**　用玻璃分针首先将股神经分离出来，然后再分离股动脉与股静脉之间的结缔组织（勿损伤血管小分支），如有渗血或出血的情况需要及时止血，分离出血管 2~3cm，在其下面穿入 2 根手术线备用。当确定游离的血管有足够的长度时结扎血管的远心端，待血管内血液充盈后再在近心端用动脉夹夹闭血管。

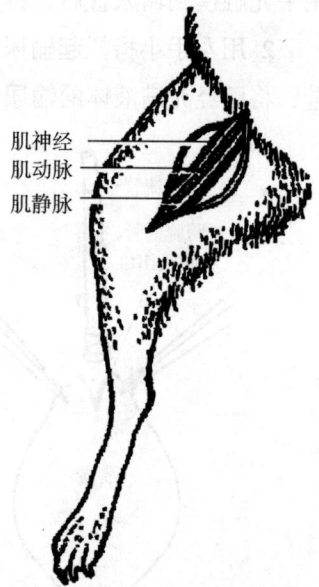

图 4-16　股部神经血管示意图

5.**股动、静脉插管**　靠近远心端血管结扎线 0.3cm 处，用医用眼科直剪呈 45°剪开血管直径的 1/3，用弯型眼科镊夹住切口游离尖端并挑起，插入血管导管 2~4cm，在近心端结扎血管导管、放开动脉夹。利用远心端的结扎线再次结扎插管导管。

行股动、静脉插管术时需注意以下事项：

（1）股静脉壁较薄，弹性小，插管时易刺破血管壁，插管前一定要检查导管顶部是否光滑，是否过尖。

（2）腹股沟区的股动脉段常有分支，如分离遇较大阻力，应注意是否有分支，不可盲目用力，以防撕裂血管，引起出血。

（3）股动、静脉本身较细，手术刺激又容易引起血管痉挛，可在局部使用普鲁卡因加以缓解。

（4）股动脉和股静脉可分离的部分较短，再分离及再插管较为困难，故插管要求尽量一次成功。

六、脑立体定位术

动物的颅骨外部标记与颅内结构的位置关系相对固定，利用定位仪，确定颅外标记后，便可按立体定位图谱提供数据，把电极准确插到颅内脑深部组织部位，从而进行刺激、损毁、引导以及注射药物等，以研究脑组织功能或药物对脑功能的作用。

1. **插入耳杆**　将耳杆插入麻醉动物两外耳道内（注意动物外耳道方向），并使两耳杆上刻度相同，耳杆刻度朝后上方。若固定紧，动物头部不会出现松动。

2. **固定下颌**　将动物上门齿放进上门齿固定板的槽内，并使眼眶固定杆压在眼眶下线，将动物两侧夹紧后旋紧固定螺丝。此时若用力压、推动物头部均不移动，即为固定妥当。

3. **确定3个标准平面及电极方向**　沿中线切开头皮，暴露前囟中心及人字缝的尖部。用安装在电极移动架上的电极进行各平面的校正，微电极从前囟中心向人字缝尖移动，观察矢状缝是否在正中线上，头部左右是否对称，并记录从前囟中心到人字缝间的距离，读下电极尖在前囟中心时的各方位读数，即得到作为水平坐标面（HO）、矢状坐标面（LO）、冠状坐标面（APO、FO）的数据。

第三节　动物实验标本制备方法

一、蛙坐骨神经－腓肠肌标本的制备

（一）破坏神经系统

以左手握住蟾蜍，示指压住其头部并略下弯，将探针自枕骨大孔插入，向前搅毁脑，将探针退出至枕骨大孔处，转向后刺入椎管，捻动探针使其逐渐刺入整个椎管内，完全捣毁脊髓。如果蟾蜍中枢神经破坏完全，其全身肌肉则完全松弛。

（二）剪断躯干上部及内脏

左手握住蟾蜍后肢，此时躯干上部及内脏即全部下垂。右手持粗剪刀在骶髂关节上1cm处剪断脊柱，沿脊柱的断口将两侧腹壁的皮肤及肌肉剪开，剔除前肢及内脏。注意勿伤两侧下行的坐骨神经丛。

（三）剥皮

剪去肛门周围的皮肤，并剥去两后肢的皮肤。剥皮时用任氏液浸湿的棉球保护好坐骨神经丛。将去皮的两后肢标本放在盛有任氏液的培养皿中，将手和手术器械洗净。

（四）分离左右后肢

结扎双侧坐骨神经丛并剪断，用粗剪刀沿标本的脊柱中线将脊柱剪开；耻骨联合脱臼，从耻骨联合中央剪开两侧大腿，放在盛有任氏液的培养皿中。

（五）制作坐骨神经—腓肠肌标本

1. 游离坐骨神经 用玻璃分针将坐骨神经丛分离清楚，再从大腿背面股二头肌和半膜肌的夹缝中分离出坐骨神经。轻轻牵拉结扎线提起神经，并用眼科剪将坐骨神经向大腿及其他部位发出的神经分支剪断，一直将坐骨神经分离至膝关节为止（图 4-17）。

2. 完成坐骨神经—腓肠肌标本 先分离腓肠肌的跟腱，用线结扎，自跟腱的附着点剪断。此时，提起结扎线便可将腓肠肌剥离出来。将小腿其余部分剪去，保留约长 1cm 的股骨。剔除附着于骨上的其他肌肉后即完成蟾蜍坐骨神经腓肠肌标本的制备（图 4-17）。

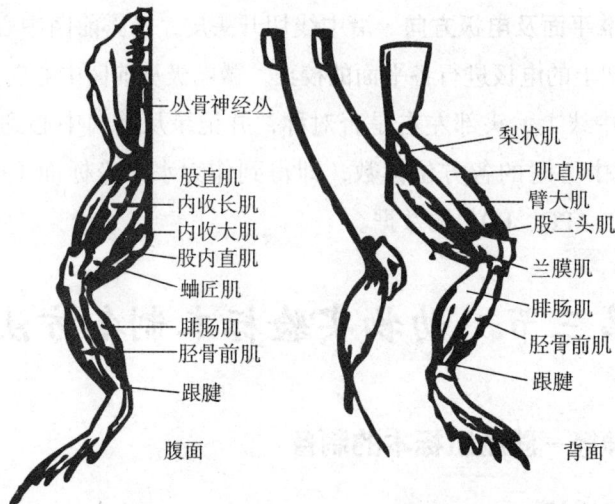

左侧标注（腹面）：丛骨神经丛、股直肌、内收长肌、内收大肌、股内直肌、蛐匠肌、腓肠肌、胫骨前肌、跟腱、腹面

右侧标注（背面）：梨状肌、肌直肌、臀大肌、股二头肌、兰膜肌、腓肠肌、胫骨前肌、跟腱、背面

图 4-17　蟾蜍坐骨神经腓肠肌标本

（六）标本的验查

用锌铜弓轻轻地与坐骨神经接触，如果标本制作完好，肌肉立即收缩，表明标本的兴奋性良好。将标本放在盛有任氏液的玻璃皿中，以备实验之用。

【注意事项】

1. 制备标本过程中，注意用任氏液浸湿标本，以免标本干燥。

2 尽量避免用手或金属器件直接接触所需要的神经和肌肉，特别要留心不使蟾蜍皮肤毒腺分泌的蟾蜍素黏到神经肌肉标本上，以免标本受损。

【思考题】

如何制备功能良好的坐骨神经—腓肠肌标本？

二、蛙坐骨神经－胫腓神经标本的制备

（一）破坏神经系统

以左手握住蟾蜍，示指压住其头部并略下弯，将探针自枕骨大孔插入，向前搅毁脑，将探针退出至枕骨大孔处，转向后刺入椎管，捻动探针使其逐渐刺入整个椎管内，完全捣毁脊髓。如果蟾蜍中枢神经破坏完全，其全身肌肉则完全松弛。

（二）剪断躯干上部及内脏

左手握住蟾蜍后肢，此时躯干上部及内脏即全部下垂。右手持粗剪刀在骶髂关节上1cm处剪断脊柱，沿脊柱的断口将两侧腹壁的皮肤及肌肉剪开，剔除前肢及内脏。注意勿伤两侧下行的坐骨神经丛。

（三）剥皮

剪去肛门周围的皮肤，并剥去两后肢的皮肤。剥皮时用任氏液浸湿的棉球保护好坐骨神经丛。将去皮的两后肢标本放在盛有任氏液的培养皿中，将手和手术器械洗净。

（四）分离左右后肢

结扎双侧坐骨神经丛并剪断，用粗剪刀沿标本的脊柱中线将脊柱剪开；耻骨联合脱臼，从耻骨联合中央剪开两侧大腿，放在盛有任氏液的培养皿中。

（五）制作坐骨神经—胫腓神经标本

1.**游离坐骨神经**　用玻璃分针将坐骨神经丛分离清楚，再从大腿背面股二头肌和半膜肌的夹缝中分离出坐骨神经。轻轻牵拉结扎线提起神经，并用眼科剪将坐骨神经向大腿及其他部位发出的神经分支剪断，一直将坐骨神经分离至膝关节为止（图4-17）。

2.**完成坐骨神经—胫腓神经标本制作**　自腘窝沿神经走行，再向下继续剥离，在腓肠肌两侧沟内找到胫神经和腓神经，剥离至足趾。然后用眼科剪刀剪去神经周围的结缔组织和神经分支。将做好的神经标本放在盛有任氏液的玻璃皿中，以备实验之用。

【注意事项】

1.制备标本过程中，注意用任氏液浸湿标本，以免标本干燥。

2.尽量避免用手或金属器件直接接触所需要的神经和肌肉，特别要留心不使蟾蜍皮肤毒腺分泌的蟾蜍素黏到神经肌肉标本上，以免标本受损。

3.坐骨神经—胫腓神经标本越长越好。

【思考题】

如何制备功能良好的坐骨神经—胫腓神经标本？

三、离体蟾蜍心脏灌流标本的制备

1.取一蟾蜍毁其脑和脊髓后，取仰卧位固定于蛙板上，剪开胸壁，暴露心脏，仔细识别心脏周围的大血管。

2.在两个主动脉干下穿一根线，并打一活结备用。在左主动脉干下穿一根线，并结扎。

3.左手提起主动脉上的结扎线，右手用眼科剪在在结扎线下方剪一斜向的切口，选择大小适宜的蛙心插管，将盛有少量任氏液的蛙心插管由切口插入动脉圆锥，当插管尖端到达动脉圆锥基部时，应将插管稍稍后退，使尖端向动脉圆锥的背部后下方及心尖方向推进，经主动脉瓣于心缩期插入心室内。插管如已进入心室，则见管中液面随着心搏而升降，此时即可将预置线的活结扎紧，并固定于插管壁的小钩上或横管上。

4.将心脏连同静脉窦一起剪下，吸去管内的血液，并用任氏液反复冲洗心室内的余血，以防血液凝固而影响实验的进行。

【注意事项】

1.心脏离体时切勿损伤静脉窦。

2.实验中保持灌流液面的恒定。

【思考题】

离体的心脏为什么能够正常跳动？

四、在体蟾蜍心脏灌流标本的制备

1.损毁蟾蜍的脑和脊髓，使其全身软瘫，背位固定于蛙板上。用粗剪刀剪开胸部皮肤，再剪除胸部肌肉及胸骨（切勿损伤心脏），打开胸腔。用镊子提起心包膜，用眼科剪子将其剪开，暴露心脏（图4-18）。

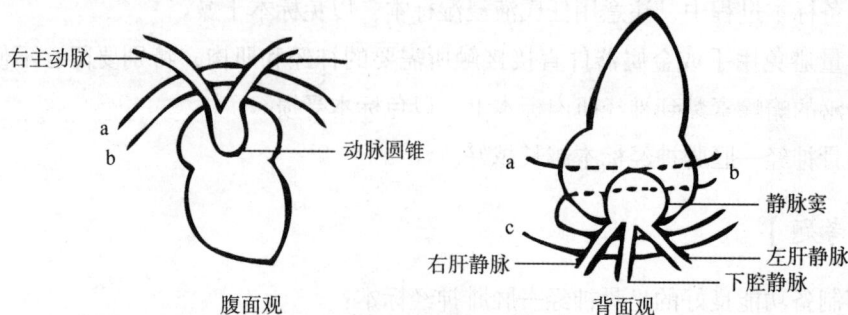

图4-18 蟾蜍心脏的示意图

2. 分离两侧主动脉，在左、右主动脉下各穿一线备用。

3. 用玻璃分针将心脏翻向头侧，仔细辨认静脉窦、后腔静脉（口径最粗）、左、右肝静脉等。在后腔静脉及左、右肝静脉下方穿两根线，一根留置备用；另一根向前绕过两主动脉背侧，再绕回来将除两主动脉和后腔静脉及左、右肝静脉以外的全部血管（主要是左、右肺静脉）结扎，结扎过程中切勿扎到静脉窦（在心脏背面，为一暗红色三角形的薄壁囊）。

4. 在后腔静脉远端用小剪刀做一斜剪口，将与恒压灌流装置的任氏液储液瓶相连且已充满任氏液（不含气泡）的静脉插管插入切口，直至静脉窦内，用备用线结扎，并固定在管壁上防止滑脱。在右主动脉远端剪一口，打开流量控制阀门使任氏液流入心脏，冲洗心脏至白色，以防止血栓形成干扰试验（注意不要进气泡），然后关闭静脉回流道，用线结扎右主动脉（结扎处应在剪口近端）。

5. 翻回心脏，提起左主动脉，在其远端剪一小口，将事先充满任氏液的动脉插管向心性插入，作为心搏出口，并用备用线结扎固定。插管尾端经橡皮管连一量筒，以便收集心脏搏出的灌流液。

6. 打开静脉回流道，调整各种连接处于畅通状态，调节灌流液的流量，使蟾蜍心脏处于正常搏动状态。

五、哺乳动物离体肠管平滑肌标本的制备

1. **标本制作方法**　倒提禁食（空腹 12 小时以上）的健康家兔后肢，使其头部自然下垂，用木棒猛击其枕后部使其猝死，立即剖开腹腔，找出十二指肠，轻轻将肠内容物自幽门端推向下方，轻轻剪取十二指肠，剪除肠系膜和周围脂肪组织后，用冷台氏液将肠内容物洗净，将肠管剪成 2~3cm 长的肠段，放入盛有台氏液的烧杯中备用。

2. **注意事项**　寻找、剪取、冲洗肠管等操作必须轻柔，避免损伤肠管。

六、哺乳动物离体气管平滑肌标本的制备

1. 取豚鼠 1 只，用木棒击头部致死。从颈部正中切开皮肤，钝性分离周围组织，暴露气管。从甲状软骨以下至气管分叉处剪下整条气管，置于盛有氧饱和的克 – 亨营养液的培养皿中。

2. 用眼科小剪刀按 45° 角将气管剪成宽 4mm 、长 3~4cm 的螺旋条（图 4-19 ）。

3. 注意事项：气管条不可在空气中暴露过久，也应避免过度牵拉损伤气管平滑肌。

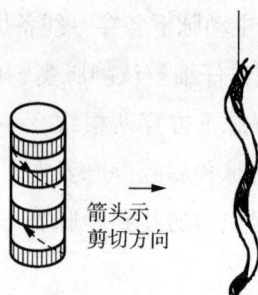

箭头示
剪切方向

图 4-19 离体支气管平滑肌螺旋条标本

七、小鼠离体子宫平滑肌标本的制备

1. 将小鼠脊髓拉断处死，从腹正中线剪开下腹部，用眼科镊轻轻将脂肪、肠和肠系膜拨向两侧，在膀胱和直肠之间找到"V"形子宫，其颜色呈红色，子宫底两端与卵巢相连，"V"形子宫下端连接宫颈使之呈固定状态且无系膜附着。

2. 确认子宫后，从子宫颈处剪断，并分成对应的两段，将游离子宫立即放入盛有洛克溶液的培养皿中。然后取一侧子宫，将一端固定于标本板的小钩上，另一端连接在张力换能器的感应片上，置于含 10ml 的乐氏溶液的恒温水浴槽内，通入 95% O_2 和 5% CO_2 混合气体，浴槽内温度恒定在 30℃，pH 为 7.3~7.5，给标本负荷 18mg 的静息张力，平衡 30 分钟后开始实验。

第四节　动物病理模型复制方法

人类疾病的动物模型是生物医学科学研究中所建立的具有人类疾病相似性表现的动物实验对象和材料。动物疾病模型主要用于实验生理学、病理生理学和药理学（包括新药筛选）研究，因而是机能实验学的重要组成部分。人类疾病的发展十分复杂，以人本身作为实验对象来深入探讨疾病发生机制，推动医药学的发展较缓慢，临床积累的经验不仅在时间和空间上都存在局限性，而且许多实验在伦理道德上和方法上也受到限制。而借助于动物模型的间接研究，可以有意识地改变那些在自然条件下不可能或不易排除的因素，以便更准确地观察模型的实验结果，并与人类疾病进行比较研究，有助于更方便、更有效地认识人类疾病的发生发展规律，研究防治措施。因此，人类疾病动物模型的建立和运用是机能实验研究中的一个极为重要的实验方法和手段。

一、心功能衰竭动物模型的复制

心力衰竭（heartfailure，HF）是泛指心脏在有适量静脉血回流的情况下，不能维持足够心排血量，以致组织灌注量减少，以循环障碍为主的综合征，是多种严重心脏疾病的最终转归。因此，HF 的研究已成为近年来心脏研究的重点课题，而成功建立动物模型是开展实验性研究的首要步骤。

（一）急性心力衰竭动物模型的复制

1. 实验材料

（1）动物　SD 雄性大鼠，雌雄各半，体重 280~350g。

（2）试剂和器材　造模药物盐酸普鲁帕酮；造模药物肝素、液体石蜡、乌拉坦。心功能血液动力学监测系统，BL-420E 生物机能实验系统（成都泰盟科技有限公司研制）。

2. 复制方法

用 20% 乌拉坦 1.2g/kg 腹腔注射麻醉大鼠，将其仰位固定于手术台上，四肢皮下埋入针式电极观察 II 导联心电图及心率（HR）。剑突下 1cm 处纵向切开 1.5cm，分离出十二指肠，结扎胃幽门，于十二指肠表面切一小口（注意勿损伤血管），插入内径 2mm 粗的胃管，结扎固定，将十二指肠送回腹腔，缝合肌肉皮肤。分离左侧颈浅静脉，静脉注入肝素 1200U/kg。分离右侧颈总动脉，经颈总动脉插入表面涂有液体石蜡、内径 1mm 充满 0.5% 肝素的心导管至左心室，另一端经换能器与 BU420E 多道生理记录仪相连，观察记录心率、左室内压最大上升速率（+dp/dtmax）、左室内压最大下降速率（-dp/dtmax）。手术完毕，稳定 10 分钟后，耳缘静脉快速推注 0.35% 普鲁帕酮注射液 3ml/kg（药液须在 3~5 秒内推注完毕），待动物左室内压上升最大速率下降至给药前的 20%~40% 后，提示急性心力衰竭动物模型的建立。

3. 注意事项

实验过程中应注意：①使用乌拉坦进行麻醉时，剂量应恰当，避免麻醉不彻底影响手术和静脉给药；②肝素量不宜过大，否则易引起颈部伤口渗血较多，影响实验结果；③动物体重不宜过轻，因较小的大鼠颈动脉细小不易插管成功；④插管内径大小适度，过小影响心室内压力传导，过大不易插管；⑤造模药物应快速推注，一次成功。给药后应留针，避免进针处渗血。

（二）慢性心力衰竭动物模型的复制

1. 实验材料

（1）动物　Wistar 大鼠，雌雄各半，280~350g。

（2）试剂和器材　肝素，乌拉坦，BL-420E 生物机能实验系统（成都泰盟科技有限公司研制），心功能血液动力学监测系统。

2. 复制方法

用腹主动脉缩窄法制作慢性心力衰竭大鼠模型。对大鼠行 4% 戊巴比妥钠腹腔注射麻醉，每千克体重注射 40mg。剑突下腹正中切口，分层打开腹腔，在肾动脉分支以上钝性游离腹主动脉，将 7 号注射器针头平行置于腹主动脉上，用 4 号手术丝线将腹主动脉和注射器一同结扎，然后缓慢将注射器撤出，关腹分层缝合。使大鼠腹主动脉直径缩窄为 0.7 mm。正常对照组开腹后将手术丝线穿过腹主动脉，除不缩窄腹主动脉以外，其他操作与手术组完全相同。正常喂养 3 周，测定血液动力学指标，以确定慢性心力衰竭模型是否成功。采用心功能血流动力学监测系统监测血流动力学指标，包括心率（HR）、射血前期（PEP）、左室舒张时间（LVET）、每搏心输出量（sv）、每分心输出量（CO）。一般情况下，手术后第 3 周，手术组和对照组大鼠心功能发生显著变化，即 P<0.05，说明模型组造模成功。

3. 注意事项

（1）大鼠必须经过 1~2 周驯化，否则不易捉拿。

（2）麻醉注射一定要先快后慢。

（3）大鼠关腹缝合后，要注意用碘附杀菌，确保正常愈合。

近年来，许多学者为更好研究心功能衰竭，从不同角度构建了心功能衰竭动物模型。如联用不同造模方法，分别在阻断冠状动脉左旋支、左前室间支基础上应用心室快速起搏，建立稳定的心功能衰竭模型；应用腹主动脉缩窄法或冠状动脉结扎法成功构建舒张性心功能衰竭动物模型。预计会有越来越多更稳定、更贴近临床的动物 HF 模型出现，不断推动着 HF 的研究。

二、高血压病动物模型的复制

高血压（hypertension）是最常见的心血管疾病，是全球范围内的重大公共卫生问题。高血压可引起机体许多器官产生疾病，其中以脑卒中和心肌梗死最为常见，是人类死亡和致残的主要危险因素，号称"人类的第一杀手"。普查资料显示，我国的高血压患者已超过 1 亿。现已知，高血压是由多基因遗传和多个环境因素相互作用的结果，但其具体发病原因仍不明。目前，有精神神经源学说、遗传学说、内分泌学说、肾源学说、摄钠过多学说等。为更好地研究高血压的发病机制及治疗方法，动物实验已成为其研究的重要手段。这一领域的发展十分迅速，国内外已成功复制出犬、大鼠、兔、猫等多种高血压动物模型，主要分成两类，即原发性高血压动物模型和继发性高血压动物模型。

（一）原发性高血压动物模型的复制

1. 实验材料

（1）动物　健康成年杂种犬，体重 12.5~17.5kg，雌雄不限。

（2）试剂与器材　硫喷妥钠，芬太尼，犬气管插管系统，磨钻，解剖显微镜，乳胶球囊，中型动物无创血压测定系统。

2. 复制方法　采用 2.5% 硫喷妥钠腹腔内注射麻醉。气管插管后行右侧股动脉穿刺，进行动脉血压监测。手术开始后，每间隔 30~60 分钟静脉内推注芬太尼 0.5~1.0ml。将实验犬侧卧，向非手术侧旋 30°~45°。沿犬后正中旁开 1cm 作直切口长约 5cm，上达枕肌中央，下至 C_2 水平，暴露枕骨嵴，用磨钻磨除部分乳突和枕骨，形成直径 1cm 的骨窗；显微镜下暴露后组颅神经，小心辨认迷走神经、舌咽神经及副神经，将临近的小脑前下动脉或小脑后下动脉髓外侧至小脑背外侧段小心分离，游离近段 1~1.5cm 后将其贴附在延髓左侧舌咽、迷走神经出脑干段，对其形成直接压迫；为防止血管移位，将硅胶或乳胶球囊置于血管的外侧支撑血管，使血管压向迷走、舌咽神经。对照组则单纯采用球囊置于左侧后组颅神经腹侧面对其形成压迫。观察指标为术前及术后不同时间血压，即在麻醉状态下通过有创血压记录，观察收缩压（SBP）、舒张压（DBP）、平均动脉压（MAP）、心率（HR）等指标。一般于手术后 1 小时，犬血压即升高。

3. 注意事项

（1）注意麻药剂量不可过高，否则会引起动物死亡。

（2）在麻醉过程中，注意保护犬的体温。

（3）注意避免脑脊液外漏造成颅内感染。

（二）继发性高血压动物模型的复制

1. 实验材料

（1）动物 成年雄性 SD 大鼠，体重 200~220g。

（2）试剂与器材 戊巴比妥钠，1% 碘酒，75% 乙醇，大鼠血压、心率测定仪。

2. 复制方法 首先制作动脉夹。将铝制易拉罐刮掉外表油漆，剪成长 2.0cm，宽 1.0mm 的长条，将一个 4 号针头（直径 0.4mm）放入长条中央，用镊子小心压制成小环，小环内径与号针头相同，见图 4-20。

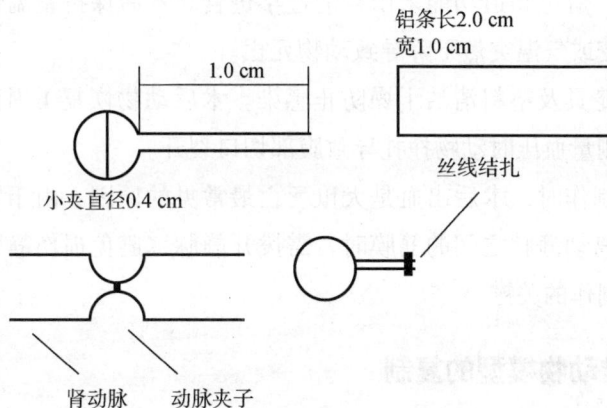

图 4-20 动脉夹制作示意图

大鼠分笼饲养于室温、12 小时日光照、45% ~55% 相对湿度的环境中，进食标准为普通颗粒饲料，自由饮水。预饲养 1 周后，禁食 12 小时，不禁水，戊巴比妥钠 30mg/kg ip 麻醉，将大鼠仰卧固定于操作台上，腹部备皮，分别用 1% 碘酒和 75% 乙醇消毒皮肤，铺上无菌中间开孔的纱布，于剑突下 1.5cm 沿腹正中线依次切开皮肤、正中白色肌腱，剪开腹膜进入腹腔。用温热盐水无菌纱布包裹左侧内脏并翻向体外，暴露左肾后沿腹主动脉用无齿小弯镊与消毒棉签钝性向下分离，在左肾静脉下方游离出左肾动脉，将一内径 0.4mm 的铝质小夹呈水平方向套入左肾动脉起始处，左肾动脉落入铝质小夹顶部的小孔内，钳闭夹子两端造成狭窄，离小夹 0.5cm 处用丝线结扎，剪去小夹多余部分并将尾端朝上避免压迫左肾静脉。将左侧内脏仔细放回腹，再用同样方法暴露右肾，分离右肾周围脂肪组织，避免损伤右侧肾上腺，近肾脏侧结扎右肾蒂后将右臀切除，内脏仔细复位后逐层缝合切口，待动物清醒后放入单笼饲养。正常对照组仅游离左肾动脉，不予狭窄；单肾对照组游离左肾动脉，不予狭窄，同时切除右肾。采用大鼠血压心率测量仪测定大鼠尾动脉血压，先将大鼠放入加热箱中加热 5 分钟，待尾部温热时将大鼠取出固定测量。术前测 1 次基础值，术后每周测 1 次，每只大鼠测 3 次取平均值。术前大鼠尾动脉血压平均值为 96.56mmHg。术后 2 周血压升高达到 159.78mmHg，即可作为继发性高血压模型。

3. 注意事项

（1）术前动物手术室应彻底清洁，经紫外线消毒，手术器械与敷料高压灭菌或器械在 75% 乙醇内浸泡 30 分钟，临用时用煮沸生理盐水冲洗，用毕仍浸入 75% 乙醇内。

（2）术中严格无菌操作；操作时动作应轻柔而迅速，仔细分离肾动脉，套动脉夹时避免将动脉上未分离干净的筋膜套入环形夹内造成肾缺血梗死。

（3）用温热盐水纱布保护内脏并仔细归位，防止胃肠扭转出现肠梗阻，术后动物清醒后应暂禁食 1 天，避免肠道功能未恢复前过早进食。术后保持室温恒定，避免动物室闷热、气压突然改变或气温突然下降导致动物死亡。

（4）保持饲养笼具及垫料清洁干燥防止感染。术后动物恢复 1 周待手术切口愈合后再测量血压，避免测量血压时动物挣扎导致腹部切口裂开。

（5）初学模型制作时，术后出血是大鼠死亡最常见的原因。由于肾动、静脉紧贴伴行，因此，钝性分离动静脉之间的筋膜时，需拨开静脉，避免损伤静脉，减少和避免术后出血是模型成功制作的关键。

三、心律失常动物模型的复制

心律失常是严重威胁人类健康的心脏疾病，严重心律失常已经成为导致人类死亡的主要原因。据报道，美国每年由于严重心律失常导致心源性猝死的人数有 25 万 ~40 万，心律失常不仅可发生于慢性心力衰竭、心肌缺血、心肌肥厚等存在器质性心脏病变的病人，也可以发生于心脏无明显器质病变的病人。尽管近些年由于心脏起搏器、射频消融等介入治疗方法使心律失常的治疗得到了极大改善，但由于介入治疗的高费用及对患者的心理影响等原因，药物治疗仍是心律失常的主要临床治疗方法。抗心律失常药物的评价主要依赖于心律失常的动物模型。哇巴因（Ouabain）又名毒毛花子苷 G，是强心苷类药物，是经典的诱发豚鼠心律失常工具药。

（一）快速型心律失常动物模型

1. 实验材料

（1）动物　犬，雌雄不限，12~15kg。

（2）试剂与器材　戊巴比妥钠，哇巴因，生物机能试验系统（可记录心电图）。

2. 复制方法　用戊巴比妥钠麻醉后固定，做股动脉插管，记录标准肢体 Ⅱ 导联心电图。第一次由股静脉缓慢注入哇巴因溶液 40μg/kg，如不出现心律失常，30 分钟后可以补加 20μg/kg，以后每隔 15 分钟补充 10μg/kg，直到产生持续性心律失常为止。

3. 注意事项　诱发心律失常的强心苷多用药物哇巴因，亦可用西地兰和地高辛。

（二）缓慢型心律失常动物模型

1. 实验材料

（1）动物　豚鼠，雌雄不限，体重 250~350g。

（2）试剂和器材　氨基甲酸乙酯，维拉帕米，生物机能试验系统（可记录心电图）

2. 复制方法　首先监测豚鼠给药前心电图，禁食不禁水 12 小时。按 2.5g/kg 氨基甲酸乙酯耳缘静脉注射，动物麻醉后，另侧耳缘静脉注射维拉帕米 3.5mg/kg 于 3~5 分钟内注完。记录注射维拉帕米后不同时刻的心电图，有心电图的改变判定缓慢型心律失常模型是否成功建立。该动物心律失常模型的心率为 150~158 次/分，为造模前的 40%~50%（$P<0.01$），P-R 间期大于 68ms，符合模标准。

3. 注意事项

（1）注意维拉帕米的给药剂量不可过大，否则会引起动物死亡。

（2）该模型通常选择颈外静脉给药，300g 左右体重的豚鼠较为适宜，太轻（小于 270g）则静脉不太明显，太重（大于 320g）则颈外静脉容易被脂肪包裹，不易分离，且容易弄破血管。

（3）豚鼠的血管受到刺激易萎缩变小，因此在分离和给药时都应小心谨慎。目前豚鼠静脉给药的部位主要有颈外静脉和股静脉，因为股静脉血管较颈外静脉细，进针困难，实验技术要求较高，而颈外静脉血管相对较粗。因此，为保证实稳定性，豚鼠宜采用颈外静脉给药。

（4）心律失常模型中一般采用出现室早（VP）、室速（VT）、室颤（VF）、停搏（CA）时哇巴因用量作为衡量指标，实验中发现出现 VF 的豚鼠死亡率较高，因此如果豚鼠还有其他用途，则采用出现室速剂量即可，并缝合切口。

（5）豚鼠麻醉后仰固定，可沿豚鼠下颌中线 1cm 处切开颈部皮肤，开口 3~3.5cm，再分别分离两侧颈静脉，这样给药后只需缝合一处切口，感染几率小，愈合良好。

四、糖尿病动物模型的复制

人类疾病动物模型分自发性和诱发性两类，复制方法多样，在动物选择上以哺乳动物为主，啮齿鼠类使用量最大、应用最广。随着转基因技术的发展和对糖尿病发病机制的逐步阐明，出现了更多更好的接近人类糖尿病的转基因动物模型。这些模型主要有两类：即自发的和诱发的糖尿病动物模型。自发性糖尿病动物模型是在自然条件下动物自然产生，或由于基因突变而出现类似人类糖尿病表现的动物模型，该模型更接近人类糖尿病的自然起病及发展，尤其适于研究糖尿病的病因学。以下是几种常见模型。

（一）1型糖尿病动物模型

1. 实验材料

（1）动物　无特定病原体 8 周龄雄性大鼠（SD），体重 190~220g，无雌雄限制。

（2）试剂与器材　链脲佐菌素（STZ），枸橼酸，枸橼酸三钠，血糖仪，血糖试纸，0.22μm 针孔滤器。

2. 复制模型　SD 大鼠经适应性饲养 2 周后行诱导。诱导前禁食 12 小时，按体质量给予 STZ 65mg/kg（以 0.1mol/L、pH4.0 无菌枸橼酸 / 枸橼酸钠缓冲液临用时配制 4mg/ml 浓度）腹腔一次性注射。对照组给予等量的无菌枸橼酸 / 枸橼酸钠缓冲液腹腔注射。对症状较重的糖尿病大鼠腹腔注射鱼精蛋白锌胰岛素 1~4U/d，以降低死亡率。注射前及注射后 1、2、4、6、8 周分别对两组动物血糖浓度进行测定（血糖测定仪与血糖测定试纸），若诱导前血糖水平 < 8.9mmol/L，注射 1 周后动物血糖浓度 >16.7mmol/L，即判定为 1 型糖尿病动物模型。其中尾静脉采血测外周血糖，应用血糖试纸测定血糖，同时每周测体质量。

3. 注意事项

（1）由于溶液极其不稳定，应该现配现用，4℃保存。STZ 粉剂应 –20℃保存。

（2）注射前动物应该禁食 12 小时以上，这样可以减少 STZ 的用量，否则容易造成动物血糖浓度过高，形成酮症酸中毒死亡。

（3）如果实验期间需要从尾部多次采血，应对伤口采取预防感染处理，否则容易出现动物烂尾感染。

（4）由于实验观察时间较长，当动物血糖浓度 >30mmol/L 时，给予动物皮下注射胰岛素，预防酮症酸中毒而死亡。

（5）在动物饲养期间，一定要保证供水充足。由于成模动物排尿量较多，每天应更换垫料 1~2 次，保持干燥。

（二）2型糖尿病动物模型

1. 实验材料

（1）动物　Wistar 大鼠，体重为 180~220g，雌性。

（2）试剂与器材　四氧嘧啶，短效胰岛素，游离脂肪酸和丙二醛试剂盒，多功能全自动生化仪，电子分析天平，普通离心机。

2. 模型复制

（1）首先制备脂肪乳。猪油 20g，甲基硫氧嘧啶 1g，胆固醇 5g，谷氨酸钠 1g，蔗糖 5g，果糖 5g，吐温 80~20ml，丙二醇 30ml，加水定容至 100ml，配成脂肪乳。

（2）取 Wistar 大鼠 24 只，随机分为正常组和高脂组，每组 12 只。正常组每天灌胃普通饮用水，高脂组灌胃脂肪乳，共 10 天。将灌胃脂肪乳 10 天的 Wistar 大鼠腹腔注射四氧嘧啶，第一次腹腔注射四氧嘧啶 120mg/kg，第二次腹腔注射四氧嘧啶 100mg/kg。

（3）采用葡萄糖氧化酶法测末次给药后 72 小时的空腹血糖值，以空腹血糖 ≥167mmol/L 作为糖尿病造模成功的指标。

（4）葡萄糖在葡萄糖氧化酶的作用下产生葡萄糖酸和过氧化氢，过氧化氢在过氧化物酶的作用下使邻联甲苯胺生成蓝色物质，此有色物质在 625nm 波长下与葡萄糖浓度成正比。通过测定蓝色物质的吸光度可计算样品中葡萄糖的含量。葡萄糖氧化酶（glucoseoxidase，GOD）利用氧和水将葡萄糖氧化为葡萄糖酸，并释放过氧化氢。过氧化物酶（peroxidase，POD）在色原性氧受体存在时将过氧化氢分解为水和氧，并使色原性氧受体 4- 氨基安替比林和酚去氢缩合为红色醌类化合物，即 Trinder 反应。红色醌类化合物的生成量与葡萄糖含量成正比。

3. 注意事项

（1）GOD 高特异性催化 β-D- 葡萄糖，而血清中葡萄糖 α 构型和 β 构型各占 36% 和 64%，要使葡萄糖完全反应，必须使 α- 葡萄糖变旋为 β 构型。解决方法是在试剂中加有变旋酶以加速变旋过程或延长孵育时间。

（2）过氧化物酶的特异性远低于 GOD，尿酸、维生素 C、胆红素、血红蛋白、四环素等可与 H_2O_2 竞争色原受体，从而抑制呈色反应，使血糖测定值偏低。

目前，糖尿病动物模型研究的热点集中在对基因的研究，如果能从动物模型身上得到致病基因在染色体上的位置，就能够从人和大小鼠之间的比较基因图谱中找到与动物模型相同的人的致病基因，并可判断其在染色体上的位置。如果能从模型动物中分离和鉴定出致病基因，那么人的基因分析也就比较容易了，用从动物模型中分离出来的致病基因制作转基因小鼠就能更详尽地研究该基因的作用，从而为今后的研究提供新的方向。

五、癫痫动物模型的复制

癫痫是神经系统的一类重要疾病，需要并发有效的抗痫药物。在设计和开发抗癫痫新药时，必需利用动物癫痫模型。实验性癫痫动物模型与人类癫痫发作存在有相似性，其机制也接近人类发作时的病理生理状态。利用电刺激或化学致惊剂复制动物模型时，一般使用当时已知的临床有效的抗癫痫药物来证明模型的有效价值，然后再用这些模型来评价新抗癫痫药物，因此，选择合适的动物模型是很关键的。

（一）癫痫持续状态的动物模型

1. 实验材料

（1）动物　Wister 大鼠，200~250g，雌雄不限。

（2）试剂与器材　匹罗卡品，东莨菪碱，氯化锂，水合氯醛。

2. 模型复制

（1）采用 2% 异戊巴比妥钠按 40mg/kg 腹腔注射麻醉。将大鼠固定在大鼠立体功能定位仪上，减去头颈的毛。消毒后，用手术刀沿头颅正中线切开皮肤，分离骨膜，暴露颅骨。用电动牙钻在大鼠头颅左侧距冠状缝 2mm、距矢状缝 3mm 处钻一直径为 2mm 的孔，切开硬脑膜，暴露软脑膜。用一管口直径 2mm 的中空管（用一些去笔头的中性笔杆较为合适），头端塞无菌棉花，以使中空管内的溶液不快速渗出为宜。在管中注入约 5ml 氯化铁溶液。

（2）将组配好的电路正极的针灸针插入中空管溶液内，负极针灸针插入大鼠左前肢皮下，调节可变电阻使电流为 200μA，通电 10 分钟。通电结束后，取下盛有氯化铁溶液中空管和大鼠左前肢的两只电极。

（3）在颅骨钻孔处安好记录电极，用生物胶固定，缝合皮肤。常规消毒后置笼内观察。记录术后大鼠的行为学改变和脑电图。

（4）对照组与实验组的手术操作完全相同，但是不导入铁离子。

（5）手术当天大鼠癫痫发作的出现率为 100%。术中大鼠四肢开始出现抖动。术后大鼠意识状态模糊，双后肢抖动较为明显，双前肢抖动较后肢略轻微。术后半小时大鼠意识状态稍清醒，可站立，但全身仍颤抖不止。术后 45 分钟，战栗现象有所减轻。术后 105 分钟左右，双前肢出现抱头现象。术后 135 分钟左右，动物不自主的出现身体左转，全身及四肢抖动，持续时间约 10 秒。术后 2~4 小时，实验大鼠癫痫发作频繁，2~3 分钟发作一次。每次发作形式相似：首先是全身颤动，以双前肢较为明显，接着为全身强直样抖动，整个身体向左偏转，右侧两肢离地，继而头向右偏，身体向左扭曲。身体不能自主保持平衡，仰面摔倒、四肢朝天、身体及四肢不停抽搐，持续时间约 30 秒，发作停止后实验大鼠自主翻身，然后逐步恢复正常。术后 3~4 小时大鼠发作次数逐渐减少，约 10 分钟发作一次。4~5 小时约 30 分钟发作一次。后逐渐减少，12 小时时未见发作。

3. 注意事项　癫痫的判定一般是根据 Racine 标准：0 级，无惊厥；Ⅰ级，面部阵挛；Ⅱ级，面部阵挛 + 节律点头；Ⅲ级，面部阵挛 + 节律点头 + 前肢阵挛；Ⅳ级，面部阵挛 + 节律点头 + 前肢阵挛 + 后肢站立；Ⅴ级，面部阵挛 + 节律点头 + 前肢阵挛 + 后肢站立 + 跌倒。凡已获得连续 5 次Ⅱ级或Ⅱ级以上惊厥记录的鼠，被认为已完全点燃。

（二）难治性癫痫的动物模型

1. 实验材料

（1）动物 6~8周Wistar大鼠，体重200~250g雄性。

（2）试剂和器材 戊四氮，苯妥英钠（PHT），苯巴比妥钠（PB），大鼠头部固定仪，动态脑电记录仪。

2. 模型复制

（1）大鼠随机分为2组，实验组和对照组。固态戊四氮溶于0.9％的生理盐水中配制成浓度为1％溶液，起始剂量40mg/kg，给予实验组大鼠分批腹腔注射，直至出现Racine Ⅳ~Ⅴ行为，连续出现6~8次以上发作，即确定点燃（Kindling）。对照组大鼠给予等剂量0.9％的生理盐水注射，方法同上。点燃率可达97％，大鼠在点燃过程中有可能抽搐死亡，极个别动物未点燃。

（2）确定点燃24小时后，实验组随机分为4组，其中3组为药物治疗组，1组为未治疗组。治疗1组腹腔注射PHT（75mg/kg），治疗2组腹腔注射PHT（150mg/kg），治疗3组腹腔注射PHT（225mg/kg），同步取血测定血药浓度及观察动物出现的不良反应。每天上午9：00给药1次，持续3周。最后一次给药24小时后应用小剂量戊四氮10mg/kg（根据预实验结果，该剂量对于正常大鼠不会引起癫痫发作，而只对点燃鼠和点燃后应用AED治疗无效的大鼠有刺激其癫痫发作的作用）进行动物筛选，根据Racine分级作为行为学评定以及脑电图出现的棘波或棘慢综合波放电，筛选出耐PHT大鼠即予保留；筛选后的治疗1、2、3组腹腔注射PB（60mg/kg），重复上述注射步骤。对照组和未治疗组大鼠同步注射同体积的生理盐水作为参照，步骤同上。3组治疗组动物PB注射完毕后，进行动物筛选，方法同前，最后筛选出耐PHT和PB的难治性癫痫大鼠。

3. 注意事项 目前，对于难治性癫痫形成的原因说法不一，其中关于药物的影响研究发现，不规律使用抗癫痫药物或抗癫痫药物剂量过大、超过最大有效治疗剂量时，都可以加重癫痫发作，并且可能导致癫痫患者明显耐药成为难治性癫痫。难治性癫痫动物模型建立的国际标准：①一线的抗癫痫药物不能控制其癫痫发作；②模型发作时有脑部异常放电，可从电生理角度评价药物疗效；③发作类型应与临床类型相似（临床常见的发作类型为复杂的部分性发作伴继发全身性发作）；④能够长期存活，可进行抗癫痫药物的长期研究。

癫痫发作模型种类很多，能用于鉴定和说明可能具有抗癫痫作用药物的药效学机制。这些模型可作为初步筛选工具，鉴定更多的向性治疗药物。动物癫痫模型在不断完善、不断发展中，在对抗癫痫药物的研究中，可看抗癫痫药物对两种以上模型效果如何，如对两种发作模型均有效，说明它是一种广谱抗癫痫药物。但是动物模型的实验结果只能提供选择的机会，真正证实抗癫痫作用的最终实验还是要利用病人来证实结果。

六、消化性溃疡动物模型的复制

消化性溃疡（pepticulcer，PU）包括十二直肠溃疡（DU）和胃溃疡（gastriulcer，GU），是消化系统的常见病、多发病。既往资料显示，10%~12%的人会患消化性溃疡，男性患病率较高，约为16%，女性约为4%。是一种多病因疾病，目前认为其病因主要为胃酸、胃蛋白酶，幽门螺杆菌感染，非甾体类抗炎药，遗传因素，胃、十二指肠运动异常，以及其他危险因素，如吸烟、饮食、病毒感染等。由于其致病因素的多样性和其作用机制和作用特点各不相同，研制筛选各种针对病因的药物对于胃黏膜病变的治疗具有重要意义。因此，选择、制作合适的动物模型是药物研制过程中经常需要考虑的问题。

（一）胃溃疡的动物模型

1. 实验材料

（1）动物 健康成年 Wistar 大鼠，体重 200~250g，雌雄不限。

（2）试剂与器材 戊巴比妥钠，醋酸。

2. 复制模型 大鼠禁食 24 小时，自由饮水。之后，将大鼠用戊巴比妥钠麻醉后，仰卧位固定于手术台上，剪掉腹毛，常规局部消毒，于剑突下腹中线稍左分层切开腹壁 2.0~2.5cm，将胃拉起。除空白对照组外，其他动物在胃腹侧面、胃体与幽门结合部浆膜下 0.4~0.5mm 处注入纯乙酸 0.1ml，擦净渗出酸液，将胃体送回腹腔，关闭并缝合腹壁。3 天后处死动物，取胃，观察溃疡灶，计算溃疡面积。

$$溃疡面积 = 1/4 \times 3.14 \times D_L \times D_S$$

式中，D_L 为溃疡灶长径；D_S 为溃疡灶短径。

3. 注意事项 现在一般认为乙酸法溃疡模型的形态特点与修复过程类似人类消化性溃疡，因而适用于研究消化性溃疡的愈合过程。

（二）十二指肠溃疡的动物模型

1. 实验材料

（1）动物 Wistar 大鼠，180~220g，雄性。

（2）试剂与器材 半胱氨酸，醋酸，解剖显微镜。

2. 复制模型

（1）大鼠半胱氨酸型十二指肠溃疡动物模型 Wistar 大鼠禁食、自由饮水 24 小时后，分别皮下给予 10%半胱氨酸，400mg/kg。24 小时后处死，打开腹腔，取出胃和十二指肠，于 1%甲醛固定 15 分钟，沿胃大弯和十二指肠系膜对侧剪开，冲洗内容物，平展于玻璃板上，解剖显微镜下观察十二指肠损伤情况。黏膜损伤程度用指数法评价，采用 Moraes 等人方法并略作改良：0 分为黏膜正常；1 分为黏膜充血、水肿；2 分为黏膜糜烂、出血；3 分为浅溃疡；4 分为深溃疡；5 分为溃疡穿孔。

（2）醋酸烧灼型十二指肠溃疡动物模型　Wistar 大鼠术前禁食、自由饮水 24 小时后，戊巴比妥钠麻醉下打开腹腔，将内径 5mm 玻璃管垂直置于靠近幽门处的十二指肠浆膜面上，向管腔内加入冰醋酸 0.1ml，30 秒后，用棉签吸净冰醋酸，以生理盐水清理局部，覆盖大网膜，缝合腹壁。术后正常饮食，7 天后处死，打开腹腔，结扎贲门和十二指肠末端，胃内注入 1% 甲醛 8ml，将胃、十二指肠取出，置于 1% 甲醛中固定 15 分钟，沿胃大弯剪开，冲洗内容物，平展于玻璃板上，解剖显微镜下测定溃疡直径，计算溃疡指数（各组大鼠溃疡直径和的平均值）和溃疡抑制率，观察溃疡愈合程度。

3. 注意事项

（1）半胱胺皮下注射位置要尽量一致，否则影响实验结果。

（2）大鼠捉拿必须戴好防护手套，以免被大鼠咬伤。

动物模型的建立是研究消化性溃疡的必不可少的途径，目前医学界尚未完全寻求到一种公认的经济、简便和易复制的动物模型。幽门螺杆菌（HP）感染作为消化性溃疡的主要致病因素已经得到了国际医学界的肯定。目前建立 HP 感染的实验动物模型已有了新的进展，将对消化性溃疡实验动物模型的建立及实验方法的不断改进提供更加有力的帮助，同时研究必须认识到实验动物模型与人类真正患有消化性溃疡疾病状态之间尚存在一定差距，因此在利用动物模型研究时，务必根据自身研究目的、内容等来选择实验动物及模型，并考虑该模型的优缺、缺点，加以分析和选择，才能达到研究的目的。

七、肿瘤动物模型的复制

为更好地了解肿瘤的发病机制、肿瘤与宿主的关系、肿瘤侵袭与转移的过程和治疗措施的有效性，需要建立合适的动物模型。小鼠与人类在遗传学、病理学、生物学许多特性方面相似，是肿瘤研究的理想动物模型。而且目前的技术能够在鼠的基因水平上设计与人类疾病相关的基因突变而获得相关疾病模型。小鼠模型是目前可以整合基础和临床肿瘤研究的武器，已应用于肿瘤研究的各个领域。随着对肿瘤认识的不断深入，及实验动物学的发展和一些新技术的运用小鼠肿瘤模型的研究取得了重要进展，并已得到广泛应用。小鼠肿瘤模型应能模拟并真实地重复人类肿瘤的自然发生、发展过程，并具有与之相同的病理和生化特点，肿瘤发生只经历极短的潜伏期，且进展较快，模型动物的生命周期较短。目前的肿瘤模型大部分能模拟。人类特定肿瘤的一个或多个主要特征。对特定遗传靶（如 min 鼠和 Ape 基因）有效的模型可能适于研究肿瘤进展的早期事件，但不一定适于研究肿瘤转移的情况。相反，一些转基因和基因敲除鼠模型中肿瘤生长和进展快速，可以比较方便地获得肿瘤发展的整个过程，但不适于早期肿瘤的预防研究。随着小鼠肿瘤模型的发展，人们可以根据研究目的选择最适合的小鼠肿瘤模型。

（一）实体型 S180 肿瘤的动物模型

1. 实验材料

（1）动物　昆明种小鼠，180~220g，雌雄各半。

（2）瘤原与器材　复水型 S180 瘤细胞，细胞计数系统。

2. 模型复制　选取饲养 1 周的 S180 腹水瘤小鼠，抽取乳白色腹水，血性腹水不用，加生理盐水适量稀释成 1∶4 的瘤细胞悬液，调细胞数至 1×10^8 个 /ml，每只鼠接种 0.2ml 于右前肢腋窝下，整个接种时间在 1 小时内完成。约 7 天之后即可看到肿瘤。

3. 注意事项　操作过程，要尽量避免细菌污染。所有器械都应消毒灭菌。

（二）肺转移型 Lewis 肺癌的动物模型

1. 实验材料

（1）动物　清洁级近交系 C57BL/6，6~7 周龄，200~220g，雌雄无限。

（2）瘤原与器材　Lewis 肺癌细胞株，细胞计数系统。

2. 模型复制　将 Lewis 肺癌荷瘤鼠置于超净工作台，脱颈椎法处死，碘酒、75% 乙醇依次消毒，切开右腋皮肤，取生长良好的新鲜肿瘤组织，置于无菌组织研磨器研磨，瘤组织匀浆与生理盐水按 1∶3 的比例配制成瘤细胞悬液，台盼蓝染色，倒置显微镜下显示活细胞数在 90% 以上，并调整到活细胞浓度为 3×10^6 个 /ml。每只小鼠右腋皮下注射瘤细胞悬液 0.2ml，接种 20 天后，乙醚麻醉处死动物取双肺，采用解剖显微镜下统计肺转移结节数。根据瘤节数和大小评价抗肿瘤作用。

3. 注意事项　肿瘤细胞悬液浓度不是越高越好，注射要缓慢。整个操作要尽量避免细菌污染。

小鼠肿瘤模型的研究，特别是利用分子手段建立的各种小鼠模型，将是现在和未来进行肿瘤研究的重要内容之一，随着研究的深入以及各种技术的完善，人们将逐渐发现肿瘤的发病机制、肿瘤与宿主的关系、肿瘤侵袭与转移过程，从而找到治疗肿瘤的有效方法。

八、心肌缺血再灌注损伤动物模型的复制

1. 实验材料

（1）动物　大鼠，体重 120~200g，雌雄不拘。

（2）试剂和器材　造模药物，KHB 灌流液。25% 乌拉坦、1% 肝素。大鼠急性手术器械一套、Maclab 仪、大鼠离体心脏等容收缩灌流装置、恒温浴槽、恒流泵、水浴锅、量筒、滴管、玻璃棒、离心管、乳酸脱氢酶测定试剂盒、分光光度计。

2. 复制方法

（1）离体大鼠心脏灌流模型制备

1）取大鼠一只，称重，25% 乌拉坦 0.4ml/100g 体重，腹腔注射麻醉，仰卧位固定。

2）1% 肝素按 0.2ml/100g 体重从尾静脉注射。

3）前胸、上腹部剪毛，沿肋缘下剪开腹前壁皮肤、皮下筋膜、肌肉、纵向剪开胸壁和横膈前沿，揭开胸骨暴露心脏。将心脏轻轻提起，暴露出各大血管，用弯剪刀将其迅速剪断，放入装有灌流液的大平皿中。

4）经主动脉将心脏悬挂在灌流装置上，用丝线结扎固定，打开灌流液行逆向灌流，心脏很快恢复自主跳动，小心剪去心脏周围附着组织。

5）关闭灌流液，用眼科剪剪去左心耳，通过左心耳经房室瓣插入左心室——乳胶球囊，球囊连接一个内充生理盐水的导管，导管经三通管和换能器与 Maclab 仪连接。

6）在 Maclab 仪的监测下，通过向球囊内注入一定量的生理盐水使左心室的舒张末压调整在 0~0.93kPa（0~7mmHg）之间。

7）预灌注 10~20 分钟，观察心率、心室内压和 $\pm \mathrm{d}p/\mathrm{d}t_{max}$ 等心功能指标，待上述各指标平衡后开始以下实验。

（2）心脏钙反常实验

1）用含 Ca^{2+} 的 KHB 液做 10 分钟的预灌流。

2）待心跳恢复正常后，用无 Ca^{2+} 的 KHB 液灌注心脏 10 分钟，再以含 Ca^{2+} 的 KHB 液灌注心脏 20 分钟，观察心脏跳动状态及心功能变化。

3）分别收集冠脉回流液 1ml，测量乳酸脱氢酶含量。

（3）心脏氧反常实验

1）用富氧含糖的 KHB 液做 20 分钟的预灌流。

2）用乏氧无糖的 KHB 液灌注心脏 90~120 分钟，再以富氧含糖的 KHB 液灌注心脏 5~10 分钟，观察心脏跳动状态及心功能变化。

3）分别收集冠脉回流液 1ml，测量乳酸脱氢酶含量。

【注意事项】

1. 葡萄糖在临用时加入，加入葡萄糖的溶液不能就存，以免变质。

2. 灌流液事先要用混合氧气充分饱和，一般为 30 分钟。

3. 注意保持心脏在 37℃恒温和保持灌流液的贮存液面与心脏之间的高度基本一致。

心肌缺血再灌注损伤（MIRI）是指心肌缺血后再灌注期间导致的心肌细胞损害，其损害程度较心肌缺血本身严重，常表现为心肌细胞收缩功能减弱和心室顺应性改变，出现心律失常、心功能低下等现象。这是目前临床冠脉搭桥术、经皮冠脉内成形术、溶栓术等心脏介入性治疗常见的严重并发症。

用低氧溶液灌注组织器官或在缺氧的条件下培养细胞一定时间后，再恢复正常氧供应，组织及细胞的损伤不仅未能恢复，反而更趋严重，这种现象称为氧反常。用无钙溶液灌流大鼠心脏后，再用含钙溶液进行灌流时，心肌细胞的损伤反而加重，称为钙反常。

心肌缺血再灌注损伤与细胞内钙超载和氧自由基产生增多有关。

九、肝性脑病动物模型的复制

1. 实验材料

（1）动物　家兔，体质健康，体重 2.0~3.0kg，雌雄不限。

（2）试剂与器材　器材：体重秤，兔手术台 1 个，哺乳动物手术器械 1 套，棉绳，注射器（0.25ml、5ml、20ml）。试剂：普鲁卡因（40mg/2ml），2.5% 复方氯化铵溶液，营养液。

2. 复制模型

（1）取家兔一只，称重，将其仰卧位固定于兔手术台上。

（2）腹部剪毛，自剑突下沿腹壁正中线皮下注射普鲁卡因（8ml/只）浸润麻醉。并做约 10cm 切口。打开腹腔，暴露胃和小肠。用两对皮钳夹住腹壁，把切口的两缘向外上方提起，形成一皮兜。

（3）十二指肠插管：沿胃幽门向下找到十二指肠。选择十二指肠肠壁上的某一血管较少的部位用细线作荷包缝合，在其中用眼科剪刀剪一 3mm 长的小切口，将导尿管从切口处向十二指肠远端方向插入约 5cm 并结扎固定，然后用皮钳对合夹住腹壁切口，关闭腹腔。

（4）向十二指肠插管内注入复方氯化铵溶液，每间隔 5 分钟，注入 5ml，仔细观察家兔呼吸、肌张力变化，直至痉挛发作（出现扑翼样震颤）为止。

【注意事项】

1. 游离肝脏的动作应轻柔，结扎应在肝脏根部（肝组织脆性大，要防止出血）。

2. 剪镰状韧带时不要刺破膈肌（以防引起气胸，肺不张），剥离肝胃韧带时，勿弄破周围的大血管。

3. 术后须关闭腹腔，防止腹压增高、内脏外溢。

4. 区别挣扎与抽搐（主动与否；抽搐具有节律性）。

第五节　动物实验常用生理溶液的配制方法

细胞的生命活动受到所处体液环境中各种理化因素的影响，如各种离子、渗透压、pH、温度等。无论浸浴离体标本或机体输液，皆需配制各种接近于生理条件的液体，称之为生理溶液（physiologicalsolution）。生理溶液的理化性质如各种离子、渗透压、pH、温度等与离体标本或机体的组织液比较相似。

（一）常用的生理溶液配制

生理溶液由无机盐、葡萄糖和水配制而成。配制生理溶液有两种方法。

1. 根据用量按表 4-1 计算出各成分的量，用天平称取各成分溶解于蒸馏水（氯化钙单独用一容器溶解），将溶液用蒸馏水稀释至配制量的 80% 左右，再将氯化钙溶液一边搅拌一边缓慢加入。

2. 按表 4-1 先将各成分分别配成一定浓度的基础溶液，然后按表所载分量混合。

注：氯化钙溶液在其他成分混合稀释后再一边搅拌一边缓慢加入。

葡萄糖应在临用时加入，加入葡萄糖的溶液不能久置，否则会发生变质。

表 4-1 常用生理盐溶液的成分及配制

成分及基础液浓度	任氏液	拜氏液	乐氏液	台氏液	克氏液	克-亨液	豚鼠支气管液	大鼠子宫液
NaCl（g）	6.5	6.5	9.2	8.0	6.6	6.92	5.59	9.0
20%（ml）	32.5	32.5	46	40	33.0	3.46	27.95	45
KCl（g）	0.14	0.14	0.42	0.2	0.35	0.35	0.46	0.42
10%（ml）	1.4	1.4	4.2	2.0	3.5	3.5	4.6	4.2
$CaCl_2$（g）	0.12	0.12	0.12	0.2	0.28	0.28	0.075	0.03
5%（ml）	2.4	2.4	2.4	4	5.6	5.6	1.5	1.6
$NaHCO_3$（g）	0.20	0.20	0.15	1.0	2.10	2.10	0.52	0.5
5%（ml）	4	4	3	20	42	42	10.4	10.0
NaH_2PO_4（g）	0.01	0.01	—	0.05	—	—	0.1	—
1%（ml）	1	1	—	5	—	—	10	—
MgCl（g）	—	—	—	0.1	—	—	0.023	—
5%（ml）	—	—	—	2	—	—	0.45	—
KH_2PO_4（g）	—	—	—	—	0.162	0.16	—	—
10%（ml）	—	—	—	—	1.62	1.6	—	—
$MgHSO_4 \cdot 7H_2O$（g）	—	—	—	—	0.294	0.29	—	—
10%（ml）	—	—	—	—	2.94	2.9	—	—
葡萄糖（g）		2.0	1.0	1.0	2	2	—	0.5
pH			7.5	8.0				
蒸馏水	加至1000ml	加至1000ml	加至1000ml	加至1000ml	加至1000ml	加至1000ml	加至1000ml	加至1000ml

（二）生理溶液的用途

各种生理溶液都有其适用的对象，实验时应根据实验对象选择合适的生理溶液。

1. **生理盐水（normal saline）** 0.9% NaCl 溶液适用于哺乳类动物的输液、手术部位的湿润等；0.65% NaCl 溶液适用于蚌、龟、蛇等变温动物器官组织的湿润。

2. **任氏液（Ringer's solution）** 适用于蛙类动物组织器官的湿润、离体器官的灌流。

3. **拜氏液（Bayliss's solution）** 适用于离体蛙心。

4. **乐氏液（Locke's solution）** 适用于哺乳类动物心脏、子宫等。

5. **台氏液（Tyrode's solution）** 适用于哺乳类动物，特别适用于哺乳类动物的小肠。

6. **克氏液（Krebs's solution）** 适用于哺乳类动物各种组织。

7. **克 - 亨液（Krebs-Henseleit's solution）** 适用于豚鼠离体气管、大鼠肝脏等。

8. **豚鼠支气管液（Thoroton's solution）** 适用于豚鼠离体支气管。

9. **大鼠子宫液（De-Jalon's solution）** 适用于离体大鼠子宫。

（三）常用生理盐水溶液及试剂的浓度计算及配制方法

1. **按百分浓度配制** 常用的有 0.65% NaCl、0.9% NaCl、2% $CaCl_2$、1% KCl 等。例如配制 0.65% NaCl，将 0.65g 固体 NaCl 加蒸馏水至 100ml 即成。其余类推。

2. **按比例浓度（g/ml）配制** 常用的有 1∶10000 肾上腺素，1∶10000 去甲肾上腺素等。例如，配制 1∶10000 肾上腺素，取 1mg/ml 注射剂 1 支（含肾上腺素 0.001g）加蒸馏水至 10ml 即成。配制的溶液总量（X）可用比例式求出：$1∶10000=0.001∶X, X=10$（ml）。其余类推。

3. **按摩尔（mol/L）浓度配制** 先计算化学药品的分子量，再进行配制。如配制 1mol/L NaOH 溶液，其分子量为 40，即 40g NaOH 等于 1mol/L。将 40g NaOH 固体加蒸馏水至 1000ml 即成。

4. **抗凝剂肝素** 用压力换能器记录动物血压时，在动脉插管内应注满 0.5% 的肝素溶液，以防止插管内血液凝固。实验动物作全身抗凝时，一般用量为：大鼠 2.53mg/200~300g；兔 10mg/kg 体重；犬 5~10mg/kg。肝素亦可用国际单位计量，1mg=100 个国际单位。肝素应避光低温保存。保存时间太长，已近过期或已过期的肝素，应增加 1~3 倍用量。

第 五 章

科研基本知识

第一节　医学实验设计的原理与方法

一、实验设计的基本程序

实验研究的基本程序包括立题、设计、预备和正式实验、实验资料的收集、整理和统计分析、总结完成论文。

（一）立题（选题）

立题在实验设计中的重要性是排在第一位的。立题的过程是创造性思维的过程。其需要查阅大量的文献及实践资料，了解本课题近年来已取得的成果和存在的问题；找出要探索的课题关键所在，提出新的构思和假说，从而确定研究的课题。立题时需注意一下几方面。

1. **科学性**　指选题有充分的科学依据。

2. **先进性**　指选题对已知的规律有所发现和创新。

3. **可行性**　指立题时已具备的主、客观条件。

4. **实用性**　指立题有明确的目的和意义。

（二）设计

实验设计是根据立题而提出的实验方法和步骤，是完成课题的实施方案。其包括实验材料和对象、实验的例数和分组、技术路线和观察指标、数据的收集和处理方法等。

（三）预备和正式实验

（四）实验资料的收集、整理和统计分析

（五）总结完成论文

二、实验设计的三要素

实验设计包括三个基本要素，即实验对象、处理因素、观察指标。

（一）实验对象的选择

机能实验学的研究对象包括人和动物，其中以后者为主。选择合适的实验动物对实验成功具有重要意义。选择的条件如下。

1. 选择接近于人类而又经济的动物　一般常选择的实验动物为家兔、大鼠、小鼠，有时需用犬、羊、猴。

2. 根据实验要求选择动物的品种和纯度　应以健康和营养良好的纯种动物为佳。

3. 动物年龄、体重、性别一致　选用发育成熟的年幼动物为佳，若性别要求不高，可雌雄混用，但分组时需雌雄搭配。与性别相关的实验，需选择某一种性别的动物。

（二）处理因素

处理因素是指对实验对象施加的某种外部干预。给使用动物以各种处理，包括接种细菌、毒素等生物病菌；给予化学制剂或药物；进行烧伤创伤等物理刺激等。处理使用对象的目的有两个方面。一是复制人类疾病的动物模型，观察其发病机制；二是进行使用治疗，观察药物或其他治疗手段的疗效。

1. 人类疾病动物模型的复制　动物模型包括整体动物、离体器官、组织细胞、教学模型。复制动物模型时，应遵守以下原则。

（1）相似性原则　复制的模型尽可能近似人类疾病。

（2）重复性原则　复制模型的方法要标准化，疾病模型可以重复复制。

（3）实用性原则　复制的方法尽量经济易行，用中小动物（家兔，大、小鼠）复制出的人类疾病模型虽没有灵长类动物相似性好，但价格便宜，实用性强。

2. 疾病处理和使用治疗　给予药物治疗和观察治疗效果是综合性机能实验的重要方面。在设计时可分为两类。

（1）单因素设计　给予一种处理因素（如药物），观察处理前后的变化，便于分析，但花费较大。

（2）多因素设计　给予几种处理因素同时观察，用析因分析法进行设计，能节省经费和时间。

（三）观察指标

确立实验观察指标是实验研究的一项重要工作。首先，要明确什么是观察指标，具体含义是什么。观察是对实验研究对象有计划、有目的地用感官进行考察的一种方法，其最终目标是准确、客观、深入、全面地感知世界。观察可以直接获得系统的科学事实，是认识得以发展的基础与源泉，是科学发展的重要途径。科学始于观察，而观察也是验证科学假说和发展科学理论的重要手段。

设计一些好的观察指标是体现使用的先进型和创新性的重要环节。观察指标是反映实验对象在经过处理前后发生生理或病理变化的标志。其包括计数指标（定性指标）和计量指标（定量指标），主观指标和客观指标。

1. 实验观察指标的分类　实验观察指标的分类没有一个固定的和一致的规范性条文，只是人们的一种习惯性的或依据观察内容的属性范围，确立的一些不够规范、不够全面的分类方法。

（1）一般性观察指标　这类观察指标是指以机体功能或以某一器官功能为主，设立实验中观察项目，并进行定量、定性分析。包括体温、血压、呼吸、心率、心电图、脑电图、全身一般情况等。

（2）生物化学及免疫学观察指标　生物化学性观察指标是指利用生物化学方法，检测机体中某些代谢产物、体液因子。包括血液中红细胞和白细胞检测、血尿中肌酐浓度、血浆纤维蛋白原、凝血因子、白介素、K^+、Na^+、Cl^-、HCO_3^-、pH、$PaCO_2$等。

免疫学观察指标是指利用免疫学抗原、抗体具有特异结合的方法，检测机体内特异抗原或抗体的量以及存在的部位，以帮助定位。

这一类观察指标的实际意义是一项指标只能单一地说明一个问题的实质，多个或若干项的指标综合起来分析一个特定的问题时，其参考价值就十分有意义了。

（3）生物电信号观察指标　基础医学实验研究中，采用各类生物电信号的指标，积极研究疾病时器官的功能、脑神经功能、神经递质效应均有十分重要和不可替代的作用。观察、记录生物电信号时应注意三方面信息。①原始生物电信号的信息，如潜伏期、电压幅度、时程、周期、位相、相数等。②对原始生物电信号的二次处理信息，如对原始生物电信号的积分、微分、频谱分析、叠加平均、数字减法等。③某通道生物电信号与其他信号（生物电信号或非生物电信号）之间的关系。

在医学测量信号中，有心电、肌电、脑电、眼电、视网膜电流、皮肤电、胃电和神经电位等生物电信号的描记有心电图（ECG）、肌电图（EMG）、脑电图（EEG）、眼电图（EOG）、视网膜电流图（ERG）、皮肤电反射（GSR）、胃电图（EGG）等。

（4）形态学观察指标　这类观察指标主要描述器官、细胞的形态改变特征。可以用肉眼大体上观察描述，可以借助显微镜描述微细结构。例如，肉眼观察到的心脏扩张、肺水肿、下肢水肿及肾脏缺血等；显微镜下见到的细胞器的肿胀、细胞核缩小破裂、线粒体破裂、微血管口径、血细胞流态、流速等。

一般情况下，一项高质量的医学实验研究应包括上述4方面的内容。单项观察标，说明的问题、验证的实验效应不够全面，是很局限的。有必要进一步综合各项指标进行整体分析。

2. 确立观察指标的原则　选择准确、恰当的观察指标，对实验结果进行定性、定量的分析说明，是实验研究工作中不可忽视的大问题，直接影响实验工作的质量。因此，在确立实验观察指标时应该注意如下原则。

（1）特异性指标与非特异性指标的结合　指标是指可以准确地反映所施加处理问题后的实际效应，可分为特异性、非特异性两类。特异性指标是指某一疾病所特有的表现体征。例如，对家兔实施动脉放血复制失血性休克疾病模型时，动物动脉血压下降是特异性的标志。又如一个"大三阳"的乙肝患者，经过一段时间的护肝和抗乙肝病毒的治疗，转为"小三阳"的体征也是一种特异性的指标。非特异性指标是指除反应所施加处理因素的效应外，还受到其他相关因素的影响。例如，家兔失血性休克，放血可导致血压下降是特异性的标志，但是血压下降程度的不同是非特异性的。即不同的体重、不同性别的家兔，在控制放血量为 20ml 时，血压也会处在 5.33kPa（40mmHg），这就是观察指标的非特异性的特征。在一组实验中，将特异性指标和非特异性指标有机地结合在一起，全面地分析问题是十分重要的原则。

（2）首选客观性较强的指标　指标分为客观指标和主观指标。客观指标包括体温、心率、血压、血细胞计数等；主观指标包括疼痛、食欲不佳、睡眠不佳、周身不适等。一般情况下，我们对客观指标可以进行定性、定量测量，给予准确评价；主观指标受主观意识和心理因素多方面的影响，不宜也很难客观地给予衡量和验证。因此，实验中首选客观性较强的观察指标。

（3）指标的科学性与可行性的结合　依据试验目的确定观察指标，其观察指标必须具有科学性，必须可以反映所施加处理后的真实效应，有利于通过实验研究更为准确地认识事物的真实本质。如果不切实际地、盲目地追求"高、新、精、尖"，是不可取的，也是无法实现的。例如，在临床研究中用 X 线检测就能达到目的，就不应该选用 CT 检测，这也是一条基本原则。

三、实验设计的三个原则

实现实验设计的科学性，除了合理安排实验对象、处理因素和观察指标外，还必须遵循使用设计的三个原则。

（一）对照原则

设置对照是为了使观察指标通过对比发现其特异变化。

1. 分实验组和对照组　对照组与实验组具有同等重要的意义。因为在实验中难免有非处理因素干扰造成的误差，如动物个体差异、实验环境的作用等。对照组应选择同一种属和体重、性别相近的动物，在同一实验环境下实验。根据实验目的的不同，可选择多种对照形式。

（1）空白对照　亦称正常对照，即对照组不加任何处理因素。例如，观察某一降压药的作用时，实验组动物给降压药，对照组动物不给降压药。

（2）自身对照　对照与实验均在同一受试动物身上进行。例如，用药前后的对比、先用 A 药后用 B 药的对比。

（3）相互对照　亦称组间对照，即不专门设立对照组，而是几个实验组之间相互对照。例如，用几种药物治疗同一疾病，对比这几种药物的效果。

（4）标准对照　不设立对照组，实验结果与标准值或正常值进行对比。如果是药物疗效的观察，已知有效地阳性药物可作为标准对照组。

2.具有可比性　在比较的各组之间，除了处理因素不同外，其他非处理因素尽量保持相同，从而根据处理与不处理之间的差异，了解处理因素带来的特殊效应。

（二）随机化原则

指实验对象的实验顺序和分组进行随机处理。随机分配指实验对象分配至各实验组或对照组时，机会是均等的。通过随机化，一是尽量使抽取的样本能够代表总体，减少抽样误差；二是使各组样本的条件尽量一致，消除或减小组间人为的误差，从而使处理因素产生的效应更加客观，便于得出正确的实验结果。例如，观察某种抗休克新药对失血性休克的治疗效果，实验组和对照组均复制同一程度的失血性休克模型，然后实验组给抗休克新药，对照组给等量生理盐水。如果动物的分配不是随机进行，把营养状态好和体格健壮的动物放在实验组，把营养和体格不好的动物放在对照组，最后得到的阳性结果并不能真正反映药物的疗效，很可能是动物体格差异所致。

随机化的方法很多，如抽签法、随机数字表法、随机分组表法，具体可参阅《医学统计学》。

（三）重复原则

重复是保证科学研究结果可靠性的重要措施。重复有两个重要的作用。一是可以估计抽样误差的大小，因为抽样误差（即标准误）大小与重复次数成反比。二是可以保证实验的可重复性（即再现性）。实验需重复的次数（即实验样本的大小），对于动物实验而言（即实验动物的数量）取决于实验的性质、内容及实验资料的离散度。一般而言，计量资料的样本数每组不少于 5 例，以 10~20 例为好。计数资料的样本数则需每组不少于 30 例。

第二节　医学文献的检索方法

一、文献检索的目的及在科研中的作用

文献检索就是从众多的文献中查找并获取所需文献的过程。"文献检索"和"文献查阅"常常互用。"检"和"查"都有寻求、查找的意思，"索"指索取、获得文献的意思，"阅"指阅读文献，并有分析评价之意，似乎文献查阅意义更宽泛些。文献检索是教育研

究过程中一个重要步骤，不仅仅是在研究的准备阶段被运用，而且贯穿于研究的全过程。当研究课题尚未确定时，课题的产生常常是从泛泛地浏览文献、阅读文献开始的；当研究课题初步确定后，研究人员则必须围绕课题内容广泛地收集和查阅有关的文献，以了解前人在这一领域的研究成果。甚至在研究实施过程中，在分析研究结果、撰写研究报告时，仍需反复核查文献，分析评价文献，时刻关注文献资料的进展情况。一般来说，在确定研究课题前后，查阅文献相对集中些。

查阅文献是进行科学研究的基础，任何研究都是在前人研究成果基础上的创新。通过查阅文献有助于确定研究课题，形成研究假设，制定研究计划；有助于分析研究结果，撰写研究报告。无论什么研究，其实施与成果总是同占有什么样的文献资料联系在一起的。掌握文献检索的方法是研究者从事研究的一项基本功。

文献检索的作用还在于以下几个方面。

1. 为研究提供参考内容。

2. 进一步限制和确定研究课题和假设。

3. 提供前人的研究信息。

4. 为如何进行研究提供思路和方法。

5. 完善原有的研究设计和方案。

6. 避免重犯前人犯过的错误。

7. 为解释研究结果提供背景资料。

二、医学文献的种类

（一）按加工层次划分

1. **一次文献**　即原始文献，是作者根据自己的工作和研究成果而写成的，也可称原始论文。例如，期刊论文、学位论文、研究报告、专利说明书等。

2. **二次文献**　是对一次文献进行收集、分析、整理并按照其外部特征或内部特征（如篇名、作者、刊名、分类号、内容摘要等）以一定的规则编排，是查找一次文献的线索。例如，《全国中医图书联合目录》《化学文摘》、中国生物医学文献数据库等。

3. **三次文献**　是针对某一专题检索二次文献，获得与之相关的大量文献，对这些文献进行阅读、筛选所需内容，最后归纳、整理、加工、提炼而写成的文献。例如，年鉴、进展、述评、综述等。

综述（review）是最常见的三次文献，综合、分析、评论某一专题，能全面反映该课题在国内外发展动态的文章。

4. **零次文献**　出现于70年代末我国图书情报界；是形成一次文献之前的信息，是未被公开的最原始文献，或没有正式发表的文字材料，如书信、手稿、笔记等。

（二）按载体类型划分

1. 特殊载体文献 如甲骨文、金石文献、简帛文献等。

2. 纸质文献 如手写本、印刷本等。

3. 机读型文献 需要借助一定的机器设备方可阅读的文献。如缩微型文献、模拟视听型文献、数字化文献等。

纸质文献和数字化文献是目前主要的文献载体形式，而文献的数字化是大的发展趋势。

三、查阅文献的方法

1. 手工检索 利用印刷本检索工具进行人工查阅并作笔记。

2. 计算机检索 利用计算机、机读数据库以及现代化通信手段等实行的检索方式，包括光盘检索、联机检索和网络检索。

第三节 实验数据的记录、收集与整理

一、实验数据的记录方法

在实验研究过程中，采用科学严密的实验观察方法，客观、准确、全面地收集实验资料，是科学研究实施阶段的主要环节。必须从实验药品、实验动物、实验操作和观察指标选择等方面严格控制实验误差，以保证所得结论的可靠性。在实验教学过程中，要使学生努力养成认真观察、及时记录的科学作风和良好科研习惯。

一般在实验设计时，就要拟定好实验记录的内容与格式，在实验研究过程中逐一填写，防止遗漏。对在实验设计时没有想到，而在实验研究过程中出现的各种异常现象，要及时做好详细记录。总之，不要让实验研究过程中的任何信息轻易漏掉。

一项完整的实验记录，一般应包括以下内容。

1. 实验的名称

2. 实验样本的条件 包括动物的种类、品系、体重、性别、健康状况、饲养条件、标记、编号等。

3. 实验药物与试剂的情况 包括药物的来源、批号、纯度、剂型、配制方法、浓度、给药剂量、给药途径与速度、用药时间等。

4. 实验仪器设备情况 包括仪器型号、生产厂家、仪器性能。

5. 实验环境的情况 包括实验日期、时辰、室温、湿度、光照等。

6. 实验的方法、步骤和进展的详细记录

7. 实验结果　各项观察指标的详细记录。

8. 实验的参与者

二、实验结果的整理

实验中得到的记录结果为原始资料。原始资料包括量反应资料（又称计量资料，如血压值、心率数、瞳孔大小、体温变化、生化测定数据和作用时间等）、质反应资料（又称计数资料，如阳性反应或阴性反应数、死亡或存活数等）、描记曲线、心电图、脑电图、照片和现象的文字记录等。

实验结束后应对原始记录及时进行整理和分析。凡属计量资料和计数资料，均应以恰当的单位和准确的数值定量地表示，不能笼统提示，必要时应作统计处理，以保证结论有较大的可靠性，尽可能将有关数据列成表格或绘制统计图，使主要结果有重点地表达出来，以便阅读、比较和分析。

作表格时，一般将观察项目列在表内左侧，由上而下逐项填写，而将实验中出现地变化，按照时间顺序由左而右逐格填写。

绘图时，应在纵轴和横轴上画出数值刻度，标明单位。一般以纵轴表示反应强度，横轴表示时间、处理因素或药物剂量，并在图的下方注明实验条件，如果不是连续性变化，也可用柱形图表示。

凡有曲线记录的实验，包括心电图和脑电图，应及时在曲线图上标注说明，包括实验题目，实验动物的种类、性别、体重、给药剂量及其他实验条件等。对较长的曲线记录，可选取典型变化的区段剪贴保存。这里需要注意的是必须以绝对客观的态度来进行裁剪工作，不论预期内的结果或预期外的结果，均应一律留样。

照片资料除注明各种实验信息外，还应标明照片的缩放倍数。

用表和图标表达实验结果时，均应有表题（置于表之上）或图题（置于表之下），并有相应的表注，已达到图表"自明"的要求。

第四节　实验数据的误差分析与质量评价

通过实验测量所得大批数据是实验的主要成果，但在实验中，由于测量仪表和人的观察等方面的原因，实验数据总存在一些误差，所以在整理这些数据时，首先应对实验数据的可靠性进行客观的评定。

一、误差分析

误差分析的目的就是评定实验数据的精确或误差，通过误差分析，可以认清误差的来源及其影响，并设法排除数据中所包含的无效成分，还可进一步改进实验方案。在实验中注意哪些是影响实验精确度的主要方面，这对正确组织实验方法、正确评判实验结果和设计方案，从而提高实验的精确性具有重要的指导意义。

（一）实验数据的误差来源及分类

误差是实验测量值（包括间接测量值）与真值（客观存在的准确值）的差别，基于下列原因，误差可分为三类。

1. 系统误差　系统误差是由于测量仪器不良，如刻度不准，零点未校准；或测量环境不标准，如温度、压力、风速等偏离校准值；或实验人员的习惯和偏向等因素所引起的系统误差。这类误差在一系列测量中，大小和符号不变或有固定的规律，经过精确地校正可以消除。

2. 随机误差（偶然误差）　随机误差由一些不易控制的因素引起，如测量值的波动、实验人员熟练程度及感官误差、外界条件的变动、肉眼观察欠准确等一系列问题。这类误差在一系列测量中的数值和符号是不确定的，而且是无法消除的，但服从统计规律，所以可以被发现并且予以定量。实验数据的精确度主要取决于这些偶然误差。因此，具有决定意义。

3. 过失误差　过失误差主要是由实验人员粗心大意，如读数错误或操作失误所致。这类误差往往与正常值相差很大，应在整理数据时加以剔除。

（二）实验数据的真值与平均值

真值是待测物理量客观存在的确定值。由于测量时不可避免地存在一定误差，故真值是无法测得的。但是经过细致地消除系统误差，经过无数次测定根据随机误差中正负误差出现概率相等的规律，测定结果的平均值，称此平均值为最佳值。但是实际上测量次数总是有限的，由此得出的平均值只能近似于真值，称此平均值为最佳值。计算中可将此最佳值当作真值，或用"标准仪表"（即精确度较高的仪表）所测之值当作真值。常用的平均值如下。

（1）算术平均值 x_m　设 x_1、x_2、$\cdots$、x_n 代表各次的测量值，n 代表测量次数，则算术平均值为

$$x_m = \frac{x_1 + x_2 + x_3 \cdots + x_n}{n} = \frac{1}{n}\sum_{i=1}^{n} x_i$$

算术平均值是最常用的一种平均值。凡测量值的分布服从正态分布时，用最小二乘

法原理可证明：在一组等精度的测量中，算术平均值为最佳值或最可信赖值。

（2）均方根平均值 $x_{均}$

$$x_{均}=\sqrt{\frac{x_1^2+x_2^2+\cdots+x_n^2}{n}}=\sqrt{\frac{\sum_{i=1}^{n}x_i^2}{n}}$$

（3）几何平均值 $x_{几}$

$$x_{几}=\sqrt[n]{x_1 x_2 \cdots x_n}$$

（4）对数平均值 $x_{对}$设有两个变量 x_1、x_2，其对数平均值为

$$x_{对}=\frac{x_1-x_2}{\lg(x_1/x_2)}$$

二、数据的准确度与精确度

精准度与误差的概念是相辅相成的，精确度高，误差就小；误差大，精确度就低。要区别于精密度的概念。测量中所得到的数据重复性的大小即精密度，反映了随机误差的大小。

误差的表示法有以下几种。

1.**绝对误差 d**　某物理量在一系列测量中，某测量值与其真值之差称绝对误差。实际工作中常以最佳值代替真值，测量值与最佳值之差称残余误差，习惯上也称为绝对误差，有

$$d_i=x_i-x \approx x_i-x_m$$

式中，d_i 为绝对误差；x_i 为 i 次测量值；x 为真值；x_m 为平均值。

2.**相对误差 e**　为了比较不同测量值的精确度，以绝对误差与真值（或近似地与平均值）之比作为相对误差，即

$$e=\frac{d}{|x|} \approx \frac{d}{x_m} \times 100\%$$

在单次测量中，

$$e=\frac{d}{x_i} \times 100\%$$

式中，d 为绝对误差；$|x|$ 为真值的绝对值；x_m 为平均值。

3.**算术平均误差 δ**　δ 是一系列测量值的误差绝对值的算术平均值，是表示一系列测

定值误差的较好方法之一，有

$$\delta = \frac{\sum |x_i - x_m|}{n} = \frac{\sum |d_i|}{n}$$

式中，x_i 为测量值，$i=1$，2，3，…，n；x_m 为平均值；d_i 为绝对误差。

4. 标准误差（均方误差）σ 在有限次测量中，标准误差可用下式表示

$$\sigma = \sqrt{\frac{\sum (x_i - x_m)^2}{n-1}} = \sqrt{\frac{\sum d_i^2}{n}}$$

标准误差是目前最常用的一种表示精确度的方法，不但与一系列测量值中的每个数据有关，而且对其中较大的误差或较小的误差敏感性很强，能较好地反映实验数据的精确度，实验愈精确，其标准误差愈小。

第五节　实验数据的统计分析方法

一、实验资料的类型

实验资料的类型很多，按其观察资料的性质可分为两大类。

1. 量反应资料 是指药效强度可用数字或量的分级表示。如以体重、血压、心率、尿量等作为指标所得资料，均属量反应资料。

2. 质反应资料 是指观察某一出现或不出现，死亡或存活分别称阳性反应与阴性反应，一般用百分率来表示。如死亡率、惊厥率等均属质反应资料。

二、质反应资料的统计分析

质反应（计数）资料的统计方法，通常以卡方（χ^2）进行显著性检验。

（一）计数资料的常用统计指标

1. 率（p） 如以 n、r 分别代表样本例数及阳性例数，则阳性率为

$$p = \frac{r}{n}$$

阴性率：$q = 1 - p$（p、q 常用小数表示）

2. 率的标准误（S_p）

$$S_p = \sqrt{\frac{pq}{n}}$$

率的标准误反映了率的抽样误差的大小。

3. 总体率的可信区间 当 np 与 $n(1-p)$ 均大于等于 5 时，可按下式计算总体率的可信区间。95% 可信限时，可信区间为 $p \pm 1.96S_p$；99% 可信限时，可信区间为 $p \pm 2.58S_p$。计算资料是以样本例数及阳性例数为最基本的数据。

（二）四格表资料的检验

1. 四格表 χ^2 检验专用公式 两组计数资料可用四格表（第 1 组阳性和阴性数为 a、b，第 2 组阳性和阴性数为 c、d），其显著性常用四格表 χ^2 检验专用公式计算，然后与标准 χ^2 值表中的标准 χ^2 值比较，判断 P 值的范围（见表 5-1）。

$$\chi^2 = \frac{(|ad-bc|-N/2)^2 N}{(a+b)(c+d)(a+c)(b+d)}$$

表 5-1 χ^2 值表

自由度	P=0.05	P=0.01	自由度	P=0.05	P=0.01
1	3.84	6.63	20	31.41	37.57
2	5.99	9.21	21	32.67	38.93
3	7.81	11.34	22	33.92	40.29
4	9.49	13.28	23	35.17	41.64
5	11.07	15.09	24	36.42	42.98
6	12.59	16.81	25	37.65	44.31
7	14.07	18.48	26	33.89	45.64
8	15.51	20.09	27	40.11	46.96
9	16.92	21.67	28	41.34	48.28
10	18.31	23.21	29	42.56	49.59
11	19.26	24.72	30	43.77	50.89
12	21.03	26.22	40	55.76	63.69
13	22.36	27.69	50	67.50	76.15
14	23.63	29.14	60	79.08	88.38
15	25.00	30.53	70	90.53	100.42
16	26.30	32.00	80	101.88	112.33
17	27.59	33.41	90	113.14	124.12
18	28.87	34.81	100	124.34	135.81
19	30.14	26.19			

2. 四格表资料概率直接计算　当 $N < 40$ 时或四格表中有理论值 $T < 1$ 时，需直接计算概率。

理论值 T 的计算为：与 T 值同行的合计值乘以同列的合计值除以总例数，如 a 理论值

$$T_a = (a+b)(a+c)/N$$

直接计算的概率是计算数次概率之和（如四格表中有 1 个实际数为 0 时只计算 1 次）乘以 2 的值。第 1 次计算概率后，4 个实际数中的最小 1 个值减 1，并调整 a、b、c、d 的值，使四个合计值（$a+b$、$c+d$、$a+c$、$b+d$）不变，进行第 2 次概率计算，如此计算若干次，直至 a、b、c、d 中有 1 个值为 0 时。每次 P 值计算法为

$$P = \frac{(a+b)!(c+d)!(a+c)!(c+d)!}{a!b!c!d!N!}$$

式中，"!"为阶乘的符号。

以上是双侧检验的情况，如果已知 A 药疗效不可能优于 B 药。目的在于通过试验后能确定 A 药是否差于 B 药，就可应用单侧检验，这时就只要计算各次概率之和（不用乘以 2）。

三、量反应资料的统计分析

量反应资料可用 t 检验法检验两组间均数，自身对比或配对对比的差值均数等数据的显著性。

（一）计量资料统计指标

1. 算术均数（$\bar{x}$，arithmetic mean）　算术均数是计量资料数据的平均值，适用于正态分布和对称分布资料，是表示一组数据的平均水平或集中趋势的指标。

$$\bar{x} = \frac{x_1 + x_2 + \cdots\cdots + x_n}{n} = \frac{\sum x}{n}$$

式中，$\bar{x}$ 为样本的数值，n 为样本例数（样本含量）。

2. 标准差（S 或 SD，standard deviation）　标准差是描述正态分布计量资料的离散性，表示数据间变异程度的常用指标。其是离均差平方和（L）除以自由度的平方根，即

$$S = \sqrt{\frac{\sum x^2 - (\sum x)^2/n}{n-1}}$$

式中，根式内值称为均方（MS），又称为方差（S^2）。

在求得均数与标准差后，一般用均数 ± 标准差联合表示集中趋向与离散程度。样本

量足够时，可用下式表示双侧95%正常参考范围

$$\bar{x} \pm 1.96S$$

3. 标准误（SE，standard error） 标准误是表示样本均数间变异程度的指标，反映了均数抽样误差的大小。常用于计算总体均数的可信区间和 t 检验。

$$SE = \frac{S}{\sqrt{n}}$$

4. 变异系数（CV，coeffcient of variation） 当两组数据单位不同或两均数相差较大时，不能直接用标准差比较其变异程度的大小，这是可用变异系数作比较。

$$CV = \frac{S}{\bar{x}}$$

CV 可用小数或百分数表示，是一种相对离散度，既能反映实验数据的离散程度（S），又能代表集中趋向的正确程度。CV 越小，表示数据的离散性越小，均数代表集中趋向的正确性越好。

5. 总体均数的可信区间 用来衡量实验结果的紧密度，即从某实验所得的部分动物实测值参数推算总体（全部动物）均数可能所在的范围。

95% 可信区间

$$\bar{x} \pm t_{0.05,v} \times S / \sqrt{n}$$

99% 可信区间

$$\bar{x} \pm t_{0.01,v} \times S / \sqrt{n}$$

总体均数95%可信区间的含义为总体均数被包含在该区间的可能性为95%，没有被包含的可能性为5%；总体均数99%可信区间的含义类推。

对于计量资料数据，样本例数 n、$\bar{x}$、S 是最基本的，其他指标（CV、SE、可信区间）可由进一步求得。

（二）t 检验

t 检验（t test）是用 t 值作显著性检验的统计方法，t 值是样本均数与总体均数间的差。

1. 配对资料的 t 检验 主要由于实验结果用给药前后差值作比较或配对资料比较。

$$t = \frac{|\bar{x}|}{S_{\bar{x}}}$$
$$(n'=n-1)$$

式中，$\bar{x}$ 为给药前后（或配对）值之差的均数，$S_{\bar{x}}$ 为给药前后数值之差的标准误，n' 为自由度。

根据 t 值表（见表 5-2）中所列的 $t(n')0.05$ 与 $t(n')0.01$ 的值确定 P 值，t 值越大，P 值越小，当 $t \geq t(n')0.05$ 时，$P \leq 0.05$，统计学上称有统计学意义（或称有显著性意义）；当 $t < t(n')0.01$ 时，$P > 0.05$，统计学上称无统计学意义（或称无显著性意义）。

表 5-2 t 值表

自由度	P=0.05	P=0.01	自由度	P=0.05	P=0.01
1	12.71	63.66	21	2.08	2.83
2	4.30	9.93	22	2.07	2.82
3	3.18	5.84	23	2.07	2.81
4	2.78	4.60	24	2.06	2.80
5	2.57	4.03	25	2.06	2.79
6	2.45	3.71	26	2.06	2.78
7	2.37	3.50	27	2.05	2.77
8	2.31	3.36	28	2.05	2.76
9	2.26	3.25	29	2.04	2.76
10	2.23	3.17	30	2.04	2.76
11	2.20	3.11	40	2.02	2.70
12	2.18	3.06	50	2.01	2.68
13	2.16	3.01	60	2.00	2.66
14	2.15	2.93	70	1.99	2.65
15	2.13	2.95	80	1.99	2.64
16	2.12	2.92	90	1.99	2.63
17	2.11	2.90	100	1.98	2.63
18	2.10	2.88	200	1.97	2.60
19	2.09	2.86	1000	1.96	2.58
20	2.09	2.85	∞	1.96	2.58

2. 两样本均数比较的 t 检验 用于两组完全随机设计的计量资料的比较，两组样本含量可以相同，亦可以不同。

$$t = \frac{|\overline{x}_1 - \overline{x}_2|}{S_{\overline{x}_1 - \overline{x}_2}}$$

$$(n' = n_1 + n_2 - 2)$$

式中，

$$S_{\overline{x}_1 - \overline{x}_2} = \sqrt{S_c^2 \left(\frac{n_1 + n_2}{n_1 n_2} \right)}$$

$$S_c^2 = \frac{\sum x_1^2 - \left(\sum x_1\right)^2 / n_1 + \sum x_2^2 - \left(\sum x_2\right)^2 / n_2}{n_1 + n_2 - 2}$$

为较方便地用计算器计算，可先求出两组平均数、标准差，按下式求便可进一步求出 t 值。

$$S_c^2 = \frac{(n_1 - 1)S_1^2 + (n_2 - 1)S_2^2}{n_1 + n_2 - 2}$$

（三）方差分析

方差分析（analysis of variance）主要用于多组计量资料地计算间比较，是一种很常用的统计检验方法。这里用完全随机设计分组资料的方差为例说明。样本均数间的差异可能由两种原因造成，即抽样误差（个体间差异）的影响和不同处理的作用。如果处理不发生作用（即各样本均数来自同一总体），则组间均方（$MS_{组间}$，表示组间变异的程度）与组内均方（$MS_{组内}$，表示组内变异的程度）之比（F 值）接近1。如 F 值远大于1，超过方差分析的 $F_{(n_1, n_2)\,0.05}$ 的数值，则有统计学意义，说明各种处理作用不同（如处理是不同的药物，则不同的药物或不同的剂量作用不同）。下面是方差分析的基本步骤。

1. 求 F 值，作方差分析

（1）计算各组的 $\sum x$、$\sum x^2$、n、$\bar{x}$。

（2）求 F 值计算公式见表5-3

表5-3　完全随机设计分组资料的方差分析计算公式

变异来源	离均差平方和，L	自由度	均方，MS	F 值
变异总	$\sum x^2 - C$	$N-1$		
组间变异	$\sum[(\sum x)^2/n] - C$	$n_1 = k-1$	$L_{组间}/n_1$	$MS_{组间}/MS_{组内}$
组内变异	$L_总 - L_{组内}$	$n_2 = N-k$	$L_{组间}/n_2$	

表5-3中，$C = (\sum x)^2/N$，k 为组数。

（3）从计算的 F 值及 $F_{(n_1, n_2)\,0.05}$、$F_{(n_1, n_2)\,0.01}$，判断 P 值及有无统计学意义。

2. 各组均数间的两两比较　如方差分析 $P \leq 0.05$，则进行下列计算。

（1）将各组平均数排序（由大至小或由小至大）。

（2）求两组比较的 q 值

$$q = \frac{\left|\bar{x}_A - \bar{x}_B\right|}{\sqrt{\dfrac{MS_{组内}}{2}\left(\dfrac{1}{n_A}+\dfrac{1}{n_B}\right)}}$$

（3）通过 $q_{(n', a)\,0.05}$ 及 $q_{(n', a)\,0.01}$ 的值（n' 为组内自由度，α 为比较两组间组数），判断 P 值及有无统计学意义。

四、回归与相关

前面的资料均为单变量资料。如果两个变量 x、y，其间存在密切的协同变化关系，就说 x 与 y 有相关关系（简称相关），如果两个变量中，x 为自变量，y 为因变量，则可以根据实验数据计算出自变量 x 的只推算 y 的估计值的函数关系，找出经验公式，此即回归分析。如果相关是直线相关，求算得经验公式是直线方程称为直线回归分析。

（一）相关与直线回归

1. 相关系数及统计学经验　通常计算相关系数以了解其相关的密切程度和相关方向。作直线回归分析得两变量应是密切相关得。相关系数 x 得计算公式如下

$$r = \frac{\sum xy - \dfrac{\sum x \cdot \sum y}{n}}{\sqrt{\left[\sum x^2 - (\sum x^2)/n\right]\left[\sum y^2 - (\sum y^2)/n\right]}} \qquad (n'=n-2)$$

通过相关系数分析，以判断其有无统计学意义。

2. 直线回归　直线回归分析是要估计回归直线两个参数：回归系数 b 和截距 a。

$$b = \frac{\sum xy - \dfrac{\sum x \cdot \sum y}{n}}{\sum x^2 - (\sum x^2)/n}$$

$$a = \overline{y} - b\overline{x}$$

用有回归功能的计算器可方便地求出 r、a、b。如只有一般统计功能的计算器，可先求出 $\overline{x}$、$\overline{y}$、S_x（x 的标准差）、S_y（y 的标准差）及 $\sum xy$，也可较方便地求出 b 和 r

$$b = \frac{\sum xy - n\overline{xy}}{(n-1)S_x^2}$$

$$r = \frac{S_x}{S_y} \cdot b$$

（二）化为直线的回归分析法

药理学中许多资料两个变量间不是直线关系而是曲线关系，这属于曲线回归问题。对于能转化为直线的曲线关系一般经直线化处理后作直线回归分析。如药动学分析、受体动力学分析等。

受体动力学中半效浓度（D_{50}，即解离常数 K_D、K）可用下法求出：

$$E = \frac{E_{max}}{1 + K/[A]}$$

等式两边取倒数并乘以 $[A]$, 得

$$\frac{[A]}{E} = \frac{1}{E_{max}}[A] + \frac{K}{E_{max}}$$

令

$$y = \frac{[A]}{E}, \quad X = [A] \quad \text{则} y = \frac{1}{E_{max}}X + \frac{K}{E_{max}}$$

求出回归参数后, $E_{max} = 1/b$, $K = a/b$。

求出解离常数 K 后, 可求出 pD_2 ($pD_2 = -\lg K$)。

(三) 因变量为计数资料的回归

以上的回归资料, 其自变量与因变量均为计量资料。药理学中对 LD_{50} 和 ED_{50} 分析时, 其因变量 (效应) 是计数资料。目前, 用于统计分析的计算机软件很多, 如 SPSS、SAS 等软件包, 也有许多自编的软件可以使用。

(沈 薇)

第二篇　机能实验项目

第 六 章

基础性实验项目

实验一　刺激强度和频率对蟾蜍腓肠肌收缩的影响

【目的和原理】

1. 目的　通过微机实验系统来观察刺激强度和频率对蟾蜍腓肠肌收缩的影响。

2. 原理

（1）活体神经肌肉组织具有兴奋性。刺激坐骨神经能引起腓肠肌收缩。标志单一细胞兴奋性大小的刺激指标一般用阈值即阈强度表示。对于一条骨骼肌纤维，只要刺激强度达到阈值，就可以引起它的收缩。但对于整块肌肉，在一定范围内，其收缩力的大小与刺激强度呈正相关。这种大于阈值的刺激称为阈上刺激。当刺激增大到某一强度时，肌肉将出现最大的收缩反应，这种刚能使肌肉产生最大收缩的最小刺激强度称为最适强度。如再继续增大刺激强度，肌肉的收缩力也不再增加。

（2）肌肉对于一个短促的阈强度刺激发生一次迅速地收缩反应，叫单收缩。若增大刺激频率，使两次刺激间隔时间大于一次肌肉收缩的收缩期时间，而小于单收缩时，肌肉呈现不完全强直收缩；若继续增加刺激频率，使两次刺激间隔时间小于一次肌肉收缩的收缩期时间，肌肉则表现出完全强直收缩。

【实验对象】

蟾蜍或蛙。

【器材和药品】

1. 器材　计算机、BL-420F 微机实验系统、张力换能器、肌槽、刺激电极、万能支柱、蛙类手术器械。

2. 药品　任氏液等。

【方法与步骤】

1. 制备坐骨神经腓肠肌标本，浸泡在任氏液中，备用。

2. 将已制备好的标本与张力换能器连接，调节换能器的水平位置，拉紧丝线给标本以一定的前负荷，标本功能状态正常、收缩稳定后，即可开始实验。

3. 开机，启动 BL-420F 系统。

4. BL-420F 生物机能实验系统→实验项目→神经肌肉实验→刺激强度与反应的关系→程控。实验时逐渐增加刺激强度，找出刚能引起肌肉出现微小收缩的刺激强度（阈强度）。继续增加刺激强度，观察肌肉收缩反应是否也相应增大，直至肌肉收缩曲线不能继续升高为止。找出刚能引起肌肉出现最大收缩的最小刺激强度，即最适强度。

5. BL-420F 生物机能实验系统→实验项目→神经肌肉实验→刺激频率与反应的关系→经典。选用最适强度，不断增加刺激频率，可得到不同的收缩形式，即单收缩、复合收缩和强直收缩。

6. 停止实验，保存、编辑并打印结果。

【注意事项】

1. 在实验中经常用任氏液湿润标本，以防干燥。
2. 刺激强度及频率应从小到大逐渐增加。

【思考题】

在体骨骼肌通常以何种收缩形式来完成其功能活动？

（姚　阳）

实验二　神经干动作电位引导、传导速度及不应期测定

【目的和原理】

1. 目的　通过微机来观察神经干动作电位的双向传导和不应期，并测定其传导速度。

2. 原理

（1）神经兴奋时，其在静息电位的基础上会发生一次膜两侧电位快速而可逆的倒转和复原，这种电位变化称为动作电位，是神经兴奋的客观标志。

（2）静息期，神经细胞膜内为正电位，膜外为负电位。神经发生兴奋时，兴奋区膜内、外的电位发生倒转，即膜外电位由正变负，而膜内电位则由负变正，并以局部电流方式由兴奋区向两侧传播。

（3）神经纤维发生兴奋后，该兴奋部位的兴奋性将发生一系列变化：首先下降为零（绝对不应期），然后逐渐恢复（相对不应期），继之高于正常（超常期），然后又低于正常（低常期），最后又恢复到静息时的水平。

【实验对象】

蟾蜍或蛙。

【器材和药品】

1. 器材　计算机、BL-420F 生物机能实验系统、神经屏蔽盒、蛙类手术器械、蛙板、烧杯、滴管、培养皿、棉花。

2. 药品　任氏液等。

【方法与步骤】

（一）制备标本

制备坐骨神经、胫神经和腓神经标本，将标本放入神经屏蔽盒，神经粗的一端搭在刺激电极端，盖上屏蔽盒。

（二）仪器连接

将 2 根引导输入线分别连接于屏蔽盒记录电极 C1、C2 和 C3、C4 上，刺激输出线连接于刺激电极上（图 6-1）。

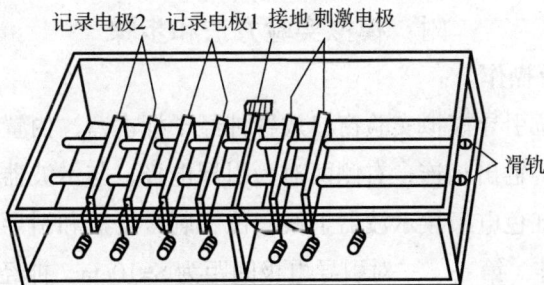

图 6-1　神经标本盒

（三）开机

开机，进入 BL-420F 生物机能实验系统。

（四）开始实验

1. BL-420F 生物机能实验系统→实验项目→肌肉神经实验→神经干动作电位引导。引导神经干动作电位，观察双向动作电位波形，测量该动作电位的潜伏期、幅值及时程（图 6-2）。

2. BL-420F 生物机能实验系统→实验项目→肌肉神经实验→阈强度与动作电位关系。点击屏幕右下角刺激器图标开启刺激器，改变刺激强度，调整强度值，找到阈强度、最适强度。

3. BL-420F 生物机能实验系统→实验项目→肌肉神经实验→动作电位传导速度测定→设置两电极之间距离→确定。记录该神经干动作电位的传导速度。

4. BL-420F 生物机能实验系统→实验项目→肌肉神经实验→神经干动作电位不应期测定。点击屏幕右下角刺激器图标开启刺激器，设置刺激强度为最适强度，改变波间隔，观察不应期。

5. 观察双相动作电位及单相动作电位：以上观察到的都是双相动作电位。用小镊子将两根引导电极间的神经干夹伤，可见动作电位的第二相消失，变为单相动作电位；或将输入电极与引导电极互换亦可（图 6-2）。

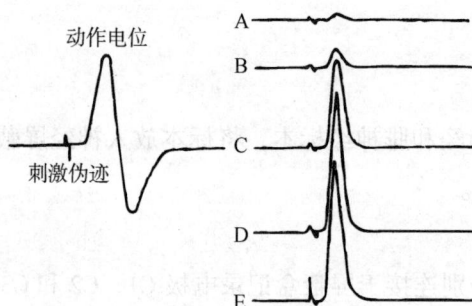

图 6-2　双相及单相动作电位的波形

附：模拟实验方法和步骤

（一）模拟装置及操作

1. 神经干动作电位引导模拟实验窗口放置神经干标本盒　内置左侧第一对为刺激电极，与刺激器 "+、-" 输出相连；右侧两对为引导电极，与示波器输入相连，其中蓝色电极接示波器下线、红色电极接示波器下线；位于刺激电极和引导电极之间的是接地电极，与示波器接地相连。第一、二对引导电极间距为 S=10cm。神经干：置于标本盒内的电极上。

2. 镊子　用于损伤神经干标本。

3. 刺激器　设有可调的刺激电压、频率及延时按钮，并有数值显示；另设有"单次、双次"输出切换开关。

4. 示波器　设有"扫描速度"调节按钮，以"ms/cm"为单位显示；其下方分别是上、下线的"位移""灵敏度"可调按钮，灵敏度以"mv/cm"为单位显示。示波器的按钮调节同步控制屏幕上扫描线的改变。

5. 屏幕测量　当鼠标器箭头置于示波器屏幕上时，箭头变为两条垂直交叉的虚线，同时显示该交叉点时间和幅度的值，该值的零点分别是示波器屏幕的左边线和上边线。

6. 窗口内容和可操作控件均有提示，窗口提示栏右设置"返回"按钮，鼠标点击"返回"按钮，程序返回到模拟实验室窗口。

（二）观察项目

1. 观察神经干动作电位的幅度在一定范围内随刺激强度变化而变化的现象，仔细观察双相动作电位波形。

2. 读出波宽为某一数值时阈刺激和最大刺激数值；读出最大刺激时双相动作电位上下相的幅度和整个动作电位持续时间数值。

3. 给予神经干最适强度刺激，观察先后形成的两个双相动作电位波形。分别测量两个动作电位起始点的时间，求出它们的时间差值。两对引导电极之间的距离 S=10cm。

4. 用镊子将二个记录电极之间的神经夹伤，荧屏上呈现单相动作电位。读出不同电刺激强度时单相动作电位幅度和电位持续时间的数值。

5. 设置刺激器为"双次"刺激方式，增加刺激电压至 1.5V，动作电位出现在示波器的屏幕上。调节扫描速度为"1ms/cm"。

6. 调节刺激器的波间隔，逐渐减小，可见到一前一后两个振幅相同的动作电位。第一个动作电位由条件性刺激引起，第二个动作电位由检验性刺激引起。

7. 逐渐减小波间隔，待第二个动作电位振幅降低时，记录刺激波间隔。继续减小波间隔直至第二个动作电位消失，记录此时的刺激波间隔。

（三）结果及分析

1. 绘制最大刺激时双相动作电位波形结果图。

2. 绘制电刺激强度与单相动作电位幅度曲线图，分析两者的关系及机制。

3. 分析最适强度刺激时，双相动作电位正相幅度与单相动作电位幅度、双相动作电位正相持续时间与单相动作电位持续时间有何不同？为什么？

4. 计算神经冲动的传导速度 $V=S/(t_2-t_1)$（m/s）。

5. 计算蟾蜍坐骨神经干绝对不应期和相对不应期时间。

6. 当两个刺激脉冲的间隔逐渐减小时，第二个动作电位如何变化？为什么？

【注意事项】

1. 制作标本实验过程中应注意保护神经，切勿损伤。
2. 标本在屏蔽盒内不得接触盒壁或发生折返。
3. 严格按照微机使用程序来操作微机。

【思考题】

1. 什么是动作电位？有何特点？
2. 动作电位的产生机理是怎样的？
3. 何谓相对不应期和绝对不应期？

（姚　阳）

实验三　蛙心期前收缩、代偿间歇

【目的和原理】

1. 目的　学习在体蟾蜍（或蛙）心跳曲线的记录方法，并通过对期前收缩和代偿间歇的观察，了解心肌兴奋性的变化特点。

2. 原理　心肌每兴奋一次，其兴奋性就发生一次周期性变化。心肌兴奋性的特点在于其有效不应期特别长，相当于整个收缩期和舒张早期。因此，在心脏的收缩期和舒张早期内，任何刺激均不能引起心肌兴奋而收缩。但在有效不应期以后至下一次窦房结兴奋到达之前，给予一次较强的阈上刺激就可以产生一次提前出现的兴奋和收缩，称之为期前收缩。同时，期前收缩亦有不应期，因此，如果下一次正常的窦性节律性兴奋到达时正好落在期前收缩的有效不应期内，便不能引起心肌兴奋而收缩，这样在期前收缩之后就会出现一个较长的舒张期，即为代偿间歇。

【实验对象】

蟾蜍或蛙。

【器材和药品】

计算机、BL-420F 生物机能实验系统、张力换能器、蛙类手术器械一套、蛙心夹、任氏液、刺激电极、万能支台。

【方法与步骤】

1.取蟾蜍一只，破坏脑和脊髓，将其仰卧位固定于蛙板上。由剑突水平向两肩关节方向剪开皮肤，然后沿胸骨打开胸腔，剪开心包，充分暴露心脏。

2.将系有连线的蛙心夹在心室舒张期夹住心尖，线的另一端与张力换能器连接，调节张力换能器的高度，使连线保持垂直，松紧适宜。将与计算机连接的刺激电极的两端分别与蛙心夹和蟾蜍的身体相连。

3.打开计算机，进入期前收缩、代偿间歇界面，调节速度按钮至适当的扫描速度，则可显示出正常节律性心脏收缩曲线。再刺激参数调节区调节刺激方式到单刺激，刺激强度到中等强度。

4.启动刺激按钮给予额外刺激时，观察刺激落到心室收缩期和舒张早期能否引起期前收缩；当刺激落在心室舒张早期之后能否引起期前收缩；如能引起期前收缩，观察其后是否出现代偿间歇。

微机操作过程：实验项目→循环实验→期前收缩代偿间歇。

附：模拟实验方法和步骤

（一）模拟装置及操作

1.蟾蜍心室期前收缩与代偿间歇模拟实验窗口　蟾蜍心尖用蛙心夹夹住，蛙心夹所系棉线与张力换能器相连，蟾蜍心脏收缩通过换能器输入记录仪，仿真记录仪记录蟾蜍心脏收舒缩曲线。

2.仿真三道记录仪　第一道记录心脏收缩曲线，第二道记录蟾蜍标准二导联ECG，第三道记录刺激标记。仿真记录仪面板设纸速按钮，面板设数字显示框，分别显示第一道灵敏度、心脏收缩力量、心率和实验时间。

3.刺激器　打开电源开关后，按压"刺激"按钮，刺激器发出刺激，刺激蟾蜍心室。

4.鼠标点击"返回"按钮，程序返回到模拟实验室窗口。

（二）观察项目

1.描记正常蛙心的搏动曲线，分清曲线的收缩相和舒张相。

2.分别在心室收缩期和舒张早期刺激心室，观察能否引起期前收缩。

3.刺激如能引起期前收缩，观察其后是否出现代偿间歇。

（三）结果及分析

1.在心脏的收缩期和舒张早期分别给予心室一阈上刺激，能否引起期前收缩？为什么？

2.在心室的舒张早期之后刺激心室，能否引起期前收缩？为什么？

3.在期前收缩之后，为什么会出现代偿间歇？在什么情况下期前收缩之后，可以不出现代偿间歇?

【注意事项】

1. 破坏蟾蜍脑和脊髓要完全。

2. 蛙心夹与机械换能器间的连线一定要垂直，且与心轴一致，并应有一定的紧张度。

3. 注意滴加任氏液，以保持蛙心适宜的环境。

4. 实验过程中，走纸速度不要变动。

【思考题】

1. 心脏的收缩期和舒张早期分别给予心室一中等强度的阈上刺激，能否引起期前收缩？为什么？

2. 在期前收缩之后，为什么会出现代偿间歇？

3. 在什么情况下，期前收缩之后可以不出现代偿间歇？

（李玉芳）

实验四　蛙心收缩性影响因素的观察

【目的和原理】

1. **目的**　学习离体蛙心灌流的方法，并观察钠、钾、钙三种离子及肾上腺素、乙酰胆碱等化学物质对心脏活动的影响。

2. **原理**　作为蛙心起搏点的静脉窦能按照一定节律自动产生兴奋。因此，只要将离体的动物心脏保持在适宜环境中，在一定时间内即可产生节律性的收缩活动。另一方面，心脏的正常节律性活动需要一个稳定的理化环境，改变灌流液的理化性质，可以引起心脏活动的改变。

【实验对象】

蟾蜍或蛙。

【器材和药品】

1. **器材**　计算机、BL-420F 生物机能实验系统、张力换能器、蛙类手术器械、蛙心插管、蛙心夹、试管夹、双凹夹、万能支台、滴管、小烧杯。

2. **药品**　任氏液、0.65% NaCl、2% $CaCl_2$、1% KCl、1：10000 肾上腺素、1：10000

乙酰胆碱。

【方法与步骤】

（一）离体蛙心标本的制备

1. 取一蟾蜍破坏其脑和脊髓后，取仰卧位固定于蛙板上，从剑突下将胸部皮肤向上剪开，剪掉胸骨，暴露心脏，在两个主动脉干下穿两根细线，并将其中一根打一活结备用。以连有细线的蛙心夹在心舒期夹住心尖部。

2. 提起连有蛙心夹的细线将心脏翻转，用主动脉干下未做活结的细线，在静脉窦的远端做一结扎。注意：切勿扎在静脉窦上。

3. 将心脏翻回原位置，用眼科剪在主动脉球上端剪一斜向的切口，将盛有少量任氏液的蛙心插管由切口插入动脉球，再将蛙心插管尖端转向蟾蜍的背侧及左下方，于心缩期插入心室内。如插管已进入心室，可见管中液面随着心搏而升降，此时即可将预置线的活结扎紧，并固定于插管壁的小钩上或横管上。

4. 将心脏连同静脉窦一起剪下，吸去管内的血液，并用任氏液反复冲洗心室内的余血，以防血液凝固而影响实验的进行。

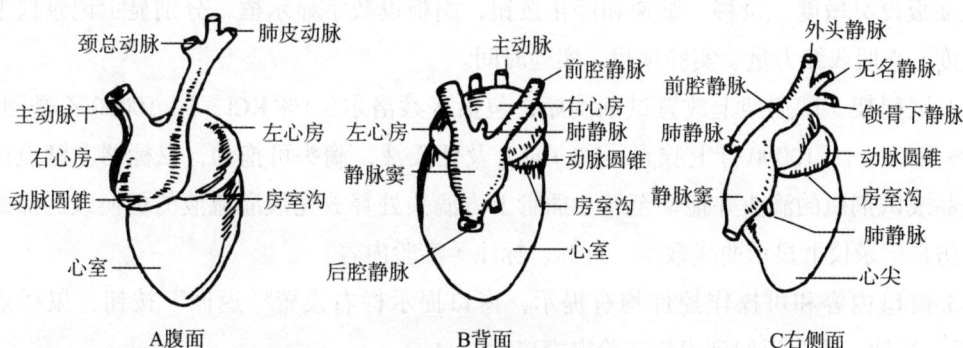

图 6-3 蛙心的解剖部位

（二）实验装置的准备

将蛙心插管用试管夹固定于支架上，蛙心夹的连线连接在张力换能器的弹簧片上。换能器的输出线与计算机的"输入"端相连。

微机操作过程：实验项目→循环实验→蛙心灌流。

在控制参数调节区调节速度按钮，波形放大，波形缩小按钮，使心跳曲线适当。

（三）观察项目

1. 记录心脏收缩曲线，观察心率及收缩幅度，作为正常对照。

2. 吸去管内的任氏液，换以等量 0.65% NaCl 溶液，观察并记录心跳的变化。

3. 以等量任氏液换洗，待心跳恢复正常后，加入 2% $CaCl_2$ 1~2 滴，观察并记录心跳的变化。

4. 以等量任氏液换洗，待心跳恢复正常后，加入 1% KCl 1~2 滴，观察并记录心跳的变化。

5. 以等量任氏液换洗，待心跳恢复正常后，加入 1∶10000 肾上腺素 1~2 滴，观察并记录心跳的变化。

6. 以等量任氏液换洗，待心跳恢复正常后，加入 1∶10000 乙酰胆碱 1~2 滴，观察并记录心跳的变化。

附：模拟实验方法和步骤

（一）模拟装置

1. 蛙心插管　蛙心插管内为任氏液，下端左侧为放水管，正下方是离体蟾蜍心脏，其心室尖部用蛙心夹夹住，蛙心夹上棉线与张力换能器相连。蛙心插管上方滴头处为加药、冲洗处。

2. 离体蛙心　蛙心活动频率和幅度用动画展现，并与仿真记录仪记录的曲线同步和一致。

3. 仿真二道记录仪　上线记录离体蛙心收缩曲线，下线记录实验项目标记。仿真记录仪面板设灵敏度、位移、纸速和停止按钮，面板设数字显示框，分别显示记录仪上线灵敏度、心肌收缩力量、实验项目、实验时间。

4. 试剂架　试剂架上放置试剂滴瓶，包括普萘洛尔、1% KCl、1∶10000 乙酰胆碱、0.65% NaCl、1∶10000 肾上腺素、2% $CaCl_2$ 及任氏液，滴头可拖动，鼠标器左键点击某一药品或试剂瓶的滴头并拖动至蛙心插管上方滴头处释放完成灌流液的更换或药品的滴加，仿真记录仪上显示曲线数据、打标、标注等实验内容。

5. 窗口内容和可操作控件均有提示，窗口提示栏右设置"返回"按钮，鼠标点击"返回"按钮，程序返回到模拟实验室窗口。

（二）观察项目

1. 描记正常的蛙心搏动曲线，注意观察心跳频率、强度及心室的收缩和舒张程度。

2. 把蛙心插管内的任氏液全部更换为 0.65% NaCl 溶液，观察心跳变化。

3. 用任氏液换洗，待曲线恢复正常时，再在任氏液内滴加 2% $CaCl_2$ 1~2 滴，观察并记录心跳变化。

4. 用任氏液换洗，待曲线恢复正常后，再在任氏液内滴加 1% KCl 1~2 滴，观察并记录心跳变化。

5. 用任氏液换洗，待曲线恢复正常后，再在任氏液内滴加 1∶10000 肾上腺素溶液 1~2 滴，观察并记录心跳变化。

6. 用任氏液换洗，待曲线恢复正常后，再在任氏液内滴加 1∶10000 乙酰胆碱溶液

1~2滴，观察并记录心跳变化。

（三）结果及分析

1. 测量记录正常状态、0.65% NaCl 溶液灌流、滴加 2% $CaCl_2$、1% KCl、1∶10000 肾上腺素及 1∶10000 乙酰胆碱后心脏的静止张力、发展张力和心率数据，整理成表。

2. 比较 0.65% NaCl 溶液灌流、滴加 1% KCl 和 1∶10000 乙酰胆碱后心脏的静止张力、发展张力和心率变化异同点及各自变化的机理。

3. 比较滴加 2% $CaCl_2$ 和 1∶10000 肾上腺素后心脏的静止张力、发展张力和心率变化异同点及各自变化的机理。

【注意事项】

1. 蛙心夹应一次就夹住心尖，不宜夹多次，以免损伤心脏。蛙心夹与换能器弹簧片的线应略呈一定的倾斜度，以防溶液滴入换能器。

2. 当各项实验效果明显后，应及时将插管内的溶液吸出，用任氏液反复冲洗数次待心跳恢复正常后，再进行下一项实验。

3. 各种溶液的吸管应分开，不要混用。

4. 在实验过程中，基线位置、放大倍数及走纸速度不要变动。

5. 蛙心插管内灌流液的液面高度应合适，一般以 1~2cm 为宜。在各项实验中，液面高度应始终保持一致。

6. 每进行一项实验时，先记录一段正常对照曲线，再加入待试液，观察并记录实验结果。

【思考题】

1. 每次更换任氏液时，为什么液面高度应始终保持一致？

2. 分析上述各项实验结果。

（张　量）

实验五　离体肺静态顺应性的测定

【目的和原理】

1. 目的

（1）学习、掌握肺顺应性的测定方法。

（2）加深理解肺顺应性和肺泡表面张力之间的关系。

2. 原理

（1）肺顺应性是指肺在外力作用下的可扩张性，是衡量肺弹性阻力的一个指标。肺顺应性与肺弹性阻力呈反向关系，弹性阻力大者扩张性小，即顺应性小；相反，弹性阻力小者则顺应性大。

（2）肺顺应性可用单位跨肺压改变时引起的肺容积变化来表示：肺顺应性（C）＝肺容积的改变（ΔV）/跨肺压的改变（ΔP）。因肺容量背景不同其肺顺应性不同的特点，故以不同跨肺压所引起肺容积变化的关系曲线，即肺顺应性曲线，来反映肺顺应性或肺弹性阻力。

（3）实验在离体肺上进行，模拟分段屏气下测定肺的压力－容积变化，并绘制成曲线。

【实验对象】

家兔，体重 2.0~3.0kg，体质健康，雌雄不限。

【器材和药品】

1. 器材　哺乳动物手术器械一套、直形兔气管插管、铁支架、橡皮接管、水检压计、"T"形三通管 2 个、20ml 和 100ml 注射器各一个、20ml 烧杯（或小量筒）2 个、100ml 烧杯 2 个、内径相等的 0.1ml 吸管 2 个、弹簧夹。

2. 药品　生理盐水、20% 氨基甲酸乙酯、液状石蜡。

【方法与步骤】

（一）制备家兔离体肺标本

常规麻醉下动物由股动脉放血致死，将其仰卧固定在手术台上，剪掉颈部及胸部正中区域的被毛。于剑突下切开腹腔并剪破膈肌，分离出气管，切断气管并插入直形气管插管。向胸部延长切口，分离胸部软组织，由下向上将胸骨两侧肋软骨剪断直至锁骨，除去胸骨，暴露胸腔，提起气管插管，小心将气管与周围组织分离，取下离体肺标本，置于盛有生理盐水的烧杯中。

（二）仪器连接

将肺标本连于肺顺应性测定装置上。

（三）实验步骤

1. 绘制肺压力－容积曲线　先将注射器内吸入 100ml 空气，此时应使检压计的液面在零位。缓慢推进注射器向肺内充气，每次注入 10ml 空气，待水检压计内上升的液面稳定后，读出并记录肺容量内压的数值。用同样方法递增充入 10ml 空气数次，分别记录肺压值。以充气时的压力变量为横坐标（单位为 cmH_2O），以充气的容积变量为纵坐标（单位为 ml），绘制压力－容积曲线。

2. 冲洗肺内表面 用 20ml 注射器抽取生理盐水 15ml，向肺内反复注入和抽出，使肺内气体尽量排尽。冲洗完毕，尽量将肺内液体抽出。

3. 绘制冲洗后的压力－容积曲线 连接充气检压装置，重复项目 1，将所得结果记录在曲线（A）的坐标内，同样的方法绘制另一压力－容积曲线，比较两条曲线的不同，说明两曲线分别代表的意义。

【注意事项】

1. 制备无损伤的气管－肺标本，是实验成功的关键，若不慎造成一侧肺漏气时，可将该侧肺的支气管结扎，用单侧肺进行实验，但实验时注气量和注水量应相应减少。

2. 注射器与橡皮管接口处可用棉线结扎以防漏气，注气或注水时注意容量准确。

3. 注气、注水速度不宜过快，量不宜过多（双侧肺一般不宜超过 80ml），注入量不能大于肺最大扩容量。

【思考题】

1. 何谓肺顺应性？肺顺应性有何意义？
2. 比较注气和注生理盐水的肺顺应性曲线有何不同，并分析其机制。

（张 量）

实验六 小鼠能量代谢的测定

【目的和原理】

1. **目的** 通过小鼠能量代谢的测定，进一步加深对能量代谢测定原理的理解，学习小动物测定能量代谢的方法。

2. **原理** 能量代谢的测定原理基于下述依据，即在一般混合性食物下呼吸商为 0.82 时，机体消耗一升氧（标准状态）可产生 20.20kJ 的热量。故只需测定被测者单位时间（一般为 1 小时）的耗氧量（以升为单位），将其乘以 20.20 即可间接推算出该时间内被测者能量代谢。本实验室采用 FJD-80 单筒肺量计测出耗氧量的方法来测定基础代谢率。

【实验对象】

小鼠，体重 18~24g，体质健康，雌雄各半。

【器材和药品】

玻璃筒（或磨口瓶）、橡皮塞、温度计、20ml注射器、测量身高和体重的装置、酒精棉球、氧气、钠石灰、水检压计、氧气囊、螺旋夹、弹簧夹、液状石蜡。

【方法与步骤】

1. 实验装置如图6-4。注射器内涂少许液状石蜡，反复抽送几次，使液状石蜡在注射器内形成均匀的薄层，以防止液体溢出。

2. 检查管道系统内有无漏气。方法是：夹闭管夹使管道系统密闭，用注射器推一定量的气体，使水检压计接触大气侧液面上升，5~10分钟后，如液面高度不变，则表示该管道系统无漏气。

3. 将小鼠放入玻璃瓶内，加塞密闭。

4. 打开弹簧夹（A），然后松开氧气囊的螺旋夹（C），缓慢送进氧气（不宜过快），将20ml注射器抽取氧气至略超出10ml处。

5. 旋紧氧气囊的螺旋夹（C），然后松开螺旋夹B，将注射器推到刻度10ml处，夹闭弹簧夹（A），避免空气进入，同时记录时间和玻璃筒内的温度。

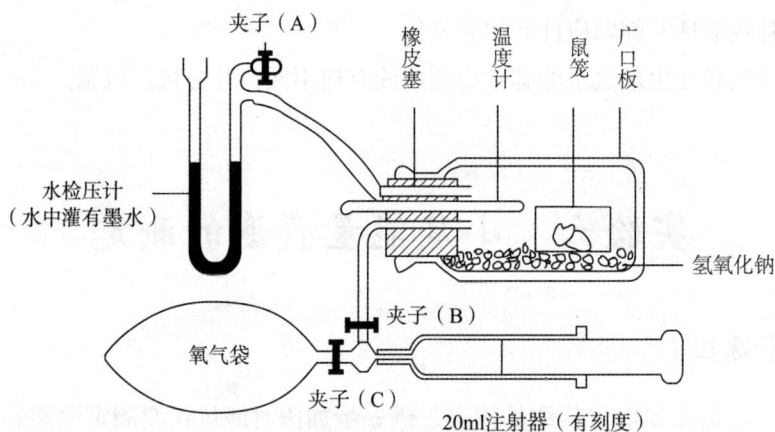

图6-4 小鼠能量代谢测定装置

6. 将注射器芯向前推进2~3ml，则水检压计与大气相通侧液面上升。小鼠代谢不断消耗氧气，产生二氧化碳。而产生的二氧化碳被钠石灰吸收，故玻璃筒内气体逐渐减少，液面随之回降。待液面降至两侧高度相等时，再将注射器芯向前推进2~3ml，如此反复，直至共推进10ml氧气为止。待液面降至水检压计两侧高度达同一水平时，立即记下时间。从夹闭弹簧夹（A）开始至此的时间即为消耗10ml氧气所需时间，据此可测得每小时的耗氧量。

7. 根据公式 $V_0 = V_t \times f_{STPD}$，将耗氧量换算为标准状态下的气体容量，假定呼吸商为 0.82，氧热价为 20.20kJ/L，则能量代谢率为 [kJ/（$m^2 \cdot H$）]=20.20× 耗氧量 / 体表面积。小鼠体表面积根据雷伯纳（Rupner）公式算出：

$$雷伯纳公式 =0.0913 \times 体重（kg）^2$$

【注意事项】

1. 尽量减少对动物的刺激，使动物安静。如不安静，可将动物预先轻度麻醉（戊巴比妥钠 0.04mg/g 体重，腹腔注射）。

2. 不要用手握玻璃筒或注射器，以免管道系统温度升高。

3. 选用新鲜干燥的钠石灰。

4. 水检压计中的水染成红色，便于观察。

【思考题】

本实验所测得的结果是小鼠的基础代谢率吗？

（倪月秋）

实验七　豚鼠一侧迷路破坏效应及耳蜗电位的引导

【目的和原理】

1. **目的**　观察迷路与姿势的关系，学习豚鼠耳蜗微音器的记录方法，了解微音器效应与刺激声波的声学性质的关系。

2. **原理**　正常姿势的维持有赖于前庭器官。前庭器官由内耳中的三个半规管、椭圆囊和球囊组成。当破坏或消除动物一侧前庭器官的功能时，机体的肌紧张协调将发生障碍，动物在静止和运动时身体的平衡失调，有些动物还可同时出现眼球震颤。

微音器电位是耳蜗受到声音刺激后所产生的一种感受器电位，是引发听神经纤维动作电位的关键因素。如果将这种电变化经过放大后输入扩音器，可听到与刺激声波相同的声音，使用引导电极在圆窗上可获得微音器效应。

【实验对象】

豚鼠，体重 300~400g，击掌反应阳性。

【器材和药品】

1. 器材　计算机、BL-420F 生物机能实验系统、扩音器、银丝引导电极、常用手术器械、滴管。

2. 药品　25%乌拉坦、氯仿。

【方法与步骤】

（一）豚鼠一侧迷路破坏效应实验

首先观察动物的正常姿势、行走姿态及有无眼球震颤。然后将动物侧卧拽住耳郭，用滴管向外耳道深处滴入氯仿 2~3 滴，握住动物片刻，令其不动。滴入氯仿 10~15 分钟后，动物一侧的迷路机能即可被消除。此时可观察到豚鼠的头偏向被消除迷路机能的一侧，同时出现眼球震颤。若握住豚鼠的后肢将它提起来，则其头及躯干皆弯向被消除迷路机能的一侧。如果任豚鼠自由活动，则可见动物沿躯干纵轴旋转而不能正常行走。

（二）耳蜗电位的引导实验

1. 手术暴露圆窗　取体重 200~300g 的年幼豚鼠一只，用 20%乌拉坦溶液，按 6ml/kg 体重进行腹腔注射，待动物麻醉后，沿耳根部后缘切开皮肤，分离组织，剔净肌肉，暴露外耳道口后方的颞骨乳突部。注意勿伤及血管。用针头在乳突上刺一小孔，并仔细扩大成直径为 3~4mm 的骨窗，经此处向前方深部窥视，在相当于外耳道口内侧的深部，可见一边缘不规整的小孔，即为圆窗，其直径约为 0.8mm（图 6-5）。

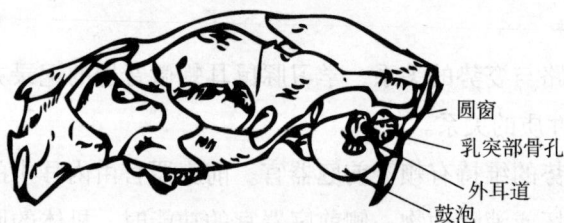

图 6-5　豚鼠颅骨侧面图

2. 引导微音器电位　将豚鼠头侧卧以便于电极插入。将引导电极轻轻插入，使电极球端与圆窗膜接触，注意勿将圆窗膜触破，否则外淋巴液流出，微音器效应将明显减小。无关电极可夹在伤口皮肤上。动物接地。调节好各仪器参数，对豚鼠的耳郭说话或唱歌，从扩音器里可听到同样的声音，在显示器上观察随声音变化的耳蜗微音器电位。

【注意事项】

1. 氯仿是一种高脂溶性全身麻醉剂，滴入豚鼠外耳道的量不宜过多。
2. 掌握好动物的麻醉深度，以动物安静、无肢体活动为宜。

3. 安放电极时，必须准确，操作不可粗暴。

【思考题】

1. 破坏动物的一侧迷路后，机体功能会出现哪些变化？如何解释这些变化？
2. 微音器电位有哪些特点？
3. 微音器电位产生的原理是什么？

（倪月秋）

实验八　大鼠体外海马脑片的制备及 CA1 区突触后电位的观察

【目的和原理】

1. 目的　学习大鼠离体海马脑片的制备及神经元电活动的细胞外记录技术，了解脑片制备的基本过程，掌握细胞外微电极记录方法。

2. 原理　离体脑片技术是神经科学研究中经常应用的重要技术之一。因为在显微镜直视下可见离体脑片神经元之间明确的纤维联系及走行，可进行不同神经元的定位和记录，在离体脑片上观察到的现象与在整体情况下出现的现象类似，且离体脑片不易受到全身复杂因素影响等优势，使该项技术已成为神经生物学研究领域中非常有用的研究手段。

离体脑片是把脑组织利用特制的切片机切制而成的脑组织薄片。将切制好的离体脑片放在通有混合气体的人工脑脊液（artificialcerebrospinalfluid，ACSF）中孵育，存活时间为数小时至数日。脊髓、延髓、小脑、大脑皮质等均可制成离体脑片，其中应用最普遍的是海马脑片。因为海马解剖结构的特点，如边界清楚，易于剥离；为层状结构组织，其主要细胞和传入、传出纤维排列密集、规整，纤维走行与海马纵轴大致成直角，切片的角度合适，所以制出的海马脑片含有相当高比例的各种投射纤维和纤维联系。在立体显微镜直视下，可见海马脑片上颜色较暗的神经元带的分布和走行，易于确定要观察的脑片区域，将电极插入特定的部位。

Schaffer 传入纤维侧支与海马脑片 CA1 区锥体细胞的树突形成突触联系，而该锥体细胞的轴突则形成传出纤维，沿海马槽向海马以外的脑区投射。因此，当刺激 Schaffer 传入纤维侧支时，可在 CA1 区锥体细胞的胞体或树突区记录到细胞同步兴奋时所产生的场兴奋性突触后电位（fieldexcitatorypostsynapticpotential，FEPSP）和群体峰电位（populationspike，PS）。如果刺激 CA1 区锥体细胞的轴突，则可在上述区域记录到一个逆向诱发场电位，这些场电位能可靠地反映出神经元群的生物电活动。

【实验对象】

大鼠，体重 100~200g，体质健康，雌雄不限。

【器材和药品】

1. **器材** 计算机、BL-420F 生物机能实验系统、打印机、微电极操纵器、微电极放大器、脑片浴槽、脑切片机、玻璃微电极、金属刺激电极、控温仪、95% O_2 和 5% CO_2 混合气、手术器械（粗剪刀、细剪刀、咬骨钳）、细软毛笔、玻璃培养皿、双目立体显微镜

2. **药品** 人工脑脊液成分（mmol/L）：NaCl 124、KCl 5、NaH_2PO_4 1.25、$MgSO_4$ 2、$CaCl_2$ 2、$NaHCO_3$ 24、Glucose 10（pH 7.35~7.40）。

【方法与步骤】

一、海马脑片的制备方法

用乙醚麻醉大鼠后，断头、开颅，取出全脑，立即放入冰的氧合人工脑脊液中，浸泡片刻，取出，沿大脑矢状缝将其切成左右两半，取一半大脑，分离出海马，将海马水平放置在切片台上，沿海马槽纤维的走行方向，用切片刀将海马连续切成 400μm 的脑薄片 4~5 片，用毛笔将海马薄片移入浴槽进行孵育，通过控温仪维持浴槽外室的温度在 36℃±0.5℃，脑片表面连续充灌温热、湿润的混合气体，人工脑脊液的灌流速度为 1~2ml/min，孵育 1 小时左右，即可开始实验。

二、仪器连接与记录

刺激电极由直径 100μm、尖端裸露、两极相距 50μm、表面涂有绝缘漆的不锈钢丝制成。刺激参数为强度 2~15V、波宽为 200μs 的单脉冲刺激。将双极刺激电极一端与计算机的程控刺激器输出相连，另一端置于脑片表面辐射层或室床层（脑片标本置于浴槽的尼龙网面上，浸在人工脑脊液内）。

记录电极为尖端直径 1μm、阻抗 5~8MΩ 的玻璃微电极，内充 3mol/L NaCl 溶液，一根细的乏极化银丝插入记录玻璃微电极，另一端与微电极放大器的探头正极相连，无关电极与标本槽内 ACSF 相通并连接到微电极放大器探头的负极，生物电信号经微电极放大器输出到计算机的生物电输入通道，经程控生物放大器放大及 A/D 转换，计算机完成生物电信号的采集、处理和贮存，并将其显示在荧光屏上。

三、记录海马锥体细胞的电活动

在立体显微镜直视下，将刺激电极放置于 CA1 区辐射层，刺激 Schaffer 侧支；记录电极放置于 CA1 区锥体细胞层或锥体细胞的树突区，记录海马锥体细胞群体锋电位或锥体细胞的突触后电位，以此分析锥体细胞的放电活动。

四、观察项目

（一）离体海马脑片 CA1 区锥体细胞层顺向诱发场电位的观察

在立体显微镜直视下，刺激电极放置于 CA1 区辐射层（图 6-6），用强度为 2~15V、波宽 200μs 的单脉冲刺激激活 CA1 区锥体细胞的传入纤维 Schaffer 侧支时，可在 CA1 区记录到顺向诱发场电位，内容如下。

1. FEPSP，是在刺激伪迹后约 2 毫秒出现的一个缓慢正向波，是 CA1 区锥体细胞树突产生的兴奋性突触后电位。

2. PS，为重叠在正向 FEPSP 之上的较尖锐的负波，是许多锥体细胞所产生的动作电位，其振幅随刺激强度的增加而增大，但当刺激强度增大到某一值时，波形不变，潜伏期缩短（图 6-6，注：alveus, Alv；subiculum, Sub；mossy fiber, MF；perforant path, PP；Schaffer collaterals, Sch；area dentate, AD；cornu ammonis 1, CA 1；fimbria, F）。

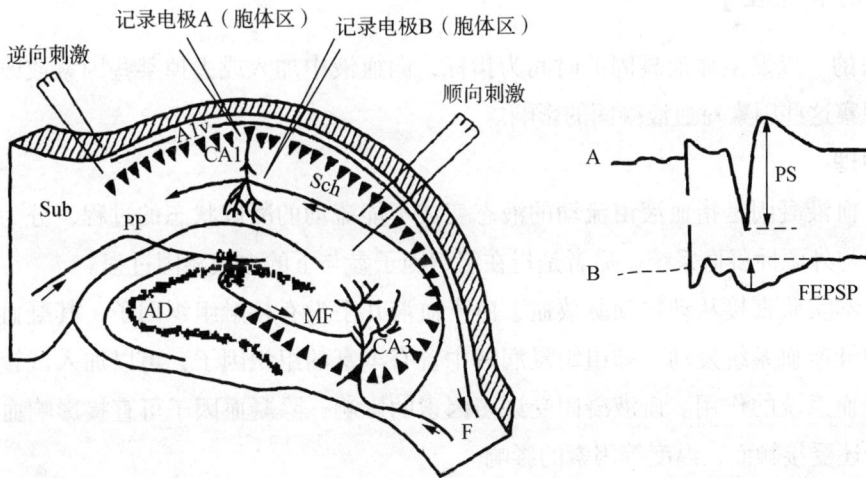

图 6-6　海马脑片结构及刺激电极、记录电极放置示意图（左图）和海马 CAI 区记录的顺向诱发 PS（右图 A）及其 FEPSP（右图 B）

（二）离体海马脑片 CA1 区锥体细胞层逆向诱发场电位的观察

将刺激电极放置于室床层（海马槽）近下脚处，用强度为 2~15 V、波宽 200μs 的单脉冲刺激激活 CA 1 区锥体细胞的轴突时，可在 CA 1 区锥体细胞层记录到逆向诱发场电位，是由于 CA 1 区锥体细胞轴突被激活，动作电位逆向传导到胞体所产生的一个尖锐的负向 PS，其振幅及波宽随刺激强度的改变而变化，但潜伏期变化不大。

【注意事项】

1. 离体脑片制备的操作要求迅速，断头、取脑、切制成片的全部过程要在 5 分钟内完成，以减少脑组织的损伤及缺氧。

2. 一般离体脑片需要孵育 1 小时左右开始实验，如过早开始实验记录可能会因脑组织的功能状态尚未恢复而观察不到所需要的指标。

3. 灌流速度不宜过快，以免造成脑片漂浮。

【思考题】

1. 群体峰电位的幅值高低与神经元活动数量是否有关？
2. 顺向诱发场电位和逆向诱发场电位的功能意义有何不同？

（吴敏范）

实验九　影响血液凝固的因素

【目的和原理】

1. **目的**　以发生血液凝固的时间为指标，向血液中加入或去掉某些因素或改变某些条件，观察这些因素对血液凝固的影响。

2. **原理**

（1）血液凝固是指血液由流动的液态变成不能流动的凝胶状态的过程，分为内源性凝血系统与外源性凝血系统。后者是指在组织因子参与下的血液凝固过程。

（2）本实验直接从动物动脉放血，由于血液几乎没有接触组织因子，其凝血过程主要由内源性凝血系统发动。肺组织浸润液中含有丰富的组织因子，可以加入试管中观察外源性凝血系统的作用。血液凝固受许多因素的影响，除凝血因子可直接影响血凝过程外，血凝还受接触面、温度等因素的影响。

【实验对象】

家兔，体重 2~3kg，体质健康。

【器材与药品】

1. **器材**　哺乳动物实验手术器械一套、小烧杯、小毛刷、清洁试管 8 支、秒表、水浴装置一套、冰块、棉花。

2.**药品** 液状石蜡、肝素或草酸钾、生理盐水、肺组织浸液（取兔肺剪碎，洗净血液，浸泡于 3~4 倍量的生理盐水中过夜，收集过滤的滤液即成肺组织浸液，存冰箱中备用）。

【方法与步骤】

一．家兔手术

（一）麻醉

25% 氨基甲酸乙酯（乌拉坦）耳缘静脉注射，剂量 5ml/kg。

（二）固定

动物仰卧位固定。

（三）颈部手术

1. 颈正中切口。

2. 气管插管。

3. 分离颈总动脉。

4. 颈总动脉插管。

具体方法参见第四章第二节中的第二项"颈部手术"。

二．实验观察

（一）准备工作

按表 6-1 做好各试管的准备、人员分工等。

表 6-1 影响血凝的因素

试管号	实验条件	凝血所需时间
1. 加棉花少许		
2. 用液状石蜡润滑试管表面		
3. 保温于 37℃水浴槽中		
4. 放置于冰浴槽中		
5. 加肝素 8 单位（加血后摇匀）		
6. 加草酸钾 1~2mg（加血后摇匀）		
7. 加肺组织浸液 0.1ml		
8. 不加其他物质		

（二）取血

1. 打开动脉夹，经颈动脉插管放血入各试管，每支试管各采血约 1.5ml。

2. 取兔动脉血 10ml，注入两个小烧杯内，一杯静置，另一杯用毛刷轻轻搅拌，数分钟后，小毛刷上结成红色血团。

（三）实验观察

每隔 30 秒将各试管轻轻倾斜一次，观察其中的血液是否已凝固，发现其中的血液已呈凝胶状而不再流动时记录其时间，最后计算出各试管血液凝固所需的时间（在本实验条件下，如超过 30 分钟血液仍未凝则视为"不凝"）。并观察 2 个烧杯中血液是否凝固，毛刷用清水冲洗，观察上面留下了什么？

【注意事项】

1. 加强分工合作，计时须准确。最好由一位同学负责将血液加入试管，要一次性采血完毕，否则血液会凝固于试管内。其他同学各控制 1~2 支试管，及时计时，并将各试管尽快置于其实验条件下，减少计时误差。每隔半分钟观察一次。

2. 试管、注射器及小烧杯必须清洁、干燥。

3. 每支试管加入的血液量要求一致，试管实验前必须标记清楚。

【思考题】

1. 肝素和草酸钾皆能抗凝，其机理一样吗？为什么？

2. 如何加速或延缓血液凝固？试阐明机理。

3. 分析上述各因素影响凝固时间的机制。

（李玉芳）

实验十　药物对动物学习和记忆的影响

学习与记忆是脑的重要功能，是全脑的高级且极其复杂的整合结果，这些过程中的许多环节和机制尚不完全清楚。现代研究表明，学习和记忆过程与中枢神经递质乙酰胆碱、去甲肾上腺素能、多巴胺、5-羟色胺、组胺等有关；反之，这些递质传递障碍，可损伤学习与记忆功能。动物或人学习与记忆情况难以被直接观察到，只能通过观察对刺激的反应来推测和评估脑内的一些变化。动物学习与记忆实验方法的核心是条件反射，各种方法均由此衍生而来。在研究学习与记忆的药效学实验中，目前有多种动物模型，但它们均有一定的局限性。常用的方法有跳台法、穿梭法、迷津法和避暗法等等。

一、小鼠跳台实验

【目的和原理】

1. 目的　观察加兰他敏对东莨菪碱引起的记忆获得功能障碍的改善作用。

2.原理

（1）跳台实验属一次性刺激回避反应实验（one trail avoidance test）。跳台法的实验装置一般为一长方形反射箱，其长径被黑色塑料板隔为若干区间，底部铺以间距为 5mm 的铜栅，可通适当的电流。每个小的区间有一个高和直径均为 4.5cm 的小平台。实验时，首先将小鼠放在铜栅上，当铜栅通电时，铜栅上的小鼠受到电击，其正常反应是躲避电击跳上平台，大多鼠有可能再次或多次跳下平台受到电击，受到电击时又会迅速跳回平台。如此训练 5 分钟，并记录每只鼠受到电击的次数（错误次数），以此为学习成绩。24 小时后重新测验，此次测验时，首先将鼠放在跳台上，记录第一次跳下的时间（潜伏期）、受电击的动物数和 3 分钟内的错误次数，以此反映记忆保持情况。

（2）该方法的优点：操作简便易行，一次可同时观察多只动物，能较客观地反映动物经过一次刺激后记忆获得的情况，尤其适用于药物筛选实验。因为不同的药物引起记忆障碍的机制不同，因而通过观察益智药物对这些模型的药效可分析益智药物的作用机制。缺点：动物的躲避性反应个体差异较大。

（3）东莨菪碱为胆碱 M 受体阻断药，进入中枢可阻断神经系统胆碱能神经通路，引起记忆获得障碍。东莨菪碱所致的记忆获得障碍动物表现为潜伏期缩短，实验期间错误次数增加。加兰他敏是胆碱酯酶抑制药，对神经细胞的胆碱酯酶有高度选择性，具有拮抗东莨菪碱的作用。

【实验对象】

小鼠，体重 18~24g，雌雄兼用。

【器材和药品】

1.器材 小鼠跳台仪、鼠笼、天平。

2.药品 加兰他敏、东莨菪碱、0.9% 氯化钠注射液（NS）。

【方法与步骤】

1.分组与给药 取 3 只小鼠，称重，编为甲、乙、丙。甲鼠在实验前 30 分钟腹腔注射加兰他敏 5mg/kg。乙鼠为模型对照，腹腔注射 0.9% 氯化钠注射液。实验前 15 分钟甲、乙两鼠均腹腔注射东莨菪碱 1mg/kg。丙鼠为空白对照，仅腹腔注射等容量的 0.9% 氯化钠注射液。

2.训练 先将跳台仪与可变变压器相连，将 3 只小鼠放入跳台仪底部电栅上，然后通电（AC，36V）。小鼠受到电击后跳上跳台，躲避电击。训练 5 分钟后，小鼠获得记忆，表现出在跳台上的时间延长，受到电击的次数减少。

3. 测试   实验时，将动物放入仪器内的跳台上，底部电栅通电（AC，36V），实验时间设置5分钟，分别记录潜伏期和5分钟内小鼠跳下跳台受到电击的次数，即错误次数。其结果记录在表6-2中。

表6-2   小鼠跳台实验结果

组 别	腹腔注射用药	潜伏期	错误次数
空白对照	NS+NS		
正常对照	0.9% 氯化钠注射液		
模型对照	加兰他敏 +0.9% 氯化钠注射液		
给药组	加兰他敏 + 东莨菪碱		

将更多实验小组的实验结果汇总起来，算出平均值，进行组间比较。

【注意事项】

1. 尽量避免给小鼠额外刺激，保持实验室安静，光线不宜过强。
2. 实验中应及时清除铜栅上的粪便等杂物，以免影响刺激鼠的电流强度。

【思考题】

东莨菪碱和加兰他敏的作用机制是什么？

二、大鼠穿梭实验

【目的和原理】

1. 目的   观察加兰他敏对东莨菪碱引起的记忆获得功能障碍的改善作用。

2. 原理   此实验在大鼠穿梭箱中进行，一般大鼠穿梭箱分为安全区和电击区，中间由一高 1.2cm 的挡板隔开，穿梭箱底部为可通电的不锈钢棒，实验时安全区不通电，电击区通电。箱内顶部有光源或（和）一定的声音。训练时，将大鼠放入箱内任何一区，先给条件刺激如灯光或（和）一定声音，紧接着给电击（非条件刺激）。受到电击时，大鼠会逃向安全区躲避电击，这样一有条件刺激接着就发生电击，反复多次大鼠就会出现条件反射，即灯光或（和）一定声音一出现时立即逃避到安全区。经过数次训练后，大鼠可逐渐形成主动回避性条件反射，从而获得记忆。大鼠在条件刺激期间逃向安全区为主动回避反应，在电击后逃向安全区为被动回避反应。

东莨菪碱可抑制条件反射的形成，造成记忆获得障碍，加兰他敏可拮抗东莨菪碱的作用。

【实验对象】

大鼠，体重 250~350g，雌雄兼用。

【器材和药品】

1. **器材** 大鼠穿梭程序自动控制仪、鼠笼、天平。
2. **药品** 加兰他敏、东莨菪碱、0.9% 氯化钠注射液。

【方法与步骤】

1. **分组与给药** 取 3 只大鼠，称重，编为甲、乙、丙。甲鼠在实验前 30 分钟腹腔注射加兰他敏 5mg/kg。乙鼠为模型对照，腹腔注射 0.9% 氯化钠注射液。实验前 15 分钟甲、乙两鼠均腹腔注射东莨菪碱 1mg/kg。丙鼠为空白对照，仅腹腔注射等容量的 0.9% 氯化钠注射液。

2. **训练** 将大鼠置于大鼠穿梭实验箱电击区。先给予条件刺激（灯光）15 秒，在亮灯 10 秒时开始通电 5 秒（电击强度为 30V，50Hz）。如果在亮灯 10 秒内大鼠逃向安全区为主动回避反应，电击后才逃向安全区为被动回避反应。每次训练 15 秒，共训练 30 次，即设定循环次数为 30 次。

3. **测试** 实验时，将大鼠置于穿梭箱电击区，记录遭受电击的次数（被动回避的次数），该值与设定循环次数之差即为主动回避次数；刺激时间（指动物在被动回避过程中受到电刺激的时间和），该值越小，说明动物主动回避反应越迅速。其结果记录在表 6-3 中。

表 6-3 大鼠穿梭实验结果

组别	腹腔注射用药	被动回避次数	主动回避次数	刺激时间	主动回避时间
正常对照	0.9% 氯化钠注射液				
模型对照	加兰他敏 +0.9% 氯化钠注射液				
给药组	加兰他敏 + 东莨菪碱				

将更多实验小组的实验结果汇总起来，算出平均值，进行组间比较。

【注意事项】

1. 尽量避免给大鼠额外刺激，保持实验室安静，光线不宜过强。
2. 实验中应及时清除铜栅上的粪便等杂物，以免影响刺激大鼠的电流强度。

【思考题】

东莨菪碱和加兰他敏的作用机制是什么？

（倪月秋）

实验十一　体液 pH 值对药物吸收的影响

【目的和原理】

1. 目的　观察不同 pH 值的士的宁溶液灌胃后发生作用快慢的差异，了解体液 pH 值对药物吸收速率的影响。

2. 原理

（1）药物吸收的快慢与其所处环境的 pH 值有关。大多数药物均为弱酸性或弱碱性电解质，有其固定的 pK_a 值（该药在溶液中 50% 离子化时的 pH 值）。同一种药物处于不同 pH 值环境下其离子型药物与非离子型药物浓度的比值会发生变化。非离子型药物疏水而亲脂，易进行跨膜转运，吸收多；离子型药物极性高，不易通过细胞膜的脂质层进行跨膜转运，这种现象称为离子障。如口服弱酸性药物在酸性胃液中非离子型多，在胃中即可被吸收；口服弱碱性药物在酸性胃液中离子型多，主要在小肠吸收。酸性或碱性较强的药物在胃肠道基本都已离子化，由于离子障原因，吸收均较难。

（2）士的宁为弱碱性中枢兴奋药，小剂量能提高脊髓反射兴奋性，使骨骼肌张力明显提高；剂量过大时可引起肌张力过高且减弱或消除对抗肌（伸肌和屈肌）之间的交互抑制，引起所有骨骼肌全部强直性收缩，出现强直性惊厥。士的宁口服或注射均易被吸收。

（3）本实验通过小鼠发生惊厥的潜伏期、惊厥率来反映药物的药效，惊厥发生时间早、死亡率高说明药物的药效较强，药效强者说明药物吸收率较高。

【实验对象】

昆明种小鼠，18~22g，体质健康，雌雄各半。

【器材和药品】

1. 器材　电子秤、烧杯、石棉网、标记用染料、小鼠灌胃器

2. 药品　硝酸士的宁溶液（pH 8.0，用 1mol/L NaOH 调节；pH 1.0，用 0.1mol/L HCl 调节）。

【方法与步骤】

取小鼠40只，称重，随机分为两组，标记。一组以 pH 8.0 硝酸士的宁溶液灌胃，另一组以 pH 1.0 硝酸士的宁溶液灌胃，给药量均为 0.3ml/10g，记录给药时间，观察并记录给药后45分钟内小鼠发生惊厥的潜伏期和惊厥数。士的宁致小鼠惊厥的标志为双后肢强直性伸直。

【实验结果】

1. 硝酸士的宁的 pH 值对其吸收的影响，可用其药效来说明，结果如表6-4所示。

表6-4　药液 pH 值对硝酸士的宁致惊厥作用的影响

组别	药液 pH 值	动物数	惊厥潜伏期（min）（X±S）	惊厥数	惊厥百分率（%）
甲组					
乙组					

2. 将两组动物惊厥潜伏期进行统计学分析（t 检验），判定药液 pH 值对硝硝酸士的宁吸收的影响。

【注意事项】

1. 灌胃时应将小鼠头部和颈部保持在一条直线的位置，

2. 灌胃时进针方向要正确，一般是沿着右口角进针，再顺着食管的方向插入胃内，决不可盲目进针，更不能硬性将导管推入。

3. 插入灌胃管后小鼠无挣扎及发绀时方可缓缓注入药物，以免药物注入气管引起小鼠死亡。灌胃时应避免损伤消化道。

【思考题】

影响药物吸收的因素有哪些?

（杨　丹）

实验十二　不同给药途径对药物作用的影响

【目的和原理】

1. **目的**　通过观察不同途径给予 $MgSO_4$ 或戊巴比妥钠后作用的不同，从而了解给药途径对药物作用的影响。

2. 原理

（1）绝大多数药物需进入血液循环再分布到作用部位才能发生作用，药物自给药部位进入全身血液循环的过程称为吸收。吸收速度及吸收数量直接影响药物的起效时间及药效强度，其中给药途径是决定药物起效时间及强度的主要因素之一，给药途径不同，则药物吸收快慢不同，其吸收快慢顺序（除静脉外）是：腹腔注射→吸入→舌下→直肠→肌内注射→皮下注射→口服→皮肤。并且给药途径不同，其吸收程度亦不同，由此使药物作用强度不同，其吸收程度顺序（除静脉外）是：吸入、舌下、直肠、肌内注射较为完全，口服次之，皮下较差，皮肤表面吸收程度最差，且一定要脂溶性特别高的药物才能通过此途径较好地吸收。而胃肠道给药，影响因素较多，如药物的剂型、食物、胃肠道的功能状态、首关消除等，使药物吸收程度有所不同。

（2）在绝大多数情况下，不同给药途径对药物作用的影响，只是"量"的不同，即药物作用起效快慢或产生的作用大小或是作用时间长短不同，但药物作用性质没有改变，仍是同一种反应。但有时药物作用出现"质"的差异，产生了不同性质的反应。如硫酸镁口服给药和注射给药，其作用完全不同，口服很少吸收，产生导泻和利胆作用，而注射能抑制中枢和外周神经系统，产生肌松作用和降压作用。

【实验对象】

小鼠，体重 18~22g，体质健康，雌雄各半。

【器材和药品】

1. **器材**　1ml 注射器 2 支、小鼠灌胃器、电子天平。
2. **药品**　15% $MgSO_4$、0.4% 戊巴比妥钠。

【方法与步骤】

（一）不同途径给予 MgSO4 的作用

取体重相近小鼠 2 只，一鼠经口灌入 15% $MgSO_4$ 溶液 0.7ml，另一鼠皮下注射等量药液，分别置鼠笼中，观察二鼠表现，并记录结果（表 6-5）。

表 6-5　不同途径给予 $MgSO_4$ 的作用结果

鼠号	给药途径	大小便	肌张力	步态	死亡
1					
2					

（二）不同途径给予戊巴比妥钠的作用

取体重相近小鼠 4 只，禁食至少 6 小时，按下表的剂量给予 0.4% 戊巴比妥钠溶液，观察记录结果（表 6-6），并对结果进行分析讨论。

表 6-6　不同途径给予戊巴比妥钠的作用结果

鼠号	体重（g）	戊巴比妥钠剂量（0.1ml/10g）	给药途径	给药时刻	翻正反射		诱导时间（min）	作用维持时间（min）
					消失时间	恢复时间		
1								
2								
3								
4								

注若动物背向下的姿势保持 30 秒以上，则认为翻正反射消失，后者为睡眠的指标。

【思考题】

举例说明不同途径给药对药物作用有怎样的影响。

（金　戈）

实验十三　药物血浆半衰期（$t_{1/2}$）的测定

【目的和原理】

1. 目的

（1）学习用比色法测定水杨酸钠（sodium salicylate）的血浆药物浓度并计算其血浆半衰期。

（2）掌握药物血浆半衰期的临床意义。

2. 原理　水杨酸钠在酸性环境中解离为水杨酸，水杨酸与三氯化铁生成一种紫色的络合物，该络合物在波长 520nm 下比色，其光密度与水杨酸浓度成正比。

当测定药物半衰期时，药物经单次静脉注射给药后，可在不同时间取血检测药物浓度，以判断曲线类型。若以药物浓度的对数对时间作图，可得一直线，由直线上任意两点计算出斜率：

$$斜率(b) = \frac{\lg C_1 - \lg C_2}{t_1 - t_2}$$

式中，C_1 和 C_2 为直线上任意两点浓度，t_1 和 t_2 分别为该浓度相对应的时间。

当符合一室模型的药物静脉注射后，可准确地测知两个不同时间（t_1，t_2）的血药浓度（C_1，C_2），即可代入 $b = -k_e/2.303$，求出消除率常数 k_e：

$$k_e = -2.303 \frac{\lg C_1 - \lg C_2}{t_1 - t_2}$$

而 $t_{1/2}$ 与 k_e 的关系如下：

$$t_{1/2} = \frac{0.693}{k_e}$$

另一个描述药物消除规律的有用参数是药物体内留存率（R_t），即每隔 t 小时体内留存药量占原药量的比率。

而 $t_{1/2}$ 与 R_t 的关系如下：

$$t_{1/2} = -0.301 \frac{T}{\lg R_t} = \frac{-0.301(t_2 - t_1)}{\lg C_2 - \lg C_1}$$

式中，C_1、C_2 为不同时间的血药浓度。（$t_2 - t_1$）为两次取血的时间间隔。本实验以水杨酸钠为例介绍药物半衰期 $t_{1/2}$ 的测定方法。求出该药物的血浆半衰期 $t_{1/2}$。

【实验对象】

家兔，雌雄均可，体重 2.0~3.0kg。

【器材和药品】

1. **器材**　722 型分光光度计、离心机、BL-420F 生物机能实验系统、计算机、兔手术台、哺乳类手术器械、体重秤、动脉夹、颈动脉插管、注射器（10ml、20ml）、吸管（0.5ml、1ml、5ml、10ml）、吸球、刻度离心管、试管、试管架、半对数坐标纸、玻璃记号笔、药棉、纱布、玻璃棒。

2. **药品**　10% 水杨酸钠溶液、0.02% 水杨酸钠标准溶液、10% 三氯醋酸溶液、10% 三氯化铁溶液、0.5% 肝素、25% 乌拉坦、蒸馏水。

【方法与步骤】

参见表 6-7 中的流程。

表 6-7　水杨酸钠血药浓度测定流程表

试管（编号）	10% 三氯醋酸（ml）	血（ml）	蒸馏水（ml）	10% 三氯化铁（ml）	光密度	药物浓度（μg/ml）
空白对照管（1）	3.5	1.0	1.0	0.5		

续表

试管（编号）	10% 三氯醋酸（ml）	血（ml）	蒸馏水（ml）	10% 三氯化铁（ml）	光密度	药物浓度（μg/ml）
标准管（2）	3.5	1.0	标准液 1.0	0.5		
给药 5 分钟管（3）	3.5	1.0	1.0	0.5		
给药 10 分钟管（4）	3.5	1.0	1.0	0.5		
给药 30 分钟管（5）	3.5	1.0	1.0	0.5		
给药 60 分钟管（6）	3.5	1.0	1.0	0.5		

1. 准备　取 6 只离心管（预先用 0.5% 肝素浸润）分别编号，各管中加入 10% 三氯醋酸 3.5ml 备用。

2. 麻醉　取一只家兔，称重后耳缘静脉注射 25% 乌拉坦（4ml/kg）麻醉，仰位固定于兔手术台上。

3. 分离　可选用颈总动脉（或股动脉）。手术区剪毛，切皮约 6cm 左右，钝性分离皮下组织和肌肉，分离出一侧颈总动脉（或股动脉）2~3cm 左右。在其下穿两根棉线，结扎远心端，保留近心端。

4. 全身肝素化　耳缘静脉注射 0.5% 肝素，剂量为 2ml/kg 体重。

5. 插管　用动脉夹夹注动脉近心端，再于两线中间的一段动脉上剪一 "V" 形切口，插入动脉插管（已充满 0.5% 肝素），用线结扎牢固，以备取血用。

6. 取血　打开动脉夹取空白血样 2ml，分别放入 1 号管（对照管）和 2 号管（标准管）各 1ml，摇匀，静置。而后耳缘静脉注射 10% 水杨酸钠（2ml/kg）。分别于注射后的 5 分钟、10 分钟、30 分钟、60 分钟时，由动脉取血 1ml 加到含有 10% 三氯醋酸 3.5ml 的试管中摇匀。然后向标准管加入 0.02% 水杨酸钠标准液 1ml，其余各管加蒸馏水 1ml，摇匀。

7. 离心　将上述各管离心 5 分钟，3000 转 / 分，精确吸取上清液 3ml，分别放入另一套已编号的试管中（预先用 0.5% 肝素浸润），每管加 10% 三氯化铁 0.5ml，摇匀显色。

8. 测定　在分光光度计 510nm 波长下以 1 号管为对照测定其余各管的光密度值。

9. 计算血中药物浓度　根据同一种溶液浓度与光密度成正比的原理，可用空白血标准管浓度及其光密度值计算出样品管的水杨酸钠浓度。公式如下：

$$\frac{样品管光密度}{标准管光密度} = \frac{样品管浓度（μg/ml）}{标准管浓度（μg/ml）}$$

$$样品管浓度（μg/ml）= \frac{样品管光密度 \times 标准管浓度（μg/ml）}{标准管光密度}$$

10. 血浆半衰期计算

$$t_{1/2} = \frac{-0.301(t_2 - t_1)}{\lg C_2 - \lg C_1}$$

【注意事项】

1. 耳缘静脉注射水杨酸钠时，给药量要准确，一次将药液全部注入并计时。

2. 取血方法有多种：一次性试验用麻醉动物进行动脉（颈总动脉或股动脉）插管，给药后可准确按时取血，但应注意插管中的残血，每次取血前需放掉再取新血样。重复性试验用耳缘静脉取血，有时静脉不充盈而取不到血标本，可用灯泡加温或热吹风加温等方法使静脉充盈。如因静脉取血不顺利而超时，应记下实际取血时间。

3. 本实验属定量试验，取血量及所加试剂的量要准确，应严格按规定的顺序操作，每次加液后均应摇匀，以保证显色反应的完全进行。

【思考题】

1. 测定药物血浆半衰期有何临床意义？

2. 药物的消除半衰期类型如何影响血浆半衰期？

（赵丽妮）

实验十四　普鲁卡因蛛网膜下腔阻滞麻醉

【目的和原理】

1. 观察蛛网膜下腔阻滞麻醉的表现，肾上腺素对皮下注射普鲁卡因毒性的影响。
2. 了解血管收缩药预防局麻中毒的作用。

【实验对象】

小鼠，18~22g，体质健康，雌雄各半。家兔，体重2~3kg，体质健康，雌雄不限。

【器材和药品】

1. **器材**　剪刀1把、2ml注射器1只、1ml注射器2只、7号针头一个、塑料杯1只、酒精棉球少许。

2. **药品**　2%普鲁卡因（PC）注射液2支、2%盐酸普鲁卡因注射液2支、含1：20000肾上腺素的2%盐酸普鲁卡因2ml。

【方法与步骤】

1. 取家兔一只，观察正常步态。针刺其后肢测验有无痛觉反射。

2. 称重，然后将腰骶部位剪毛（5cm×5cm），碘酊、酒精棉球依次消毒皮肤。

3. 一人固定兔体并将兔臀部向腹侧弯曲，使腰骶部凸出，以增大脊突间隙。

4. 一人右手持注射器，自第一骶骨前面正中第七腰椎间隙（第7腰椎与第一骶椎之间）插入腰椎穿刺针头，垂直轻轻刺入，当刺到椎管时有似刺透硬膜感觉，此时兔尾巴随针刺而动，或后肢有跳动，则证明刺入椎管，固定家兔，以免其挣扎而损害脊髓，注射普鲁卡因 0.2ml/kg（图 6-7）。

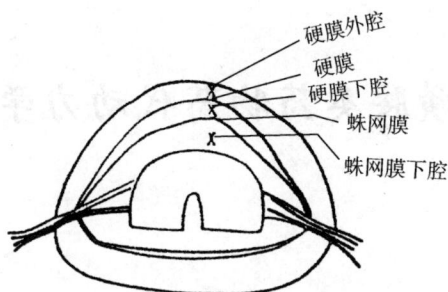

图 6-7　蛛网膜下腔阻滞麻醉示意图

5. 继续观察家兔的活动情况，并测定其后股的痛觉反射，记录麻醉开始时间和作用时间。

6. 取性别相同、体重相似的健康小鼠 4 只，称重后分组标记。

7. 2 只鼠皮下注射 2% 普鲁卡因 0.2ml/10g。

8. 2 只鼠皮下注射含肾上腺素之普鲁卡因 0.2ml/10g。

【结果与讨论】

1. 观察家兔注入普鲁卡因后的步态与给药前有无不同。

2. 观察两鼠发生惊厥的潜伏期及死亡率（综合全班实验结果），并进行统计学分析。

表 6-8　给药后小鼠表现情况

组别	鼠号	性别	体重（g）	给药时间（min）	出现惊厥时间（min）	惊厥潜伏时间（min）	死亡时间（min）	存活时间（min）	死亡率
PLKY									
AD+PLKY									

【注意事项】

1. 椎间隙的定位要准确，进针角度要垂直于棘突。
2. 家兔的固定要牢固，尤其进针后可见家兔跳动，避免穿刺针伤害家兔。

【思考题】

局麻药中加入肾上腺素的目的是什么？

备注：1∶20000 肾上腺素普鲁卡因的配制，将 0.1％肾上腺素 0.2ml 加入 2％普鲁卡因溶液 200ml 中即可。

（李　昭）

实验十五　磺胺类药物药代动力学参数的测定

【目的和原理】

1.目的

（1）观察比较磺胺嘧啶在正常及肾衰家兔体内药物浓度随时间变化的规律。

（2）掌握药代动力学的基本原理以及半衰期的计算方法。

（3）学会急性肾衰动物模型的制备。

2.原理　药物代谢动力学主要研究药物的体内过程，以及体内药物浓度随时间变化的规律。零级消除动力学的特点是药物消除速率与血药浓度无关，血药浓度按恒速（恒量）消除；一级消除动力学的特点是药物消除速率与血药浓度成正比，药物消除按一定比例进行，为恒比消除，当血药浓度高时，单位时间内药物消除量大。极少数药物（如苯妥英、水杨酸、乙醇等）在用量大时，超过机体的最大消除速率（极限），单位时间内体内药物浓度只能按恒定的极限量消除，即零级动力学消除。随着血药浓度的降低，零级动力学消除可转为一级动力学消除。大多数药物属于一级动力学消除。

药物进入体内以后，机体通过生物转化及排泄将药物消除，体内药量逐渐减少，血药浓度以某种药代动力学的规律逐渐下降。消除速率常数、血浆半衰期、表观分布容积、清除率等药代动力学参数从不同侧面反映药代动力学的规律，对指导临床合理用药有重要意义。在药物常用剂量下，多数药物在体内的消除过程大致符合一级动力学规律，即消除速率与当时药物浓度的一次方成正比，其药时关系为：

$$C_t = C_0 e - k_e t \cdots\cdots\cdots\cdots\cdots\cdots (1)$$

式中，C_t 为经时间 t 后的血药浓度。C_0 为初始浓度（静注后最初的血药浓度）。k_e 为消除速率常数。t 为经过的时间。e 为自然对数的底。

公式（1）是药动学最重要的公式之一，它表明体内血药浓度随时间而变动（减少）的规律性，药时过程在普通格纸上为指数衰减曲线。

将公式（1）两侧取对数（以 10 为底）：

$$\lg C_t = \lg C_0 - (k_e/2.303) \cdot t \cdots\cdots\cdots (2)$$

如令：$\lg C_t = Y$，$\lg C_0 = a$，$-k_e/2.303 = b$，$t = X$。

则公式（2）符合 Y=a+bX，是公式（1）的直线化方程，用半对数纸作图或计算器的直线回归程序求直线方程都比公式（1）简便，求出药代动力学参数较准确。如以血药浓度的常用对数为纵轴，t 为横轴，不同时间测得的血药浓度在半对数纸上作图呈直线关系，说明该药的消除是按一级动力学规律，每隔一定时间消除一定百分比的药物。

令公式（1）中 $t=t_{1/2}$，$C_t=C_0/2$，则 $t_{1/2}=0.693/k_e$，而 k_e 与直线方程的斜率相关：$b=-k_e/2.303$，得 $k_e = -2.303b$。其他参数可逐步求出。

以上是假设药物按一室模型分布的药代动力学的基本规律。

血中磺胺类药物能与某些试剂发生反应，生成有色物质，通过比色对磺胺血药浓度进行定量分析。具体过程如下。

1. 磺胺类药物在酸性环境下使其苯环氨基（$-NH_2$）离子化生成铵类化合物（$-NH_3^+$）。

2. 铵类化合物与亚硝酸钠发生重氮化反应生成重氮盐（$-N=N-$）。

3. 盐酸重氮苯磺胺与麝香草酚在碱性溶液中发生偶联反应生成橙黄色的偶氮化合物。

4. 该化合物在 525nm 波长下比色，其光密度与磺胺类药物浓度成正比。

5. 计算半衰期。

【实验对象】

家兔，体重 2.0~3.0kg，雌雄均可。

【器材和药品】

1. **器材**　722 分光光度计、离心机、计算器（有回归功能）或计算机、兔手术台、哺乳类手术器械、体重秤、动脉夹、颈动脉插管、注射器（10ml、20ml）、吸管（0.5ml、1ml、5ml、10ml）、吸球、刻度离心管、试管、试管架、半对数坐标纸、玻璃记号笔、药棉、纱布、玻璃棒。

2. **药品**　10% 磺胺嘧啶钠溶液、0.1% 磺胺嘧啶钠标准溶、0.5% 亚硝酸钠溶液、7.5% 三氯醋酸溶液、10% 三氯化铁溶液、1% 氯化汞溶液、0.5% 麝香草酚溶液（用 20% 氢氧化钠新鲜配制）、0.5% 肝素生理盐水、25% 乌拉坦、蒸馏水。

【方法与步骤】

(一) 家兔肾功能损伤模型的制备

于实验前 24 小时制备肾功能损伤模型：取家兔两只，称重后一只后肢肌内注射 1% 氯化汞溶液（1.2ml/kg 体重），造成急性肾功能衰竭模型；另一只在相同部位注射等量的生理盐水，作为正常对照。

(二) 实验前准备

1. 标记离心管　取离心管 10 只，分别标记（标记方法：空白对照管、标准管、给药后 1 分钟、3 分钟、5 分钟、15 分钟、30 分钟、45 分钟、60 分钟、90 分钟管）并加入 7.5% 三氯醋酸 2.7ml。

2. 动物麻醉　家兔称重后，由耳缘静脉缓慢注入 25% 乌拉坦（4ml/kg 体重）麻醉。注射期间注意观察家兔肌张力、呼吸频率和角膜反射的变化。麻醉后将其仰卧固定在兔台上。

3. 颈部手术　家兔颈部剪毛，沿甲状软骨下正中剪开皮肤 6cm，用止血钳沿正中线分离肌肉（胸舌骨肌），暴露出气管。在气管左侧辨认、游离颈总动脉，在其下穿两根棉线备用。

4. 全身肝素化　耳缘静脉注射 0.5% 肝素，剂量为 2ml/kg 体重。

5. 插管　用注射器向与压力换能器相连的细塑料管中注满 0.5% 肝素生理盐水。结扎左侧颈总动脉远心端，用动脉夹夹住动脉的近心端，在尽可能长的靠远心端处用眼科剪将动脉剪一 "V" 形切口，约剪开管径的一半，然后将动脉插管（已充满 0.5% 肝素生理盐水）向心脏方向插入颈总动脉，用已穿好的棉线结扎插入动脉插管，并将同一结扎线固定于插管壁上，放开动脉夹，以备取血用。

(三) 药代动力学实验

1. 动脉取正常血 0.4ml，对照管和标准管各加 0.2ml。

2. 静脉快速注射 10% 磺胺嘧啶钠，2ml/kg 体重。

3. 定时取血，于注射 10% 磺胺嘧啶钠后 1 分钟、3 分钟、5 分钟、15 分钟、30 分钟、45 分钟、60 分钟、90 分钟由动脉取血各 0.2ml。

4. 取完第 5 分钟血后按表 6-9 顺序加入试剂测定（顺序不能错）。

5. 尿磺胺嘧啶钠的测定：收集 60~90 分钟尿液 0.2ml，测定方法同血液标本。

6. 显色：将上述各管离心 5 分钟，3000r/min，精确吸取上清液 1.5ml，分别放入另一套已编号的试管中（预先用 0.5% 肝素浸润），加 0.5% 亚硝酸钠 0.5ml 摇匀，再加入 0.5% 麝香草酚 1ml，摇匀后可见呈橙色。以①管为对照，在 525nm 波长测定其他各管的光密度 OD 值。

7. 计算磺胺嘧啶的血药浓度：

$$样品管浓度（\mu g/ml）= \frac{样品管光密度 \times 标准管浓度（\mu g/ml）}{标准管光密度}$$

表 6-9　磺胺血药浓度测定流程表

试管 （编号码）	三氯醋酸 （ml）	血样 （ml）	蒸馏水 （ml）		亚硝酸钠 （ml）	麝香草酚 （ml）	光密度
①空白对照管	2.7	0.2	0.1		0.5	1	
②标准管	2.7	0.2	标液 0.1		0.5	1	
给药后							
③ 1 分钟管	2.7	0.2	0.1		0.5	1	
④ 3 分钟管	2.7	0.2	0.1	充分摇匀离心 5	0.5	1	
⑤ 5 分钟管	2.7	0.2	0.1	分钟	0.5	1	
⑥ 15 分钟管	2.7	0.2	0.1	取上清液	0.5	1	
⑦ 30 分钟管	2.7	0.2	0.1	1.5ml	0.5	1	
⑧ 45 分钟管	2.7	0.2	0.1		0.5	1	
⑨ 60 分钟管	2.7	0.2	0.1		0.5	1	
⑩ 90 分钟管	2.7	0.2	0.1		0.5	1	

（四）药代动力学参数计算

求 Y（$\lg C$）对 X 的直线回归，从 a、b 及给药剂量（$D_0=200mg/kg$）算出描述磺胺嘧啶药动学过程的 6 个指标。

1. 消除速率常数 $k_e=-2.303b$。

2. 血浆半衰期 $t_{1/2}$（min）$=0.693/k_e$。

3. 初始浓度 $C_0=10a$。

4. 表观分布容积 V_d（L/kg）$=D_0/C_0$。

5. 清除率 CL（ml/min）$= k_e V_d$。

6. 药时曲线下面积 AUC（mg/L·min）$=C_0/k_e$。

附：回归分析（用 Excel 中常用统计工具）

回归是求出锯齿状分布数据的平滑线，一般用图形表示，以直线或平滑线来拟合散布的数据。回归分析使得原始数据的不明显趋势变得清晰可见。

回归使用过程如下。

1. 打开"回归"对话框

2. 指定"X 区域"和"Y 区域"的输入范围。回归采用一系列 X–Y 值，即每个数据点的坐标来计算结果，因此上述两个框都必须填入数值。

3. 选择输出区域。

4. 单击"确定"取得统计结果。

5. 在回归对话框中将线性拟合图前方的复选框勾上即可生成线性拟合图

6. 回归公式 Y=a+bX 中，a 等于 Intercept 的 Coefficient 值，b 等于 Variable 的 Coefficient 值。

7. 统计结果的回归统计项中的"Multiple R 值即为两组数据的相关系数。

8. 微机显示回归结果及线形拟合图，红框内为 a 和 b 的取值。

【注意事项】

1. 手术尽量减少出血，插管固定要牢固。

2. 耳缘静脉注射水杨酸钠时，给药量要准确，一次将药液全部注入并计时。

3. 取血方法：先用注射器抽出导管内残血，再打开三通管滴出相应量的血液置于微量离心管内。每次取完血后，要用肝素生理盐水冲导管。

4. 每吸取一个血样时，须更换吸管；若只用一支吸管时，必须将其中的残液用生理盐水冲净。

5. 加样：将血样加入含有三氯醋酸的试管中后，应立即摇匀，否则会出现血凝块。

6. 本实验属定量试验，取血量及所加试剂的量要准确，应严格按规定的顺序操作，每次加液后均应摇匀，以保证显色反应的完全进行。

【思考题】

1. 一次静脉注射后的药时曲线能反映哪些与药代动力学有关的基本概念？

2. 房室模型的含义是什么？

3. 说明实验中所求的药动学参数的意义。

（赵丽妮）

实验十六　氯丙嗪对体温调节的影响

【目的和原理】

1. 目的

（1）学习药物对体温调节作用的实验方法。

（2）观察氯丙嗪对体温的影响。

2. 原理

（1）恒温动物有完善的体温调节机制。当外界环境温度改变时，下丘脑的体温调节中枢通过调节产热和散热过程维持体温的相对恒定。体温调节类似恒温器的调节，调定点被规定为一定数值（如37℃）。当体温偏离此调定数值，反馈系统会将偏离信息输送到控制系统，通过对受控系统的调整来维持体温的恒定。

（2）氯丙嗪通过抑制下丘脑体温调节中枢而使体温调节失灵，因而使机体体温调节随环境温度变化而升降。由于氯丙嗪对正常体温亦有作用，即能使正常体温下降，故临床上以氯丙嗪配合某些中枢抑制药（异丙嗪、哌替啶）进行人工冬眠疗法，用于严重感染、中毒性高热、甲状腺危象等危急病症的辅助治疗。

【实验对象】

小鼠，体重 18~22g，雌雄兼用。

【器材和药品】

1. **器材**　生理记录仪、温度传感器、天平、小鼠固定器、注射器（1ml）、烧杯、冰块。
2. **药品**　0.2%盐酸氯丙嗪溶液、0.9%氯化钠注射液、液状石蜡。

【方法与步骤】

1. 每组取小鼠 4 只，称重，随机按 1、2、3、4 编号后平均分至实验组和对照组。用液状石蜡涂抹传感器前端，轻轻将传感器插入各组小鼠肛门（插入深度为 1.0~1.5cm），留置 3 分钟，测得正常体温。

2. 实验组 1、2 号小鼠腹腔注射 0.2%盐酸氯丙嗪溶液 0.01ml/g，对照组的 3、4 号小鼠腹腔注射同容量 0.9%氯化钠注射液。

3. 将实验组的 1 号和对照组的 3 号小鼠置于室温环境下，实验组的 2 号和对照组的 4 小号鼠放入小烧杯中，再将小烧杯放于有冰水混合物的大烧杯中。

4. 给药 30 分钟后分别测量各鼠体温，观察其体温变化有何不同。

5. 将测定结果列入表 6-10 中，分析各鼠用药前后体温变化特点。

表6-10　给药前后小鼠体温情况

| 组别 | 动物 | 体温（℃） | | 体温差（℃） |
		给药前	给药后	给药前 - 给药后
实验组	1			
	2			
对照组	3			
	4			

【注意事项】

1. 小鼠正常体温为（37±1.0）℃。

2. 每只小鼠固定使用温度传感器，插入传感器时动作要轻柔。插入方向：先向背部方向，待入肛门后再朝头部方向插入。每次插入深度一致。

3. 每只小鼠给药前后体温均测两次，取其平均值。

【思考题】

氯丙嗪调节体温的作用机制是什么？其与阿司匹林有何不同？

（赵润英）

实验十七　肝脏功能损害对药物作用的影响

【目的和原理】

1. 目的

（1）学习用四氯化碳破坏肝细胞，复制小鼠肝功能损害模型的方法。

（2）观察肝功能受损后，戊巴比妥钠作用所发生的变化，以了解肝功状态对药物作用的影响。

2. 原理

（1）肝脏是药物在体内进行生物转化的主要器官。

（2）肝细胞色素 P450 氧化酶系统是药物生物转化的主要代谢酶，称为肝药酶。凡能够促进肝药酶合成或增强肝药酶活性的药物，称为药酶的诱导剂；相反，凡能抑制肝药酶合成或降低肝药酶活性的药物，称为药酶的抑制剂。若与肝药酶诱导剂或抑制剂同时使用，便会使药物的效应相应减弱或加强。如广谱抗生素氯霉素为肝药酶抑制剂，若与其他药物合用则可能导致后者血药浓度升高，引起疗效增加，甚至出现毒性反应；反之，若使用肝药酶诱导剂，如苯巴比妥，则能增强在肝转化药物的消除而使药效减弱。

（3）肝功能损伤后，药物在肝脏的生物转化减少，易引起药物在体内蓄积，产生过强或过久的药物作用，甚至发生毒性反应。

（4）戊巴比妥钠为巴比妥类药物，有中枢抑制作用，属镇静催眠药。

【实验对象】

小鼠，体重 18~22g，体质健康，雌雄兼用。

【器材和药品】

1. **器材** 1ml 和 2ml 注射器、5 号针头、棉手套。
2. **药品** 四氯化碳、0.4%戊巴比妥钠、苦味酸。

【方法与步骤】

1. 实验分组：取小鼠 4 只，分成实验组和对照组，每组 2 只。

2. 复制肝功能损害模型：实验组于实验前 24 小时皮下注射四氯化碳 0.02ml/kg，使其部分肝细胞坏死，造成肝功能损害。

3. 两组鼠均自腹腔内注射 0.4%戊巴比妥钠 0.1ml/10g，以翻正反射消失为观察指标，记录出现麻醉的时间及持续时间，将其实验结果填入表格中（表 6-11）。

表 6-11 肝功能损害对戊巴比妥钠作用的影响

组别	动物号（只）	麻醉开始时间（min）	麻醉持续时间（min）
实验组（肝损害）	1		
	2		
对照组（肝功正常）	3		
	4		

【注意事项】如室温在 20℃以下，应给麻醉小鼠保暖，否则动物将因体温下降，代谢减慢，而不易苏醒。

（赵润英）

实验十八 中枢性兴奋药与抑制药的相互作用

【目的和原理】

1. 目的

（1）观察镇痛药吗啡对呼吸的抑制作用和延髓呼吸中枢兴奋药尼可刹米对呼吸抑制的治疗作用。

（2）观察尼可刹米过量所致的惊厥反应及镇静催眠药的抗惊厥作用。

（3）观察注射不同剂量尼可刹米对家兔有何不同的影响。

（4）了解严格掌握用药剂量的重要性，加深对合理用药重要性的理解。

2. 原理

（1）吗啡为 μ、κ 及 δ 型阿片受体激动剂，有强大的镇痛、镇静及镇咳作用。吗啡可抑制呼吸中枢，降低呼吸中枢对二氧化碳的敏感性。吗啡对呼吸抑制的程度与使用的剂量平行，过大剂量可致呼吸衰竭而死亡。

（2）尼可刹米能选择性地兴奋延髓呼吸中枢，也可通过颈动脉体和主动脉体化学感受器反射性兴奋呼吸中枢，使呼吸加深加快，当呼吸中枢被抑制时，其兴奋作用更为明显。临床主要用于疾病或中枢抑制药中毒引起的呼吸及循环衰竭。对吗啡过量引起的呼吸抑制疗效显著。用量过大可产生血压升高、心悸、出汗、呕吐、震颤及阵挛性惊厥等不良反应。

（3）地西泮为中枢神经系统抑制药，具有抗焦虑、镇静、催眠、抗惊厥和抗癫痫等作用。

【实验对象】

家兔，2.0~3.0kg，体质健康，雌雄无限。

【器材和药品】

1. 器材　兔固定器、婴儿秤、鼻插管、液状石蜡、胶布、注射器、乙醇棉球、呼吸换能器、微机生物信号采集处理系统。

2. 药品　1% 盐酸丁卡因溶液、1% 盐酸吗啡溶液、5% 及 25% 尼可刹米溶液、0.5% 地西泮针剂。

【方法与步骤】

1. 记录家兔正常呼吸曲线

方法一：取家兔 1 只，称重，置于兔固定器内，将 1% 盐酸丁卡因溶液 1~2 滴滴入家兔一侧鼻孔内。将鼻插管一端连接呼吸换能器，另一端涂以液状石蜡后缓缓插入家兔已经滴入盐酸丁卡因溶液侧的鼻孔，调节其插入深度及角度，使家兔呼吸曲线有适当幅度，用胶布固定。记录家兔正常呼吸运动曲线。

方法二：行气管插管（方法参见第四章第二节中的第二项"颈部手术"），记录家兔正常呼吸运动曲线。

（1）由兔耳缘静脉注射 1% 盐酸吗啡溶液 1~2ml/kg，观察并记录家兔呼吸频率及幅度的变化情况。

（2）家兔呼吸抑制明显（呼吸频率极度减慢，幅度明显降低）时立即由耳缘静脉注射 5% 尼可刹米溶液 1~2ml/kg。观察并记录家兔出现呼吸抑制的时间及注射 5% 尼可刹米溶液后家兔呼吸频率及幅度的变化情况。

（3）家兔呼吸抑制解除后，将其移出兔固定器，拔出鼻插管。以较快速度由耳缘静脉推注 25% 尼可刹米溶液 0.5ml/kg，待家兔出现惊厥（躁动、角弓反张等）后，立即由耳缘静脉推注 0.5% 地西泮 0.5ml/kg。观察并记录家兔出现惊厥症状的时间及注射 0.5% 地西泮后惊厥症状缓解所需的时间。

（4）家兔惊厥症状完全消失后，再由耳缘静脉快速推注 25% 尼可刹米溶液 3ml/kg，观察家兔的反应。

【实验结果】

记录如下内容。

1. 注射 1% 盐酸吗啡溶液 1~2ml/kg 后家兔呼吸频率、幅度的变化情况及出现呼吸抑制的时间。

2. 注射 5% 尼可刹米溶液后家兔呼吸频率、幅度的变化情况及呼吸抑制解除的时间。

3. 推注 25% 尼可刹米溶液 0.5ml/kg 后家兔出现惊厥症状的时间及注射 0.5% 地西泮后惊厥症状缓解所需的时间。

4. 推注 25% 尼可刹米溶液 3ml/kg 后家兔的反应。

【注意事项】

1. 注射盐酸吗啡的速度应先快后慢，剂量应根据家兔呼吸抑制情况调节，一旦出现家兔呼吸幅度降低应即刻停止给药。如上述剂量不足时可适当增加。

2. 家兔出现呼吸抑制后，注射 5% 尼可刹米溶液解救时注射速度不宜过快，以免引起惊厥。观察 25% 尼可刹米溶液的致惊厥作用时注射速度宜快，否则不易引起惊厥。

3. 应将注射器内提前备好解救药品，当家兔出现呼吸明显抑制或惊厥症状时，立即由耳缘静脉注入解救药品，以免家兔死亡。

【思考题】

1. 中枢兴奋药引起死亡的主要原因是什么？
2. 尼可刹米产生毒性作用的原理、症状及解救药物。
3. 吗啡急性中毒时有哪些表现？解救时可用哪些类药物，并分别说明其作用机制。

（杨　丹）

实验十九　硫酸镁急性中毒及钙剂的解救作用

【目的和原理】

1. 目的

（1）观察硫酸镁吸收中毒时的症状及钙盐的解救效应，并理解临床意义。

（2）学习和掌握兔耳静脉注射法和肌内注射法。

2. 原理　Mg^{2+} 是体内多种酶催化作用所需的离子，是 ATP 酶的激活剂，能激活心肌细胞膜上的 Na^+、K^+-ATP 酶，可消除强心苷对酶的抑制作用，从而促使 K^+ 内流，减少 Ca^{2+} 内流，抑制由 Ca^{2+} 引起的快速心率。但当血镁过高时可抑制心脏，引起中毒，并由于其对抗 Ca^{2+} 参与神经递质的释放和骨骼肌的收缩而引起肌松效应。此时，注射钙剂可对抗 Mg^{2+} 的作用，解救中毒。

【实验对象】

家兔，体重 2.0~3.0kg，体质健康，雌雄无限。

【器材和药品】

1. 器材　婴儿秤、干棉球、酒精棉球、注射器（5ml 和 10ml）、头皮针。
2. 药品　10% 硫酸镁、5% 氯化钙。

【方法与步骤】

取家兔一只，称重。观察活动状态、姿势及骨骼肌的紧张力，并记录呼吸频率。然后，由耳静脉缓慢注射 10% 硫酸镁 2.5~3ml/kg，以颈肌出现弛缓为度，再观察上述指标，并记录。当家兔行动困难、低头卧倒，即中毒症状明显后，迅速由耳静脉缓慢注射 5% 氯化钙 3~5ml/kg，直到动物四肢立起、状态完全恢复正常为止。抢救后可能再次出现麻痹，应再次给予钙剂。

表 6-12　给药后家兔表现情况

组别	全身姿势	骨骼肌张力	呼吸次数／分
正常家兔			
10% 硫酸镁			
5% 氯化钙			

【注意事项】

1.硫酸镁，氯化钙的注射速度需缓慢。

2.给药前须将两种药都抽入注射器备好。

3.注射硫酸镁时注意家兔的变化，如出现呼吸停止或发绀现象，须立即停药，并进行氯化钙注射及人工呼吸。

【思考题】

1.硫酸镁口服和注射给药的药理作用有何不同？在临床上有哪些应用？

2.钙剂中毒可否用镁剂抢救？为什么？

（李　昭）

实验二十　药物对家兔十二指肠平滑肌的作用

【目的和原理】

1.目的

（1）观察哺乳动物消化管基本运动形式以及传出神经系统药物对胃肠运动的影响。

（2）学习离体肠平滑肌标本的制备方法，观察传出神经系统药物对离体肠平滑肌的作用。

2.原理　消化管运动的基本形式是蠕动。在体时消化管运动受神经和体液因素的调节。根据传出神经系统受体分布的特点，观察胆碱受体激动药、拮抗药及肾上腺素受体激动药、拮抗药对肠平滑肌的作用及相互作用。

【实验对象】

家兔，体重 2.0~3.0kg，体质健康，雌雄不限。

【器材和药品】

1.器材　体重秤、兔手术台1个、哺乳动物手术器械1套、棉绳、注射器（0.25ml、5ml、20ml）、吸管（0.1ml、0.5ml、5ml）、Magnus实验装置一套（麦氏浴槽、麦氏浴管、恒温装置）、供氧装置、张力换能器、铁支架、双凹夹、计算机。

2.药品　肾上腺素（1mg/ml）、去甲肾上腺素（2mg/ml）、妥拉唑啉（25mg/ml）、普萘洛尔（1×10^{-4}mol/L）、乙酰胆碱（1×10^{-4}mol/L）、阿托品（0.5mg/ml）、普鲁卡因（20mg/ml）、台氏液。

【方法与步骤】

（一）在体胃肠运动观察

1.取家兔一只，称重，仰卧位固定于兔手术台上。

2.腹部剪毛，自剑突下沿腹壁正中线皮下注射普鲁卡因（8ml/只）浸润麻醉。并做约10cm切口。打开腹腔，暴露胃和小肠。用两对皮钳夹住腹壁，把切口的两缘向外上方提起，形成一皮兜。

3.观察

（1）观察并记录正常胃肠运动形式　注意胃肠的蠕动、紧张度、小肠的分节运动。

（2）观察并记录药物对胃肠运动的影响　在小肠上选择两个不同部位：①先后滴加乙酰胆碱和阿托品各2滴，分别观察小肠运动的变化；②先后滴加去甲肾上腺素和妥拉唑啉各2滴，分别观察小肠运动的变化。

（二）药物对离体肠管平滑肌的作用

1.**标本制备**　方法参见第四章第三节中的"五、哺乳动物离体肠管平滑肌标本的制备"。

2.**标本连接**　将离体肠标本上、下两端挂在有连线的小钩上，并将其置于麦氏浴管中。上端小钩与张力换能器相连，下端小钩的连线用麦氏浴管出口的胶管固定。用供氧装置从浴管下端胶管处向浴管内加入氧气（1~2个气泡/秒）。让离体肠管在浴管内稳定20分钟。

3.**离体肠管平滑肌实验所需的基本条件**　台氏液（营养液），温度（38℃±0.5℃），氧气。

4.**观察**　调节张力换能器的高度（线的松紧度），使肠平滑肌的收缩与舒张在计算机上反映出有一定振幅的曲线。

计算机操作过程：

（1）描记正常曲线（屏幕背景应为黑或蓝色，曲线应为白或黄色）。

（2）观察给药后曲线变化：依次从麦氏浴管上端向浴管内垂直加入下列药物，每次加药后，应观察曲线变化，待作用明显后再加入下一种药。

肾上腺素（0.2ml）→妥拉唑啉（0.2ml）→普萘洛尔（0.2ml）→肾上腺素（0.2ml）→台氏液冲洗（3次）→正常曲线→乙酰胆碱（0.1ml）→阿托品（0.1ml）→乙酰胆碱（0.1ml）。

（3）打印上述实验结果。

【结果与讨论】

结合离体肠管平滑肌实验，分析所用药物对胃肠平滑肌的作用机制。

【注意事项】

1. 离体肠管须垂直于浴管，以避免碰到管壁。
2. 向浴管内加药时，每种药物固定使用同一注射器；避免药物滴在连接线或管壁上。
3. 实验中不能随意改变记录仪器灵敏度及其他参数。

【思考题】

使离体平滑肌保持其收缩功能的基本条件是什么？

（李　昭）

实验二十一　药物对离体豚鼠气管平滑肌的作用

【目的和原理】

1. 目的

（1）学习离体豚鼠气管螺旋条标本的制备方法，了解气管平滑肌张力测定的实验方法。

（2）观察异丙肾上腺素、氨茶碱、乙酰胆碱、组胺等药物引起气管平滑肌收缩或松弛作用以及它们之间的相互关系，掌握其作用机制。

2. 原理

（1）气管平滑肌的舒缩状态决定气管的口径，直接影响气道阻力。

（2）气管平滑肌受交感神经和副交感神经双重支配，交感神经末梢释放去甲肾上腺素，后者以及血液中的儿茶酚胺均可作用于支气管平滑肌上的 β 受体，使支气管扩张；副交感神经节后纤维释放的乙酰胆碱作用于支气管平滑肌上的 M 受体，产生毒蕈碱样作用，使气管平滑肌收缩，气管口径变小。

（3）平喘药是指能够缓解或预防哮喘发作的药物。

1）异丙肾上腺素对 β_1、β_2 受体均有作用。

2）氨茶碱能促进儿茶酚胺释放并抑制磷酸二酯酶活性，因而具有较强的松弛气管平滑肌作用。

3）组胺为肥大细胞释放的过敏性介质，直接与 H_1 受体结合，引起支气管平滑肌痉挛，是哮喘发作的直接原因。

4）本实验利用张力换能器记录离体气管条在几种不同药物作用下的张力变化，以观察药物对气管平滑肌的药理作用。

【实验对象】

豚鼠，体重 250~350g，体质健康，雌雄不限。

【器材和药品】

1. 器材　哺乳动物手术器械一套、注射器、培养皿、棉线、温度计、HW-400S 恒温平滑肌槽、压力换能器、计算机、BL-420F 生物机能实验系统。

2. 药品　1×10^{-3}mol/L 硫酸异丙肾上腺素溶液、1×10^{-2}mol/l 氨茶碱溶液、1×10^{-3}mol/L 氯乙酰胆碱溶液、1×10^{-3}mol/L 磷酸组胺溶液、克 – 亨（Krebs Henseleit）氏营养液。

【方法与步骤】

1. HW-400S 恒温平滑肌槽的准备　在恒温平滑肌槽的大槽中加蒸馏水至刻度线，在营养液槽和标本槽内加入克 – 亨氏营养液。接通电源，将温度设置到 37℃，打开通气开关。

2. 离体豚鼠气管平滑肌标本的制备　参见第四章第三节中第六项"哺乳动物离体气管平滑肌标本的制备"。

3. 离体豚鼠气管平滑肌标本的安装　将张力换能器固定在恒温平滑肌槽的正上方。将气管条一端穿线固定于标本槽中的金属小钩上，另一端用线连于压力换能器的挂钩上。换能器与 BL-420F 生物机能实验系统的"1 通道"接口相接。

4. 启动计算机，进入 BL-420F 生物机能实验系统主界面，选择"输入信号"→"1 通道"→"张力"，开始实验，记录气管平滑肌张力曲线。

【观察项目】

1. 标本在克—亨氏营养液中稳定 10 分钟，描记一段正常气管螺旋条张力曲线，作为对照。

2. 按下列顺序给药。

（1）异丙肾上腺素溶液 0.2ml。

（2）氨茶碱溶液 0.2ml。

（3）乙酰胆碱溶液 0.2ml。待作用达高峰后，加入异丙肾上腺素溶液 0.2ml。

（4）乙酰胆碱溶液 0.2ml。待作用达高峰后，加入氨茶碱溶液 0.2ml。

（5）组胺溶液 0.1ml。待作用达高峰后，加入异丙肾上腺素溶液 0.2ml。

注意：每加入一种药物，观察 5 分钟，记录药物反应后，用 37℃克－亨氏营养液冲洗 3 次，待基线基本恢复正常后再给下一种药物。观察每给一种药后气管螺旋条张力曲线的变化。

【注意事项】

1. 克－亨氏营养液必须用新鲜蒸馏水配制，实验前用氧饱和。
2. 气管条不可在空气中暴露过久，且应避免过度牵拉。

【思考题】所用药物中哪些可引起气管螺旋条收缩？哪些引起松弛？其机制是什么？

【附注】克－亨氏营养液组成：每升含 KCl 0.35g，NaCl 6.92g，CaCl$_2$ 0.28g，NaHCO$_3$ 2.10g，KHPO$_4$ 0.16g，MgSO$_4$·7H$_2$O 0.29g，葡萄糖 2.0g。

（赵丽妮）

实验二十二 缩宫素对小鼠离体子宫的作用

【目的和原理】

1. 目的

（1）学习离体子宫平滑肌标本的制备方法。

（2）观察不同剂量缩宫素对离体子宫的兴奋作用及作用特点。

2. 原理

（1）缩宫素（oxytocin）由下丘脑生成，对子宫平滑肌有直接的兴奋作用。其收缩子宫的作用可因子宫平滑肌的生理状态不同及使用的剂量不同而有差异。小剂量的缩宫素可加强子宫的节律性收缩，使收缩的幅度加大，张力稍增高，其收缩的性质与正常分娩相似；随着剂量的加大，进一步引起肌张力增高，最后可致强直性收缩。

（2）子宫平滑肌对缩宫素的敏感性与体内雌激素和孕激素的水平有密切关系，雌激素可提高敏感性，孕激素则降低敏感性。

（3）子宫平滑肌存在缩宫素受体，该受体与 G 蛋白偶联，活化时，通过后者介导激活磷脂酶 C，促进磷酸肌醇的生成，增加细胞质中钙离子的浓度，从而增强子宫平滑肌的收缩活动。

【实验对象】

未孕雌性小鼠，体重 30~40g，体质健康。

【器材和药品】

1. 器材 计算机、BL-420F 生物机能实验系统、张力换能器、HW-40S 恒温平滑肌槽、常规手术器械一套、注射器、黑色细丝线。

2. 药品 0.2U/ml 和 2U/ml 的缩宫素溶液各 5ml、雌二醇 1g/L。

【方法与步骤】

1. 仪器准备

（1）HW-40S 恒温平滑肌槽标本关加乐氏溶液，温度调节恒定至 38℃，pH 值为 7.3~7.5，通入 95%O_2 和 5%CO_2 混合气体。

（2）张力换能器—BL-420F 生物机能实验系统—计算机相连。

2. 给药 每组取小鼠 1 只，于手术前 24 小时腹腔注射雌二醇（estradiol）0.1mg/kg，使小鼠处在发情期。

3. 制备小鼠离体子宫平滑肌标本 腹腔注射雌二醇 24 小时后，制备小鼠离体子宫平滑肌标本（方法参见第四章第三节中的"七、小鼠离体子宫平滑肌标本的制备"）。

4. 标本安装 取一侧子宫平滑肌标本，将一端固定于标本板的小钩上，另一端连接在张力换能器的感应片上，置于 HW-400S 恒温平滑肌标本槽内，平衡 30 分钟后开始实验。子宫收缩信号经张力换能器通过 BL-420F 生物机能实验系统输至计算机系统内并记录。

【观察项目】

1. 记录正常的子宫收缩张力曲线：舒张强度，以每次曲线的最低点表示；收缩强度，以每次曲线所达最高点表示；收缩频率，由曲线密度反映，以每分钟收缩的次数表示；子宫的活动力，以收缩强度和收缩频率的乘积表示。

2. 加人 0.2U/ml 的缩宫素 0.1ml，观察并记录给药前后子宫收缩的变化。3.3 分钟后，再加入 2U/ml 的缩宫素 0.1ml，观察并记录给药前后子宫收缩的变化。

3. 记录实验数据，剪辑打印实验图像，分析实验结果。

【注意事项】

1. 制备标本时注意鉴别子宫与肠管。

2. 避免对标本用力牵拉或过度刺激。

3. 乐氏溶液的 pH 值与浴槽内的温度要正确，否则将影响标本的反应性。

【思考题】 缩宫素的临床应用及注意事项有哪些？

（金 戈）

实验二十三　新斯的明半数致死量测定

【目的和原理】

1. **目的**　掌握半数致死量（LD_{50}）测定方法（寇氏法）。
2. **原理**　根据公式 $lgLD_{50}=X_k-d$（$\sum P-0.5$），计算 LD_{50}。
式中：X_k= 死亡率为 100% 组的对数剂量；d= 对数组距；$\sum P$= 各组死亡率之和。
按下述公式计算 d：

$$d=(X_k-X_i)/(G-1)$$

式中，X_i 为下限剂量的对数值，G 为组数。

当最大浓度组死亡率低于 100%（但不得低于 80%，即有 1~2 只存活），或最小浓度组存活率低于 100%（但不得低于 80%，即有 1~2 只死亡）时，可用下述校正公式计算：

$$lgLD_{50}=X_k-d[\sum P-(3-P_m-P_n)/4]$$

式中，P_m 为最大死亡率，P_n 为最小死亡率。
测定方法：寇氏法（Karber 氏法）。

【实验对象】

昆明种小鼠，体重 18~22g，体质健康，雌雄各半。

【器材和药品】

1. **器材**　鼠笼、电子天平、1ml 注射器、苦味酸溶液、电子计算器。
2. **药品**　新斯的明。

【方法与步骤】

本方法要求如下。
1. 剂量按等比级数排列。
2. 每组小鼠数相等（不能少于组数，一般为 10 只）。
3. 剂量范围接近或等于 0%~100% 死亡率，一般分为 5~8 个剂量组。

（一）预备实验

1. 探索上下限，即用少量动物逐步摸索出使全部动物死亡的最小剂量（D_m）和一个动物也不死的最大剂量（D_n）。方法是根据文献资料或经验定出一个估计值，给 3 只小鼠注射，如全死，则降低剂量，如全不死，则加大剂量再进行摸索，直到找出 P_m=100% 和

P_n=0% 的剂量，此两剂量分别为上下限。

2.确定组数、组距及各组剂量。

组数（G）：一般为 5~8 组，可根据适宜的组距确定组数。有时也可根据动物死亡的情况来增减组数。

组距（d）：指相邻两组剂量的对数差。组距不宜过大，过大可使标准误增大；也不宜过小，过小使组数增多，各组间死亡率重叠。组距大小主要取决于实验动物对被试因素的敏感性。上下限的距离可作为敏感性的标志。一般要求组距应小于 0.155，多在 0.08~0.1 之间。

确定组距的方法：把上下限的剂量换算成对数值，设上限剂量的对数值为 X_k，下限剂量的对数值为 X_i，组数为 G，则 d=（X_k–X_i）/（G–1）。

确定各组剂量：由 X_i 逐次加 d（或由 X_k 逐次减 d），得出各组剂量的对数值，再分别查反对数，即得出各组剂量。

3.配制等比药液，使每只小鼠在给药容积上相等（0.5ml/20g 体重）。

以上预备实验已由教师准备完毕，本实验的上限（100% 死亡）的剂量是 0.83mg/kg，下限（0% 死亡）的剂量是 0.16mg/kg，组距为 0.1，组数为 7，等比药液配制如表 6–13。

（二）正式实验

1.实验动物称重。各学生实验小组分别派一名同学负责称重，并分装于不同的鼠笼中（在鼠笼上标记体重）。

2.统计各个体重小鼠数量，记录于黑板表格中。

3.动物分组。各学生实验小组分别派一名同学，在雌雄各半的前提下，按体重差最小原则，将动物分成 7 组，每组 10 只。分组原则为每组动物数必须多于组数。

4.学生分 10 组，每组负责 7 只动物给药，每组动物体重尽量一致（体重不一致的，注意提醒学生进行标记、记录）。

5.注射剂量计算：每组动物注射容量相等，均为 0.5ml/20g。

6.给药：全班同时进行小鼠腹腔注射给药物。注射完一只立即送到前面相应的鼠笼里（共 7 个鼠笼，一个浓度对应一个笼）

注意：千万不要放错，由教师和一名同学负责监督。

7.观察记录：给药后，全班同学分成 7 组，分别观察、记录各笼小鼠中毒表现及死亡数，并计算每组动物的死亡率。观察时间应到小鼠不再因药物的作用而死亡为止（本药物观察时间为 1 小时即可）。

8.最后，将实验结果填入下表：

表 6–13　新斯的明 LD_{50} 结果记录表

组别	剂量（mg/kg）	对数剂量（Log）	药液浓度（%）	死亡数（r）	死亡率 P（r/n）
1	0.1600	−0.7959	0.640		
2	0.2105	−0.6959	0.842		
3	0.2770	−0.5959	1.108		
4	0.3645	−0.4959	1.450		
5	0.4796	−0.3959	1.918		
6	0.6311	−0.2959	2.524		
7	0.8303	−0.0807	3.332		

9. 实验结果计算

（1）基本公式：$lgLD_{50}=X_k-d(\sum P-0.5)$

式中，X_k= 死亡率为 100% 组的对数剂量，d= 对数组距，$\sum P=$ 各组死亡率之和。

（2）校正公式：当 $P_m \geq 0.8$ 及 / 或 $P_n \leq 0.2$ 时，可用下述校正公式计算：

$$lgLD_{50}=X_k-d[\sum P-(3-P_m-P_n)/4]$$

（3）$LD_{50}=lg^{-1}lgLD_{50}$　　单位：mg/kg 或 g/kg

（4）95% 可信限：$LD_{50} \pm 4.5SlgLD_{50} \cdot LD_{50}$

式中，$SlgLD_{50} \cdot LD_{50}$ 为 $lgLD_{50}$ 的标准误。

$$SlgLD_{50} = d\sqrt{\frac{\sum P(1-P)}{n-1}} = d\sqrt{\frac{\sum Pq}{n-1}}$$

$P=$ 各组死亡率；n= 每组动物数

【注意事项】

1. 称重要准确，动物分组按人为加随机原则，切勿将大体重、活泼的小鼠都分在一组。

2. 给药量要准确，注射部位要正确，切勿因注射部位或给药量不正确造成动物死亡。

3. 注射顺序从低浓度到高浓度，注射器不必冲洗

4. 给药后动物放入相应浓度的鼠笼中，不要投错笼。

【思考题】

1. 寇氏法测定 LD_{50} 应具备哪些条件？

2. 各组剂量如何确定？

3. 测定 LD_{50} 有何意义？

【测定 LD_{50} 的原理及公式来源】

为了解 LD_{50} 测定原理，首先需了解剂量与反应的关系。某被试因素对动物的毒性也是一种反应，其大小往往以使动物致死的量表示。致死量小说明毒性大；反之，说明毒性小。根据剂量与反应的关系，可绘出剂量反应曲线（量效曲线）。图 6-8 中表示的是以死亡频率和死亡率为反应指标的质反应量效曲线。它们具有如下特点。

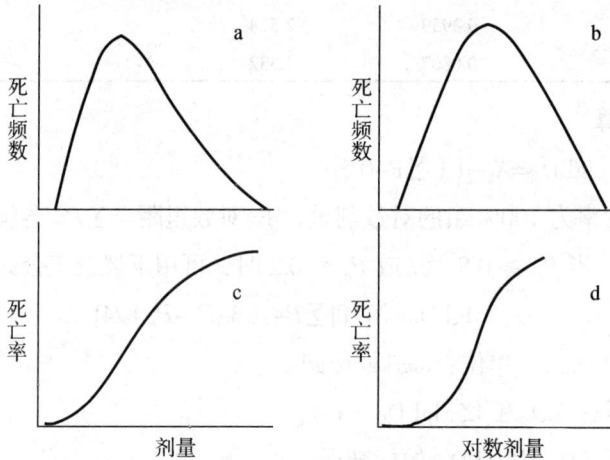

图 6-8 质反应量效曲线

1. 剂量与死亡频数的关系 是一条中间高，两侧底，右侧延伸较远的曲线（图 6-8a）。

2. 对数剂量与死亡频数的关系 是一条正态分布的曲线（图 6-8b）。

3. 剂量与死亡率的关系 是一条长尾"S"形曲线（图 6-8c）。

4. 对数剂量与死亡率的关系 是一条正"S"形曲线（图 6-8d）。

从对数剂量与死亡频率的正态分布（图 6-8b）可见，$lgLD_{50}$ 恰在正态曲线中点所对应的横轴上，按此剂量给药，动物恰好死亡半数。因在正态曲线中，其中点恰是均数所在处，所以，$lgLD_{50}$ 就是全部实验动物最小致死剂量的平均值。从对数剂量与死亡率关系的正"S"形曲线（图 6-8d）中可见。$lgLD_{50}$ 恰为正"S"形曲线的中点所对应的横轴上的对数值，因此，正"S"曲线中点所对应的纵轴（死亡率）恰为 50%。这条曲线的特点是：①死亡率是 50% 时的斜率最大。由于其位于曲线中央，故灵敏度最高。②曲线两端平坦，接近 0% 或 100% 附近的灵敏度最差，剂量不易确定，而且，即使确定了也常不可靠。所以，采用半数致死量作为判定某因素毒性大小的指标是恰当的。总之，求出正态曲线中点所对应的横轴上的对数值或正"S"曲线中点所对应的横轴上的对数值，即可求出 $lgLD_{50}$ 及 LD_{50}。

公式推导过程如下。

根据对数剂量与死亡率关系的量效曲线（图 6-9），通过面积法可得出公式：

$$\lg LD_{50}=X_k-\frac{1}{2}d\sum(P_i+P_{i+1})$$

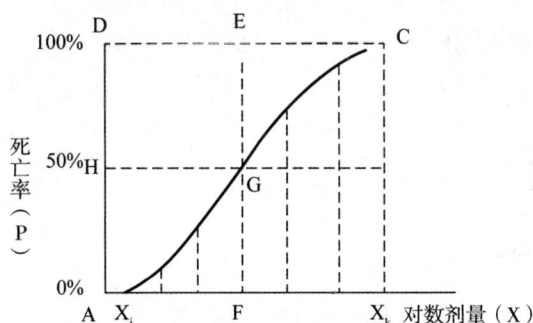

图 6-9　LD_{50} 公式推导（面积法）

图中，横坐标为对数剂量，纵坐标为死亡率 P，G 为正 S 曲线的中点，G 对应的纵轴 H 点为 $P=50\%$，横轴 F 点 $X=\lg LD_{50}$，A 点 $P=0\%=0$，D 点 $P=100\%=1$，B 点 X_k 为 $P=100\%$ 的对数剂量。由图可知：

矩形 AFED 面积 $=AF \cdot AD=\lg LD_{50} \times 1=\lg LD_{50}$

又：∵ 曲边△ X_iFG= 曲边△ GCE 面积（＝边 – 角相等）

∴ 矩形 AFED 面积 = 曲边形 AX_iCD 面积 $=\lg LD_{50}$

则 $\lg LD_{50}=$ 矩形 AX_kCD– 曲边形 X_iX_kC

∵ 曲边形 X_iX_kC 面积 = 相当于多个梯形面积之总和

∴ 曲边形 X_iX_kC 面积 $=\frac{1}{2}d\sum(P_i+P_{i+1})$

又矩形 AX_kCD 面积 $=AX_kAD=X_k \cdot 1=X_k$

∴ $\lg LD_{50}=X_k-\frac{1}{2}d\sum(P_i+P_{i+1})$

上述推导过程用直观图表示（图 6-10）：

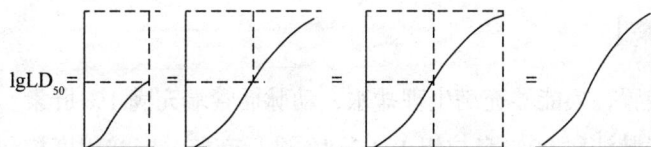

图 6-10　LD50 公式推导直观图

公式演变：

$$\lg LD_{50}=X_k+\frac{1}{2}d\sum(P_i+P_{i+1})$$
$$=X_k-\frac{1}{2}d[(P_1+P_2)+(P_2+P_3)+\cdots\cdots(P_{k-2}+P_{k-1})+(P_{k-1}+P_k)]$$

$$=X_k - \frac{1}{2}d[(P_1+P_2+P_3+P_4+\cdots\cdots P_{k-2}+P_{k-1}+P_k)]$$

$$=X_k - \frac{1}{2}d[2\sum P - (P_k+P_1)]$$

$$=X_k - d[2\sum P - (P_k+P_1)]$$

$$=X_k - d(\sum P - 0.5)$$

【人体模拟实验】

去临床实验中心完成。

（金 戈）

实验二十四　乙醇对家兔动脉血压的影响

【目的和原理】

1. 观察乙醇对家兔动脉血压的影响。
2. 学习家兔麻醉、固定和灌胃给药的方法。

【实验对象】

家兔，体重 2~3kg，体质健康，雌雄不限。

【实验材料】

1. **器材**　哺乳动物手术器械一套、计算机、BL-420F 生物机能实验系统、兔实验用手术台、压力换能器、注射器、动脉插管、灌胃管。
2. **药品**　乙醇、20% 乌拉坦、1% 肝素、生理盐水及蒸馏水。

【方法与步骤】

1. 调试记录装置，换能器充满生理盐水，动脉插管端充满 1% 肝素。
2. 家兔耳缘静脉注射 20% 乌拉坦 1~1.2g/kg 进行麻醉。麻醉程度控制到四肢肌张力降低，角膜反射消失，呼吸深而平稳即可。仰卧位固定于手术台上。
3. 手术与插管。将胃管由口腔慢慢插入食管中，将胃管露出端插入水中，观察是否有气泡产生，以鉴别是否成功插入食管。颈部剪毛，至甲状软骨起正中部纵行切开皮肤（长 5~7cm），钝性分离皮下结缔组织，暴露气管。在气管两侧深处见与其平行的左右颈总动脉，颈总动脉旁有一处神经与动脉伴行。用玻璃分针将神经与血管进行钝性分离。

分离左侧颈总动脉穿两根线备用。左侧颈总动脉插管，用注射器向与血压换能器相连的动脉插管中注满 1% 肝素。结扎左侧颈总动脉的远心端，用动脉夹住其近心端（结扎与夹住部位之间的动脉长度尽可能要长一些），用眼科剪在靠近远心端结扎处的动脉上剪斜口，把动脉插管插向近心端，然后用备用线固定。慢慢开放动脉夹，如有出血，即将线再扎紧些。

4. 描记血压，用于对照。

5. 每 5 分钟向胃管注射 3ml 乙醇，观察并记录血压变化。

【注意事项】

1. 耳缘静脉注射麻醉药速度缓慢，观察动物呼吸及角膜反射。

2. 颈动脉分离完全，结扎与动脉夹夹住部位之间的动脉长度尽可能要长一些，便于插管。

3. 插管内充肝素。

4. 颈动脉插管完成后，稳定 10 分钟在进行血压描记。

【思考题】

乙醇影响血压的机制是什么？

（金　戈）

实验二十五　家兔实验性肺水肿

【目的和原理】

1. 目的

（1）掌握实验性肺水肿的复制方法。

（2）观察急性肺水肿的表现及其过程。

（3）结合理论知识分析肺水肿的发生机制。

2. 原理

肺水肿是过多的液体在肺组织间隙或肺泡内积聚的现象。水肿的机制如下。

（1）体内、外液体交换失衡，主要是由于排泄器官（肾脏）结构与功能障碍，以及体内液体容量与渗透压调节的异常，常导致全身性水肿。

（2）血管内、外液体交换失衡，具体有：①毛细血管流体静压增高；②血浆胶体渗透压降低；③毛细血管通透性增加；④淋巴回流受阻。

【实验对象】

家兔，体重 2.0~3.0kg，雌雄不限。

【器材和药品】

1. 器材　计算机、BL-420F 生物机能实验系统、1ml 注射器、家兔手术器械一套、电子天平、兔台、兔盒、听诊器、"Y"字形气管插管、丝线。

2. 药品　25% 乌拉坦、1∶1000 肾上腺素等。

【观察指标】

观察兔肺水肿的表现、肺叶组织标本，具体见表 6-14。

表 6-14　呼吸频率和幅度、肺部罗音、气管流出物、肺系数、肺大体观

分组\指标	呼吸幅度与频率	发绀	啰音	泡沫痰	颜色	体积	表面	质地	肺系数
1　实验前									
输液后									
2　输液前									
输液后									

【方法与步骤】

1. 动物的麻醉与手术　家兔称重后经耳缘静脉注射 25% 乌拉坦（4ml/kg）行全身麻醉，仰卧位固定于兔手术台上。

2. 颈部手术，气管插管　去被毛，做颈正中切口约 6cm，用止血钳分开颈前正中肌肉，暴露气管，然后分离气管和一侧颈外静脉，并穿 2 根棉线备用。在甲状软骨下 0.5~1cm 处两个软骨环之间剪一个口，再向头端做一小的纵切口，使呈倒 "T" 形，用棉球将气管内的分泌物和血液擦净后，一手提取气管下面的粗线，由切口向肺脏方向插入气管插管，用穿好的线扎住，并在侧管上打结固定好即可。气管导管接 BL-420F 生物机能实验系统，记录呼吸频率和幅度。

3. 颈外静脉插管　把静脉导管连接静脉输液装置，注意排除管道内气体。结扎颈外静脉远心端，在近心端靠近结扎处剪一小口并插入静脉导管，扎线固定。打开静脉输液装置进行输液，缓慢输入生理盐水（5~10 滴 / 分）。

4. 经耳缘静脉注入肝素 0.14ml/kg（12500U/ml）。

5. 打开 BL-420F 生物机能实验系统，观察并记录动物正常的呼吸，并用听诊器听肺

部的呼吸音，然后经静脉导管输入 37℃生理盐水（输入总量按 100ml/kg 计算，输液速度为 180~200 滴 / 分），待滴注接近完毕时经三通管推注肾上腺素（0.9ml/kg）。

6. 在输液过程中应密切观察兔情况：①呼吸快慢、深浅，有无呼吸困难、发绀；②肺部是否出现啰音，是何性质；③气管导管中有无粉红色泡沫液体溢出。

7. 实验过程中记录动物的呼吸，并用听诊器听肺部有无湿性啰音出现，当证明肺水肿出现时，则夹住气管，处死动物，打开胸腔，用线在气管分叉处结扎以防止肺水肿液流出，在结扎处以上切断气管，小心将心脏及其血管分离（勿损伤肺），把肺取出，用滤纸吸去肺表面的水分后称重，计算肺系数，然后肉眼观察肺大体改变。切开肺脏，注意观察有无粉红色泡沫样液体流出，并注意肺颜色、性质和量的改变。

肺系数计算：肺系数 = 肺重量（g）/ 体重（kg）（正常家兔肺系数为 4~5）。

【注意事项】

1. 输液速度不要太快，以控制在 180~200 滴 / 分为宜。

2. 解剖取出肺时，注意勿损伤肺表面和挤压肺组织，以防止水肿液流出，影响肺系数值。

3. 动物对注入肾上腺素的耐受性个体差异较大，有些动物需注入较多量的肾上腺素才出现急性肺水肿。

4. 解剖胸腔时，要小心操作，防止肺表面损伤，造成水肿液外流，影响肺系数的准确性。

【思考题】

1. 根据实验结果，联系理论，分析肺水肿发生机制。

2. 大量快速输液为什么会引起肺水肿？在快速输液后期加注肾上腺素对肺水肿的形成会有什么影响？

（隋 璐）

实验二十六　急性呼吸窘迫综合征

【目的和原理】

1. 目的

（1）学习复制家兔急性呼吸窘迫综合征实验动物模型。

（2）观察急性呼吸窘迫综合征的临床表现，并探讨其发生机制。

2. 原理 急性呼吸窘迫综合征（ARDS）是由急性肺损伤（肺泡—毛细血管膜损伤）引起的呼吸衰竭，属于急性肺损伤的严重阶段或类型。其临床特征包括呼吸频速和窘迫，进行性低氧血症。病理生理改变主要为弥漫性肺损伤、肺血管通透性增加和肺泡群萎缩。

本实验采用静脉注射油酸的方法，模拟急性呼吸窘迫综合征。注射入静脉的油酸能够激活中性粒细胞和巨噬细胞等炎症细胞，这些炎症细胞聚集于肺，黏附于肺泡毛细血管内皮，释放氧自由基、蛋白酶和炎症介质等，损伤肺泡上皮细胞及毛细血管内皮细胞。肺泡—毛细血管膜的损伤及炎症介质的作用进一步导致肺水肿、肺不张，从而导致呼吸衰竭。

【实验对象】

成年家兔，体重约 2.5kg，雌雄不限。

【器材和药品】

1. 器材 哺乳动物手术器械一套，兔手术台、气管套管、BL-420F 生物机能实验系统、计算机、婴儿秤、小天平、听诊器、烧杯、1ml 和 2ml 注射器。

2. 药品 25% 乌拉坦、油酸、0.9% 氯化钠溶液、0.1% 盐酸生理盐水。

【观察指标】

观察兔呼吸频率、幅度和发绀情况，肺部呼吸音（注意有无湿啰音），气管流出物（注意其量、颜色、性状），肺叶大体标本观察（颜色、质地、切面）及肺系数。

【方法与步骤】

1. 动物的麻醉与手术 动物称重后经耳缘静脉注射 25% 乌拉坦（4ml/kg）行全身麻醉，仰卧位固定于兔手术台上。

2. 颈部手术，气管插管 去被毛，做颈正中切口约 6cm，用止血钳分开颈前正中肌肉，暴露气管，剥离后在气管下方穿一粗线备用。在甲状软骨下 0.5~1cm 处两个软骨环之间剪一个口，再向头端做一小的纵切口，使呈倒 "T" 形，用棉球将气管内的分泌物和血液擦净后，一手提取气管下面的粗线，由切口向肺脏方向插入气管插管，用穿好的线扎住，并在侧管上打结固定好即可。连接 BL-420F 生物机能实验系统，记录呼吸频率和幅度。

3. 油酸组家兔经耳缘静脉注入油酸（0.1ml/kg，2 分钟注射完），生理盐液对照组用 0.9% 氯化钠溶液代替油酸。

4. 在注药后 5 分钟、15 分钟、30 分钟、60 分钟、120 分钟观察各项指标。

5.在注药后120分钟时夹闭气管，剖胸，小心取出心肺，在气管分叉处用棉线结扎，细心剪去心脏及肺门周围组织，观察肺外观，并称重计算肺系数。

肺系数计算：肺系数 = 肺重量（g）/ 体重（kg）（正常家兔肺系数为 4~5）。

【注意事项】

1.颈部手术、气管插管时应防止出血过多，以免阻塞气管，造成兔窒息。

2.注射油酸时应平稳在 2 分钟内注射完，并保证全部注入静脉内，溢出或注入皮下组织均可造成模型复制失败。

3.剖胸取肺时勿损伤肺脏表面，以免肺内水肿液外流，影响肺系数的准确性。

【思考题】

静脉注射油酸为什么会引起急性呼吸窘迫综合征？

（隋　璐）

实验二十七　家兔弥散性血管内凝血及实验室检测

【目的和原理】

1.目的

（1）学习复制急性实验性弥散性血管内凝血的动物模型。

（2）探讨急性弥散性血管内凝血的发病机制。

（3）初步了解检查急性 DIC 的几项血液学的常规方法。

2.原理

弥散性血管内凝血（DIC）是指在某些致病因子作用下凝血因子和血小板被激活，大量可溶性促凝物质入血，从而引起一个以凝血功能失常为主要特征的病理过程（或病理综合征）。在微循环中形成大量微血栓，同时大量消耗凝血因子和血小板，继发性纤维蛋白溶解（纤溶）过程加强，导致出血、休克、器官功能障碍和贫血等临床表现的出现。

因此，启动凝血过程是 DIC 发病的重要方面。常见的有：①血管内皮广泛受损，如细菌及内毒素、病毒、缺氧和酸中毒等引起的内源性凝血系统；②组织破坏，如严重创伤、烧伤、外科大手术、恶性肿瘤时，损伤和坏死组织可释放组织因子入血等引起的外源性凝血系统；③促凝物质释放。

实验中，通过静脉注入兔脑粉溶液，可启动体内的外源性凝血系统而导致 DIC 的发生，是本实验的机制所在。

【实验对象】

家兔，体重 2.0~2.5kg，雌雄皆可。

【器材与药品】

1. 器材 双孔恒温电热水浴锅、秒表、小试管架、5ml 玻璃试管、0.5ml 吸管、动脉夹、动脉插管、离心机、722 型分光光度计、显微镜、兔固定台、婴儿秤、家兔急性手术器械一套。

2. 药品 4% 兔脑粉生理盐水溶液、P 试液、1% 鱼精蛋白液、0.025mol/L $CaCl_2$ 溶液、3% 戊巴比妥钠溶液、3.8% 枸橼酸钠溶液、饱和 NaCl 溶液。

【方法与步骤】

实验分对照组和实验组（模拟 DIC 模型）。

1. 称重，麻醉 用 3% 戊巴比妥钠（pentobarbital sodium）溶液按 1.0ml/kg 体重由耳缘静脉缓慢注入实行全麻。

2. 颈总动脉插管 将麻醉好的家兔仰卧固定于兔台上，剪去颈部被毛，暴露一侧颈总动脉，用线结扎颈总动脉的远心端，用动脉夹夹闭颈总动脉之近心端，在近结扎处用眼科剪呈 45° 角剪一小口，插入动脉插管并用线固定，做取血样材料用。

3. DIC 模型制备（对照组注射生理盐水） 取 4% 兔脑粉生理盐水溶液，按 2.0ml/kg 体重计算，用生理盐水稀释至 30ml，经耳缘静脉注射，15 分钟内注射完毕。注入速度为：第一个 5 分钟为 1.0ml/min；第二个 5 分钟为 2.0ml/min；最后 5 分钟为 3.0ml/min。

4. 血样采集 注入兔脑粉浸液前 15 分钟、注入开始后 15 分钟及 45 分钟，分别由颈总动脉取血样 10ml（取血样前先废弃血液数滴）。3.8% 枸橼酸钠溶液（抗凝剂）与血液体积比为 1：9 混合，经离心机（3000 转 / 分）离心 15 分钟，获得含微量血小板血浆作为实验测定用。每次取血样时，采血 1~2 滴供血小板计数用。另取 1.5~2.0ml 置于不含抗凝剂的干净试管内，作为测定纤维蛋白降解产物（fibrin degradation product，FDP）用。

注：对照组注射生理盐水，其注入途径、总量和速率及取血样时间等均同实验兔。

5. 检查急性 DIC 的常规方法如下。

（1）凝血酶原时间（PT）测定 取被检血浆 0.1ml，置于小试管内，放于 37℃ 水浴中。加入 P 试液 0.2ml，开动秒表，轻轻地侧动，直至液体停止流动或出现粗颗粒，即为凝血酶原时间。重复 3 次，取平均值。家兔正常值为 6~8 秒。

（2）凝血酶（TT）测定　取被检血浆 0.2ml，置于小试管内，放于 37℃水浴中。加入适当浓度的凝血酶悬液 0.2ml，开动秒表，观察方法同上，测定其凝固时间。重复 3 次，取平均值。

（3）鱼精蛋白副凝实验　即 3P 实验，取被检血浆 0.9ml，置于小试管内。加入 1% 鱼精蛋白液 0.1ml，混匀，室温下放置 30 分钟，于观察终点前，将试管轻轻地摇动，有白色纤维或凝块为阳性，均匀混浊、无白色纤维为阴性。

（4）血清纤维蛋白（原）定量测定　采用饱和盐水法，取被检血浆 0.5ml，置于 12mm×100mm 的试管中，加入饱和氯化钠溶液 4.5ml，充分混匀，置于 37℃水浴中孵育 3 分钟，取血后再次混匀，用 722 型分光光度计比色，测定光密度。以生理盐水代替饱和 NaCl 溶液，进行同样操作作为对照。以对照管调零，在波长 520nm 下测出光密度，按下式计算：

$$纤维蛋白原含量＝测定管光密度 /0.5 \times 1000 ＝ \quad mg（\%）$$

【注意事项】

注入兔脑浸液的过程中，密切观察动物呼吸情况，必要时酌情调整注射速度。

【试剂配制】

1. 兔脑浸液　称取兔脑粉（实验前检测其活力，以凝血酶原时间不超过 12 秒为宜）400mg，加入生理盐水 10ml，充分搅匀后放入 37℃恒温水浴箱内孵育 60 分钟，每隔 15 分钟搅拌一次，然后离心（1000 转 / 分）5 分钟，取上清液过滤后供静脉注射用。

2. P 试液　称取兔脑粉 200mg，加入 5ml 生理盐水，充分混匀后放入 37℃恒温水浴箱内孵育 1 小时，在此过程中，用玻璃棒搅拌 3~4 次，并颠倒混匀，然后用离心机（1000 转 / 分）离心 5 分钟，吸取上清液，加入等量的 0.025mol/L CaCl$_2$ 溶液，用前摇匀。

【思考题】

1. DIC 的发生与哪些因素有关？

2. 如何判定 DIC 的几个时期，各时期特点是怎样的？

（程　阳）

第七章

综合性实验

实验一　用热板法观察药物的镇痛作用

【目的和原理】

1. 目的　用热板法观察哌替啶的镇痛作用，用组间 t 检验方法计算判定实验结果。

2. 原理　将小鼠置于一定温度的热板上，热刺激小鼠足部产生疼痛反应，表现为舔后爪。通过测量小鼠痛阈反应时间（出现疼痛反应即舔后爪的时间），比较用药组与对照组小鼠痛阈反应时间的差异，判定药物有无镇痛作用。

【实验对象】

小鼠，雌性，体质健康，20~30g。

【器材和药品】

1. 器材　烧杯（800~1000 ml）、RB-200 智能热板仪、计算机、BL-420F 生物机能实验系统、天平、玻璃钟罩、鼠笼、注射器（1 ml，2 ml）、秒表等。

2. 药品　0.5%盐酸哌替啶（Pethidinehydrochloride）、生理盐水。

【方法与步骤】

1. 开启 RB-200 智能热板仪，调节温度维持在 55±1℃。

2. 实验前筛选痛阈反应时间小于 30 秒的小鼠。将小鼠置于热板上的有机玻璃钟罩内，密切观察小鼠的活动。正常情况下，大多数小鼠在热刺激下可出现不安状态，表现举前肢、抬后肢、跳跃等，将出现舔后爪作为疼痛反应的指标，记录痛阈（自小鼠接触热板到第一次舔后爪的时间，单位是秒）。痛阈在 5~30 秒以内（不包括 5，10 秒）的小鼠可用于实验。

3. 将已筛选出的小鼠称重，在雌雄各半前提下，按痛阈差最小原则，分为两组（实验组、对照组，且痛阈差异不显著）。然后，将实验组动物和对照组动物分给学生实验小组（3~4人/组），每小组获得的实验动物和对照动物数量相等。

4. 按上述方法分别测出小鼠给药前痛阈反应时间，然后分别给予下列药物：实验组小鼠腹腔注射 0.5% 盐酸哌替啶 0.1ml/10g；对照组小鼠腹腔注射生理盐水 0.1ml/10g。

5. 于注射后 15、30、45 分钟，各实验小组分别测定实验组和对照组小鼠痛阈，并列表记录。痛阈超 60 秒不舔后爪的小鼠，应立即取出，痛阈按 60 秒计算。

【结果与处理】

1. 将全班实验结果汇总，各实验小组共同计算给药前、给药后小鼠痛阈平均值，并将结果列入表 7-1。

表 7-1　腹腔注射盐酸哌替啶（0.5mg/10g 动物）对小鼠痛阈的影响

组别	痛阈平均值（均值 ±SD，秒）			
	用药前	用药后 15 min	用药后 30min	用药后 45min
对照组				
实验组				

2. 按如下公式计算各组动物用药后 15、30、45（min）的痛阈增加百分率，并将结果列表 7-2。

$$痛阈增加百分率 = \frac{用药后痛阈均值 - 用药前痛阈均值}{用药前痛阈均值} \times 100\%$$

表 7-2　腹腔注射盐酸哌替啶（0.5mg/10g 动物）小鼠痛阈的增加百分率

组别	痛阈增加百分率（%）		
	用药后 15min	用药后 30min	用药后 45min
对照组			
实验组			

3. 以给药后时间（min）为横坐标，痛阈增加百分率为纵坐标，绘制盐酸哌替啶镇痛作用的时-效曲线。

4. 采用 t 检验判定盐酸哌替啶的镇痛作用。

【注意事项】

1. 不要过度刺激动物，以免动物在热板上不断跳跃，影响实验结果。

2. 小鼠应选雌性，因雄性鼠遇热时阴囊松弛，易与热板接触而影响实验结果。

3. 室温以 15℃左右为宜。室温过低动物反应迟钝，过高则敏感。

【思考题】

影响热板法镇痛实验准确性的主要因素有哪些？实验中如何控制？

（李 昭）

实验二 用扭体法观察药物的镇痛作用

【目的和原理】

1. 目的

（1）学习化学刺激法复制小鼠疼痛模型的方法。

（2）用扭体法观察吗啡（杜冷丁）的镇痛作用。

2. 原理

（1）任何形式的刺激达到一定强度，持续一定时间都可产生伤害，引起疼痛。伤害性刺激首先引起组织细胞释放体内致痛物质，如 K^+、H^+、组胺、5 - 羟色胺、缓激肽、前列腺素等。这些致痛物质作用于痛觉神经末梢而引起疼痛。疼痛刺激可分为物理性刺激（如热、电、机械）和化学性刺激（如强酸、强碱、钾离子、缓激肽、前列腺素等）；动物的疼痛反应表现为反射性退缩、逃避姿势、强行逃避行为（如跑、跳）、紧张和恐惧表现（如嘶叫、翘尾、肌肉抽搐）、保护缓解性行为（如舔、咬、扭体、挣扎）等。

（2）本实验观察镇痛药的镇痛作用采用化学法致痛模型。该模型敏感、简便、重复性好。致痛化学物质采用醋酸。将 0.7％醋酸直接给小鼠腹腔注射，刺激腹膜引起持久的腹痛，表现出"扭体反应"（即腹部内凹、躯干与后肢伸张、臀部高起）。

（3）镇痛药物可以抑制动物的"扭体反应"，而达到止痛作用。

【实验对象】

小鼠，28~32g，雌雄各半。

【器材和药品】

1. 器材 电子天平，注射器（1.0ml）。

2. 药品 0.7％醋酸、0.9％氯化钠注射液、盐酸哌替啶（dolantinhydrochloride，50mg/ml）注射液或其他镇痛药如 0.1％布桂嗪注射液、0.2％硫酸罗通定溶液。

【方法与步骤】

1. 随机分组　取6只小鼠，称重，编号，随机分为实验组和对照组，每组各3只。

2. 给药　实验组腹腔注射盐酸哌替啶0.1ml/10g（或布桂嗪0.1mg/10g，或罗通定0.1mg/10g）；对照组腹腔注射0.9%氯化钠注射液0.1ml/10g。20分钟后，各组小鼠腹腔注射0.7%醋酸0.2 ml/只。

3. 观察记录　记录15分钟内各小鼠出现扭体反应的次数。

【实验结果】将全班的实验结果汇总起来列表，每组结果以"均数 ± 标准差"表示，对实验结果用分组 t 检验法进行统计学处理，判断实验组与对照组的"扭体反应"次数是否有显著性差异。

【注意事项】

1. 0.7%醋酸溶液在临用时新配为宜，存放过久可使作用减弱。

2. 小鼠体重轻，扭体反应次数较低。

3. 室温以20℃为宜，低温时小鼠扭体次数减少。

4. 动物的疼痛反应个体差异较大，因此实验用动物数越多结果越可靠。

【思考题】

1. 疼痛产生的机制。

2. 镇痛药物有哪些？镇痛药物的镇痛机制有哪些？

3. 本次实验结果是否与理论相符合？如不符合试分析原因。

（李　昭）

实验三　苯巴比妥钠的抗惊厥作用

【目的和原理】

1. 学习惊厥模型的复制方法。

2. 观察苯巴比妥钠预防性对抗药物引起小鼠惊厥的作用。

3. 学习应用 X^2 检验判定实验结果。

【实验对象】

昆明种小鼠，雌雄各半，体质健康，体重18~22g。

【器材和药品】

1. 器材 计算机、BL-420F 生物机能实验系统、鼠笼、注射器、石棉网、大烧杯、电子天平。

2. 药品 0.2% 苯巴比妥钠溶液；0.006% 硝酸士的宁溶液；0.9% 氯化钠溶液；标记用苦味酸。

【方法与步骤】

1. 全班取 48 只小鼠，称其体重，按小鼠体重和性别分成若干群。

2. 按组间一致的原则，将各群中的小鼠随机地分配到实验组和对照组中去。

3. 每一实验小组同学从实验组和对照组中取情况相近的小鼠各三只，将各鼠设法用苦味酸标记，并将标记和体重填入记录表 7-3 中。

4. 实验组小鼠应腹腔注射 0.2% 苯巴比妥钠，剂量按 0.5ml/20g 体重计算，并将所注药量和时间填于表中。按同样方法，对照组小鼠腹腔注射生理盐水，剂量同实验组。

表 7-3 学生实验小组的实验结果记录表

组别	体重（g）	0.2% 苯巴比妥（实验组）生理盐水（对照组）		0.006% 硝酸士的宁		惊厥	
		注射量（ml）	注射时间	注射量（ml）	注射时间	时间	百分率
实 1							
验 2							
组 3							
对 1							
照 2							
组 3							

5. 给药 30 分钟后，每只小鼠皮下注射 0.006% 硝酸士的宁，剂量按 0.5ml/20g 体重计算，并将所注药量和注药时间填入表中。

6. 从注射硝酸士的宁起，严密观察 30 分钟，看各鼠有无惊厥出现，并记录于表 7-3 中。小鼠惊厥的指标为双后肢强直性伸直。

【结果及分析】

通过 BL-420F 生物机能实验系统采用 x^2 检验对全班的实验数据进行显著性检验，判定实验组和对照组出现惊厥百分率之差异是否有意义。

【注意事项】

硝酸士的宁的注射部位，全班要基本一致，否则影响实验结果。

【思考题】

1. 该实验为什么设立对照组？
2. 为什么先给抗惊厥药物，后给致惊厥模型药物？
3. 巴比妥类药物抗惊厥的机制有哪些？

（赵丽妮）

实验四　阿司匹林的解热作用

【目的和原理】

1. 目的

（1）学习家兔发热模型的复制方法。

（2）掌握阿司匹林的作用原理。

2. 原理

（1）下丘脑的体温调节中枢通过对产热和散热两个过程的调节，使体温维持于相对恒定的状态（正常人为 37℃ 左右）。而感染性疾病患者的发热是因为病原体及其毒素刺激中性粒细胞，产生并释放内热源，内热源进入中枢神经系统使中枢合成并释放前列腺素（PG 增多），前列腺素（PG）再作用于体温调节中枢使体温调定点上移至 37℃ 以上，这时产热增加，而散热减少，从而体温升高。当体温上升超过 37.5℃ 时称为发热。

（2）阿司匹林属于解热镇痛抗炎药，其对内热源引起的发热主要是通过抑制中枢 PG 的合成来发挥解热作用。治疗量的解热镇痛药可抑制 PG 合成酶（环加氧酶），减少 PG 的合成，而且它们对酶活性抑制程度与其的药理作用呈正相关。因此，这类药物只能使发热者体温下降，而对正常体温无影响，体现了解热镇痛抗炎药与氯丙嗪对体温影响机制的不同。

【实验对象】

家兔，体重为 2.0~3.0 kg，体质健康，雌雄不限。

【器材和药品】

1. 器材　生理记录仪、温度传感器、家兔固定箱、注射器（5ml、20ml）。

2. 药品　伤寒和副伤寒二联菌苗、1.5%阿司匹林混悬液、0.9%氯化钠注射液、液状石蜡。

【方法与步骤】

1. 每组取 3 只家兔，称重，分别标记为甲、乙、丙兔。

2. 在温度传感器的前端涂上液状石蜡，插入家兔肛门，测量其正常直肠温度。

3. 甲、乙两兔由耳缘静脉注射伤寒、副伤寒二联菌苗 1ml/kg，丙兔由耳缘静脉注射 0.9% 氯化钠注射液 1ml/kg。

4. 待 0.5~1 小时后测 3 只家兔的直肠温度。待甲、乙两兔体温升高 1 ℃ 后，甲兔、丙兔给予口服 1.5%阿司匹林混悬液 10ml/kg，乙兔给予 0.9%氯化钠注射液 10 ml/kg。

5. 给药后 30、60、90、120 分钟时分别测量体温。

6. 将实验结果列于表 7-4 中，并绘制时间体温曲线图。

表 7-4　体温测定结果

组别	正常体温	给菌苗 1h 后体温	给药后体温（℃）			
	（℃）	（℃）	30min	60min	90min	120min
甲						
乙						
丙						

【思考题】

解热镇痛抗炎药的作用机制与氯丙嗪对体温的影响机制有何不同？

（王俊平）

实验五　家兔呼吸运动的调节、膈肌放电及呼吸衰竭

【目的和原理】

呼吸运动是呼吸中枢节律性活动的反映。呼吸中枢通过膈神经和肋间神经支配呼吸肌，由于呼吸肌节律性的收缩或舒张，造成胸廓节律性的扩大或缩小，气体进或出呼吸道，使肺泡扩张或缩小，完成肺通气与呼吸运动。呼吸运动能够维持正常的节律，并能适应机体代谢的需要，是由于体内存在着完善的调节机制。体内外各种刺激可通过直接作用于呼吸中枢或通过感受器反射性影响呼吸运动。本实验通过对家兔造成不同程度的

吸入二氧化碳增多、缺氧、气管狭窄、窒息、气胸等，观察这些因素对呼吸运动的影响。

油酸复制肺水肿呼吸衰竭是一经典的实验动物模型。化学性因素油酸所致急性肺损伤主要是通过趋化因子使中性粒细胞与巨噬细胞在肺内聚集、激活，释放大量氧自由基、蛋白酶和炎性介质等，对肺泡－毛细血管膜的损伤，使之发生通透性增高等变化，引起肺泡通气与血流比例失调及肺泡－毛细血管膜的弥散障碍，发生换气功能障碍而引起的呼吸衰竭。本实验通过复制油酸性肺水肿动物模型，观察肺水肿时家兔呼吸的深度及频率变化，探讨油酸性呼吸衰竭的可能发病机制。

【实验对象】

成年健康家兔，体重约 2.5kg。

【器材和药品】

1. 器材　BL-420F 生物机能实验系统，计算机，打印机，压力换能器，哺乳动物手术器械一套，气管插管，膈肌放电引导电极，兔台，体重秤，天平，CO_2 发生器，1ml、20ml 注射器各 1 个，棉花，黑线、白线。

2. 药品　25% 氨基甲酸乙酯，钠石灰，20% 醋酸，水碱，油酸，生理盐水，50cm 长橡皮管。

【方法与步骤】

（一）称重、麻醉与固定

取兔，称重，用 25% 氨基甲酸乙酯按 4 ml/kg 体重由耳缘静脉注射进行麻醉。麻醉成功的标准是：四肢肌张力降低，角膜反射迟钝或消失，皮肤夹捏反射迟钝或消失，呼吸深而平稳。麻醉成功后，将其仰卧位固定在兔手术台上。

（二）颈部手术、气管插管

颈部腹面正中剪毛后，自甲状软骨起正中线纵行切开皮肤 5~6cm 长，用止血钳钝性分离皮下组织和肌肉，暴露气管，在其下穿 2 条线备用。分离两侧迷走神经，在其下各穿 1 条线备用。在气管上做一倒"T"字切口，插入气管插管并结扎固定之。将气管插管的一侧管与压力换能器相连，输入 BL-420F 生物机能实验系统 2 通道记录呼吸运动。

（三）腹部手术，记录膈肌放电

腹部正中剪毛后，腹正中线纵行切开皮肤约 3cm，暴露胸骨剑突，将两个引导电极分别插入剑突下的膈小肌上，膈肌放电经引导电极输入 BL-420F 生物机能实验系统 1 通道记录。

（四）BL-420F 生物机能实验系统的调试

将计算机开机进入 WinXP 操作系统，点击桌面上"BL-420F 生物机能实验系统"图标，点"输入信号"，选"第一通道"，"肌肉放电"；"第二通道"，"呼吸"。点"开始"图标，同时观察记录膈肌放电及呼吸运动。调节增益或气管插管之侧管，使呼吸运动曲线幅值适当，此为正常呼吸曲线。

（五）观察项目

1. 观察正常呼吸运动与膈肌放电的关系 在第一通道可见与第二通道呼吸运动波形吸气波同步的节律性膈肌放电，同时通过监听器可以听到膈肌放电的声音。

2. CO_2 对呼吸运动的影响 将充有 CO_2 的大试管（内盛水碱与 20% 醋酸）的细管与气管插管的侧管相通，使实验动物家兔吸入高浓度的 CO_2，观察并记录呼吸运动的变化。

3. 缺氧对呼吸运动的影响 将钠石灰瓶与气管插管的侧管相连接，此时实验动物家兔呼出的 CO_2 可被钠石灰吸收，随着呼吸的进行，钠石灰瓶中的氧气明显减少，观察缺氧时呼吸运动的变化。

4. 增大无效腔对呼吸运动的影响 将 50cm 长的橡皮管连接在气管插管的侧管上以增大无效腔，观察呼吸运动的变化。

5. 气管狭窄对呼吸运动的影响 用止血钳夹闭气管插管侧管的橡皮管口径约 2/3 以造成气管狭窄，观察呼吸运动的变化。

6. 窒息对呼吸运动的影响 用止血钳完全夹闭气管插管侧管的橡皮管以造成窒息，观察呼吸运动的变化。

7. 复制肺水肿模型

（1）耳缘静脉缓慢注射油酸 0.06~0.08ml/kg 体重，30 分钟后每只家兔追加注射 0.2ml。

（2）记录注射时间，观察家兔呼吸及一般情况改变，记录呼吸频率（次/分）与深度。在注射油酸后 30~60 分钟，可见家兔气管插管内涌出粉红色泡沫样液体，以及呼吸明显变浅变快，提示肺水肿已经形成。

（3）切断双侧迷走神经，观察肺水肿家兔呼吸的深度及频率变化。

（4）处死家兔。打开胸腔，观察肺的变化。结扎肺门，取肺，称重，测肺系数，并与正常家兔肺系数进行比较。同时注意观察有无液体从肺流出。

肺系数 = 肺湿重（g）/ 体重（kg）

正常家兔肺系数正常值：白兔 4.21 ± 0.50；灰兔 4.25 ± 0.62；杂色兔 4.15 ± 0.49

【注意事项】

1. 保护家兔耳缘静脉，注射时应从耳尖部进针，如不成功，再向耳根部移位。

2. 插入气管插管前一定注意把气管内分泌物、血液等清理干净后再插管。

3. 调节家兔基础呼吸时应先调增益至最大，然后调气管插管侧管的口径大小，使呼吸运动曲线清楚显示。

4. 注意及时做好实验标记。

5. 上述各实验因素一旦产生作用，引起呼吸运动的明显改变，应立即去除各实验因素，使呼吸运动恢复正常后，再做下一步实验。

【思考题】

1. 增加吸入气中二氧化碳浓度、缺氧各对呼吸运动有何影响？为什么？

2. 增大无效腔对呼吸运动有何影响？其作用机制如何？

3. 气管狭窄、窒息各对呼吸运动有何影响？为什么？

4. 根据实验所得资料、数据，简述油酸性呼吸衰竭的可能发病机制。

【人体模拟实验】

去临床实验中心完成。

（吴敏范）

实验六　家兔动脉血压的调节、失血性休克及其治疗

【目的和原理】

正常动物的心脏与血管的功能活动受神经和体液因素的调节，其中颈动脉窦和主动脉弓压力感受性反射在维持心脏与血管功能活动、动脉血压、组织微循环血流量等的相对稳定中起重要的作用。心脏受心交感神经与心迷走神经的双重支配。心交感神经兴奋，使心肌收缩力增强，房室传导加快，心率加快，导致心输出量增加，动脉血压升高；心迷走神经兴奋，使心肌收缩力减弱，房室传导减慢，心率减慢，导致心输出量减少，动脉血压降低。动脉血管平滑肌主要受交感缩血管神经支配。交感缩血管神经兴奋，使血管平滑肌收缩，外周阻力增加，动脉血压升高。不同的药物作用于心肌和血管平滑肌上的不同受体，可产生不同的作用。去甲肾上腺素主要作用于血管平滑肌上的 α 受体，引起血管平滑肌收缩，动脉血压升高；肾上腺素作用于心肌上的 β_1 受体，引起心肌收缩力增强，房室传导加快，心率加快，导致心输出量增加，动脉血压升高；肾上腺素作用于血管平滑肌上的 α 受体、β_2 受体，引起血管平滑肌收缩或舒张，动脉血压升高或下降取决于血管平滑肌上哪种受体为主。机体失血时血容量减少，血压下降，经减压反射调节引起外周血管收缩，组织血液灌注量减少，微循环障碍，甚至引起休克。治疗休克的

关键是止血和补充血容量，纠正酸中毒及合理地应用血管活性药也很重要。

本实验的目的是学习哺乳类动物动脉血压的直接描记方法，观察神经和某些体液因素对动脉血压和微循环的影响，从而加深对动脉血压和微循环调节的理解。通过复制失血性休克的动物模型，观察休克发生发展过程中动脉血压和微循环血流等的变化，以便加深对"休克发病的关键不在于血压，而在于血流"的理解。通过设计抢救方案，加深对休克防治原则及所用药物药理作用的理解，培养独立分析问题、解决问题的能力。

【实验对象】

家兔，体重约 2.5kg。

【器材和药品】

器材：BL-420F 生物机能实验系统，计算机，打印机，压力换能器，解剖显微镜，微循环灌流盒，输液装置，兔台，体重秤，刺激电极，哺乳动物手术器械 1 套，动脉插管 1 个，动脉夹 2 个，1ml、2ml、20ml、50ml 注射器各 1 个，小烧杯 1 个，棉花，黑线、白线。

药品：25％氨基甲酸乙酯，生理盐水，1.4%NaHCO$_3$，0.5％肝素，去甲肾上腺素，654-2 或阿托品。

【方法与步骤】

（一）称重、麻醉与固定

取兔，称重，用 25％氨基甲酸乙酯按 4ml/kg 体重由耳缘静脉注射进行麻醉。麻醉成功的标准是：四肢肌张力降低，角膜反射迟钝或消失，皮肤夹捏反射迟钝或消失，呼吸深而平稳。麻醉成功后，将其仰卧位固定在兔手术台上。

（二）颈部手术

颈部腹面正中剪毛后，自甲状软骨起正中线纵行切开皮肤 5~6cm 长，用止血钳钝性分离皮下组织和肌肉，暴露气管。在气管两侧深处，可见与气管平行的左、右颈总动脉，颈总动脉旁有一束神经与其伴行，这束神经包括迷走神经（最粗），减压神经（最细）和交感神经。先用玻璃分针钝性分离右侧减压神经，然后分离右侧颈总动脉和迷走神经，分别在其下穿 1 条线（用不同颜色线加以区分）备用，然后再分离左侧颈总动脉长约 3cm，在其下穿 2 条线备用。

（三）全身血液肝素化

耳缘静脉注射 0.5% 肝素 2ml/kg 体重。

（四）左侧颈总动脉插管

用注射器向与压力换能器相连的细塑料管中注满 0.5% 肝素。结扎左侧颈总动脉的远心端，用动脉夹夹住其近心端（结扎处与动脉夹夹住部位之间的动脉长度尽可能长一些），用眼科剪刀在靠远心端结扎处的动脉上剪一斜切口，经此切口把动脉插管插向近心端，然后用备用线固定此动脉插管；慢慢放开动脉夹，如有出血，将线再扎得紧些。

（五）BL-420F 生物机能实验系统的调试

将电脑开机进入 WinXP 操作系统，点击桌面上"BL-420F 生物机能实验系统"图标，点"输入信号"，选"第一通道"，"血压"。点"开始"图标，观察记录血压波动曲线。调节增益、速度，使血压曲线幅值适当，此为正常血压曲线。

（六）神经、体液因素对动脉血压的影响

1. 观察正常血压曲线　正常血压曲线有时可以看到三级波：

一级波（心搏波）：由于心脏收缩和舒张而产生的血压波动，因此一级波与心率一致。

二级波（呼吸波）：伴随呼吸运动而产生的血压波动，故与呼吸节律（次 / 分）一致。

三级波：可能是由于血管运动中枢紧张性的周期性变化所产生。

2. 用动脉夹夹闭右侧颈总动脉（10~15 秒），观察血压有何变化。

3. 将刺激电极与计算机相连，结扎、剪断右侧减压神经，将刺激电极置于减压神经下，刺激减压神经向中端（10 秒；刺激参数：连续刺激，强度 10V，波宽 1ms，频率 32Hz），观察血压的变化。

4. 耳缘静脉注射 1:10000 去甲肾上腺素 0.3ml，观察血压有何变化。

（七）组织微循环血流观察

在左侧腹直肌旁作 6cm 纵行的切口，钝性分离肌肉，打开腹腔后，轻轻从腹腔拉出回肠祥平铺并固定于恒温微循环灌流盒内，用 38℃台氏液灌流，用显微镜观察家兔小肠肠系膜微循环变化。首先在镜下区分确认粗、细有别，血流方向相反的微动脉与微静脉，静脉内血色较暗。然后，连续观察毛细血管开放的数目、毛细血管口径、血流速度、流态、方向和血流量改变等。

（八）复制失血性休克动物模型，观察动脉血压和微循环血流的变化

1. 少量放血　左侧颈总动脉放血，放血量约为全血量的 1/10（全血量按体重的 8% 或 70ml/kg 体重计算），观察动脉血压和微循环的变化。用注射器（抗凝）收集放出的血液，以备抢救时使用。

2. 大量放血　左侧颈总动脉放血，放血量约为全血量的 1/5~1/4，放血时间为 3~5 分钟（切勿过快），观察动脉血压和微循环的变化。放血过程可见血压开始迅速下降，以后又略有上升。待平均动脉压稳定在 40mmHg 后，停止放血。如果血压回升，可再放血，使整个观察期内动脉血压始终维持在 40mmHg 水平，即失血性休克状态。

大量放血后，毛细血管内径在 10 分钟后开始缩小，30 分钟后缩小到最小。当平均动脉压为（45±2）mmHg 后，10μm 以下毛细血管血流速度和血流量随时间逐渐下降，60 分钟后部分微血管内可见白细胞附壁翻滚。

（九）失血性休克的抢救治疗

根据失血性休克的病理生理变化，按休克发病学的防治原则进行纠酸、扩容、应用血管活性药物及防治细胞损伤等治疗，自行设计抢救方案，观察并比较使用各项救治措施后动脉血压和微循环的变化。

1. 建立耳缘静脉通路。

2. 血液回输　将 10ml/kg 体重的生理盐水和 $NaHCO_3$ 2：1 混合液与回收血加压推入左侧颈总动脉，观察动脉血压和微循环的变化。

3. 去甲肾上腺素（NE）　将 0.5 mg 去甲肾上腺素溶于 25ml 生理盐水中，静脉滴注（30 分钟输完），观察动脉血压和微循环的变化，并与放血前比较。

4. 山莨菪碱　将 2mg 山莨菪碱溶于 25ml 生理盐水中，静脉滴注（30 分钟输完），观察动脉血压和微循环的变化，并与放血前比较。

5. 待动脉血压恢复后，结扎右侧迷走神经，在结扎处远心端剪断迷走神经，观察血压有何变化？刺激右侧迷走神经外周，观察血压有何变化？

6. 耳缘静脉注射空气，处死动物。

【注意事项】

1. 保护耳缘静脉，注射时应从耳尖部进针，如不成功，再向耳根部移位。

2. 在整个实验过程中，均需保持动脉插管与颈总动脉平行，以免刺破血管壁。

3. 本实验手术操作多，应尽量减少手术性出血和休克。如手术过程中失血过多时可先插颈外静脉或耳缘静脉输液。

4. 各种血管插管前必须先充满一定量肝素的液体，排出气泡，以防凝血。静脉通路一经建立，应立刻缓慢滴注生理盐水，以防凝血，保持静脉通路通畅。

5. 调整好计算机参数后，在整个实验过程中不要再变动参数了。

6. 上述各实验因素一旦产生作用，引起动脉血压的明显改变，应立即去除各实验因素，使血压恢复正常后，再做下一步实验。

7. 牵拉肠袢要轻，以免引起创伤性休克及出血。

8. 注意分工合作，保持实验台面整洁。

【思考题】

1. 讨论实验步骤六 2、3、4 所见实验结果的生理机制。

2. 讨论实验动物放血前、后各项指标变化的机理，根据什么说明已发生了失血性休克？

3. 根据实验所见指标能否完全阐明关于休克发生机制的现代理论？为什么？

4. 抗休克药物的作用机制？

附：部分实验结果记录表格

表 7-5 动脉血压的神经体液调节

处理 组别	动脉血压（mmHg）		
	平均动脉压	收缩压	舒张压
处理前			
夹闭颈总动脉			
刺激减压神经			
静脉注射去甲肾上腺素			

表 7-6 失血性休克发生发展过程中血压及微循环的变化

颈总动脉血量 （ml）	时间 （min）	动脉血压（mmHg）			微循环	
		平均动脉压	收缩压	舒张压	血流态	血流速
放血前	0					
颈总动脉少量放	0					
血（约占全血量	5					
的 1/10）	10					
颈总动脉大量放	0					
血（约占全血量	5					
的 1/4）的 1/4）	10					

表 7-7 失血性休克的抢救过程中血压及微循环的变化

平均动脉压	动脉血压（mmHg）		微循环	
	收缩压	舒张压	血流态	血流速
抢救前				
输血				
注射 NE				
注射山莨菪碱				

【人体模拟实验】

去临床实验中心完成。

（吴敏范）

实验七　家兔内毒素休克及地塞米松的抗休克作用

【目的和原理】

1. 目的

（1）学习家兔内毒素休克动物模型的复制方法。

（2）观察内毒素休克时动物的表现及微循环变化。

（3）观察地塞米松在注射内毒素前、后给药的抗休克作用。

2. 原理

（1）感染性休克　是指病原微生物感染所致的休克，其中以革兰阴性杆菌感染引起的脓毒症休克（septic shock）在临床最为常见，而脂多糖（LPS）在革兰阴性杆菌脓毒症休克发生发展中起重要作用。如给实验动物注射 LPS 可导致脓毒症休克类似的表现，称为内毒素休克（endotoxic shock）。

（2）内毒素休克　内毒素引起休克的机制尚未完全阐明。一般认为内毒素可通过干预休克发生发展的三个环节，导致循环休克。内毒素可刺激单核－吞噬细胞、中性粒细胞、肥大细胞、内皮细胞生和释放大量的细胞因子及其他血管活性物质。这些细胞因子及血管活性物质一方面可毛细胞血管通透性，使大量血浆外渗，导致血容量下降，另一方面还可引起血管扩张，血管床容量增加，导致有效循环血量相对不足。与此同时，内毒素及内源性生物活性物质直接损伤心肌细胞，导致心泵功能障碍。

【实验对象】

家兔，雌雄不限，体重 2.0~3.0kg。

【器材和药品】

1. **器材**　家兔手术器械、BL-410 生物机能实验系统、水检压计、婴儿秤、静脉输液装置、5ml、10ml、20ml 注射器、气管插管、输尿管导管、温度计、止血纱布。

2. **药品**　25% 乌拉坦溶液、粗制内毒素（自制）、地塞米松注射液、微循环灌流液

（含1%明胶的台氏液）、0.3%肝素、0.9%氯化钠溶液、95%乙醇。

【观察指标】

1. 血流动力学参数：平均动脉压（MAP）、脉压（Ps-d）、心率（HR）、中心静脉压（CVP）。

2. 体温测量（测直肠温度）。

3. 尿量（滴/分）。

4. 皮肤及口腔黏膜颜色。

【方法与步骤】

1. **动物麻醉、固定、备皮** 动物称重后经耳缘静脉注射25%乌拉坦（4ml/kg）行全身麻醉，仰卧位固定于兔手术台上，颈部、下腹部剪毛。

2. 颈部手术行气管插管、颈总动脉和颈外静脉插管（方法参见第四章第二节中的第二项"颈部手术"）。

（1）气管插管接BL-420F生物机能实验系统记录呼吸频率和幅度。

（2）动脉插管经压力传感器接BL-420F生物机能实验系统生物信号采集与分析系统相连（动脉导管和压力传感器导管内注满3%肝素生理盐水，以防止凝血后堵塞血压传导通路），记录平均动脉压（MAP），脉压（Ps-d），心率（HR）

（3）静脉插管/右心导管接水检压计测量中心静脉压。

3. 腹部手术行膀胱插管，记录尿量（滴/分）。

4. 将温度计插入兔直肠，观测体温变化。

【方法与步骤】

观察动物一般情况，皮肤黏膜颜色及上述各项指标。

1. **内毒素休克组** 经右下肢皮下静脉在2分钟内注入粗制内毒素（即灭活大肠埃希菌 E coli.）1 ml/kg体重，观察注射粗制内毒素后5、15、30、60、120分钟的各项指标。

2. **地塞米松+内毒素组** 接受上述剂量内毒素+地塞米松（5mg/kg）静脉注射。

【注意事项】

1. 尽量减少手术性出血，注意防止血管导管内凝血。

2. 注射粗制内毒素前应将死菌沉渣摇匀，保证死菌能完全注入静脉。

【思考题】

1. 内毒素是如何引起休克的？地塞米松可能通过哪些机制防治内毒素休克？
2. 想一想在注射内毒素前、后分别给予地塞米松，其疗效会一样吗？为什么？

（隋 璐）

实验八　几种药物对在体蟾蜍心脏功能的影响

【目的和原理】

1. 目的

（1）学习在体蟾蜍心脏的恒压灌流法，掌握蟾蜍左主动脉、静脉插管的方法。
（2）观察心脏后负荷、心肌收缩力及几种药物对蟾蜍心功能的影响。
（3）学习制备实验性心功能不全动物模型的方法。
（4）观察强心苷对蟾蜍衰竭心脏的治疗作用及过量所致中毒表现。

2. 原理

（1）心输出量和有效心功率

1）心脏的主要功能是泵血以适应机体代谢需要。心输出量 [心输出量（ml/min）= 每搏输出量（ml/ 次）× 心率（次 /min）] 是评价心脏功能的基本指标。影响心输出量在主要因素有前负荷、后负荷和心肌收缩力。

①前负荷：前负荷指肌肉收缩前所承载的负荷，它使肌肉在收缩前处于某种程度的拉长状态，具有一定的初长度。心室肌收缩前的初长度就是心室舒张末期容积，它反映心室前负荷的大小。心室舒张末期容积主要由心室舒张末期充盈的血液量决定，充盈量越大，心室舒张末期容积越大。由于测量心室压力比测定心室容积更方便和精确，且心室舒张末期容积和压力又有一定的相关性，因此实际工作中常用心室舒张末期压力反映心室前负荷的大小。在一定范围内，心室舒张末期容积（压力）越大，心肌纤维初长度越长，嗣后的心肌收缩力量越强，每搏输出量越大，但超过心室的最适前负荷后，心输出量就不再增加。

②后负荷：后负荷指肌肉开始收缩时遇到的负荷或阻力。对于左心室收缩和射血而言，后负荷为是主动脉压。主动脉压越高，心脏后负荷越大，则心室射血速度减慢，搏出量减少而心室壁收缩期张力增大，做功增加。机体可通过异长自身调节和等长自身调节机制使前负荷和心肌收缩力与后负荷相互匹配，从而使机体得以在动脉血压增高的情况下，能够维持适当的心输出量。

③心肌收缩力：心肌收缩力是指心肌不依赖于任何负荷而改变其收缩功能（包括强度和速度）的内在特性。当心肌收缩能力增强时，在同一前负荷条件下，等容收缩期的心室内压峰值增高，射血后心室容积缩小的程度增加，同时，室内压的上升速率及射血期心室容积缩小的速率都增加，心搏出量和做功均增加，心脏泵血功能明显增强。

凡能影响兴奋－收缩耦联过程各个环节的因素均能影响心肌收缩能力，其中活化横桥数目及肌球蛋白头部 ATP 酶的活性是调控收缩能力的主要因素。在同一初长度条件下，心肌可以通过增加活化横桥联接数目来提高心肌的收缩能力。活化横桥联接在全部横桥联接中所占的比例，取决于兴奋后胞质内 Ca^{2+} 浓度和（或）肌钙蛋白与 Ca^{2+} 的亲和力。如儿茶酚胺通过激活心肌 β_1 肾上腺素受体，促进 Ca^{2+} 内流，并通过钙诱导钙释放机制，使胞质 Ca^{2+} 浓度升高，心肌收缩能力增强。

2）心脏做功量：心脏做功量比心输出量更能全面地对心脏泵血功能进行评价。在搏出量相同的条件下，随着动脉血压的升高，心肌收缩的强度和心脏的做功量将增加。实验证明，心肌的耗氧量和心肌的做功量相平行，心室射血期压力和动脉压的变动对心肌耗氧量的影响大于心输出量变动的影响。因此，用心脏做功量来评定心脏泵血功能要比单纯用心输出量更为全面，尤其在对动脉压高低不等的各个体之间以及同一个体动脉血压发生变动前后的心脏泵血功能进行比较时更是如此。

心室一次收缩所做的功称为每搏功或搏功，可以用搏出血液所增加的压强能和动能来表示。每搏功＝搏出量 × 射血压力 + 动能（所占比例 < 1%，可以略而不计）。

射血压力：射血期左心室内压和舒张末期室内压力之差。由于射血期中左心室内压是不断变化的，测量较困难，故实际应用时以平均动脉压代替射血期左心室内压，左心房平均压代替左心室舒张末期压力，便可计算出每搏功。每分功是指左心室每分钟做的功。等于每搏功乘以心率。

具体计算公式如下：

每搏功（g·m）＝搏出量（cm^3）× 血液比重 ×（平均动脉压 － 平均心房压）（mmHg）×（13.6g/cm^3）×（1/1000）

（2）心力衰竭及其治疗药物

1）心力衰竭是各种心脏疾病导致心功能不全的一种综合征，大多数情况下是指因虚心肌收缩功能降低致心输出量减少，不能满足器官及组织代谢需要，出现肺循环和（或）体循环淤血及组织血液灌流不足的表现。

2）治疗心力衰竭的药物：治疗心力衰竭的药物主要有强心苷类药、利尿药、扩血管药、肾素－血管紧张素－醛固酮系统抑制药、β 肾上腺受体阻断药、非苷类正性肌力药等。

强心苷是一类具有强心作用的苷类化合物。临床常用的是地高辛。其他可供使用的制剂还有洋地黄毒苷、毛花苷 C 等。强心苷通过增加心肌的收缩力，来保证足够的血液排出量，还可使心率明显减慢，使心室舒张压降低，因而有利于心肌代谢的恢复与心功能的改善。临床上用于治疗心力衰竭及某些心律失常。在应用强心苷时应严格控制剂量，以免引起中毒。

（3）在体蟾蜍心脏的恒压灌流法

在体蟾蜍心脏的恒压灌流法，消除了神经、内分泌的种种"代偿"机制对心功能的影响，可用于研究心脏前、后负荷对心功能的影响及药物对心脏的直接作用。

前负荷由贮液瓶中液体的流速决定：进气管下口水平高度至灌流液插管口水平高度的垂直距离，即为灌流压高度，以 cmH$_2$O 表示。在灌流过程中，尽管贮液瓶中液面不断下降，但只要贮液瓶高度不变，液面也不低于进气管下口，则灌流压便可保持恒定不变（在实验前应于贮液瓶中注入一半容积以上的任氏液，且贮液瓶应足够大）。

改变心脏主动脉输出管高度，可以调节心室后负荷（cmH$_2$O）的大小。

（4）实验性心功能不全动物模型的制备方法

【实验对象】

蟾蜍，体重 140~180g，雌雄各半。

【器材和药品】

1. 器材　蛙类手术器械一套，HY-100X 在/离体蟾蜍心脏恒压灌流实验装置一套，10ml 量筒，小烧杯，动、静脉插管，蛙板、蛙足钉、蛙心夹、计算器，滴管，张力换能器、BL-420F 生物机能实验系统、计算机等。

2. 药品　任氏液（Ringer's solution），低钙任氏液（所含 CaCl$_2$ 量为一般任氏液的1/4，其他成分不变），1∶10000 肾上腺素溶液，1∶10000 乙酰胆碱溶液，0.001% 异丙肾上腺素溶液，3%乳酸，0.01%地高辛溶液。

【方法与步骤】

（一）制备在体蟾蜍心脏灌流标本
参见第四章第三节中四、在体蟾蜍心脏灌流标本的制备。

（二）实验观察

1. 观测项目

（1）记录蟾蜍心跳曲线，并观察心率及心肌收缩力的变化以及有无心律失常。

（2）心输出量：用小量筒收集心脏搏出的灌流液 2~3 分钟，将搏出液量除以收集时间（min），得到每分心输出量。

（3）有效心功率及绘制心功能曲线。

后负荷 = 动脉输出管高度（cm）× 水密度（1g/ml）

每分功（g·cm/min）= 心输出量（ml/min）× 后负荷

有效心功率（g·cm/min）= 心输出量（ml/min）× 动脉输出管高度（cm）× 水密度（1g/ml）

绘制心功能曲线：以动脉输出管高度（cm）为横坐标，以不同动脉输出管高度下的有效心功率（g·cm/min）为纵坐标绘制心功能曲线。

2. 观察改变后负荷对心功能的影响　待蟾蜍心跳稳定后，使前负荷保持不变（储液瓶高度及静脉插管中液体流速固定不变），分别控制后负荷为 3、6、9、12cmH₂O……（即动脉输出管依次处在 3、6、9、12cm……的高度），观察并测定上述"1"中各项指标、绘制心功能曲线并找出最适后负荷（有效心功率最大时的后负荷）。

（注：在实验过程中，每改变一次动脉输出管高度，要稳定 1~2 分钟，再进行测定；当动脉输出管高度超过心脏代偿范围致有效心功率下降时（即心衰），应不再继续提高输出管高度，把输出管降回到初始位置，保持灌流，待心输出量基本恢复正常时，以此为心肌收缩力恢复的正常对照值，再进行以下的实验。不同输出管高度下的有效心功率应在每次测量心输出量后立即计算出来，并取 2 位有效数字。）

3. 观察药物对心功能的影响

（1）肾上腺素蟾蜍心脏搏动稳定后，将 1∶10000 肾上腺素 1~2 滴（约 0.05ml~0.1ml）用滴管均匀滴加到心脏表面，待效果明显后，重复实验观察 2 操作。

（2）乙酰胆碱的影响将肾上腺素冲洗干净，待肾上腺素作用消失且蟾蜍心脏搏动稳定后滴加 1∶100000 乙酰胆碱 1~2 滴于心脏表面，待效果明显后重复实验观察 2 操作。

（3）异丙肾上腺素冲洗乙酰胆碱，待乙酰胆碱作用消失且蟾蜍心脏搏动稳定后，滴加 1∶10000 异丙肾上腺素 1~2 滴于心脏表面，待效果明显后重复实验观察 2 操作。

4. 制备实验性心衰标本及观察强心药的作用

（1）制备实验性心衰标本用任氏液冲洗蟾蜍心脏，待药物作用消失且蟾蜍心脏搏动稳定后，换低钙任氏液灌流 3 分钟。重复实验观察 2 操作。

（2）观察地高辛的强心作用换用任氏液灌流心脏，3 分钟后，用滴管向心脏表面均匀滴加 0.01% 地高辛溶液 0.1ml，待作用明显后重复实验观察 2 操作。

（3）观察地高辛的过量所致中毒反应上述操作结束后，用任氏液冲洗蟾蜍心脏，待药物作用消失且蟾蜍心脏搏动稳定后，换低钙任氏液灌流 3 分钟后每隔 30 秒向蟾蜍心脏表面均匀滴加 0.01% 地高辛溶液 0.1ml，同时记录心脏收缩曲线，直到出现心脏骤停。

【实验结果】

1. 描记蟾蜍心脏收缩曲线。

2. 记录改变后负荷及药物对心功能的影响。

表 7-8　改变后负荷及药物对心功能的影响

后负荷	正常组		肾上腺素		乙酰胆碱		异丙肾上腺素		低钙任氏液		地高辛	
	心输出量	心功率	心输出量	心功率	心输出量	心功率	心输出量	心功率	心输出量	心功率	心输出量	心功率
3												
6												
9												
12												
15												
18												
21												
24												
27												
30												
33												
36												
39												
42												

注：心输出量单位为 ml/min，心功率单位为 g·cm/min，后负荷单位为 cmH_2O。

【注意事项】

1. 实验过程中，勿用手捏心脏，以免损伤心脏。

2. 所试药液需用任氏液新鲜配制。

3. 心脏表面应该经常滴加任氏液，以保持湿润。

4. 整个实验过程中，管道不要扭曲。

5. 记录心输出量应尽量减少误差。

6. 实验过程中，应回收、循环实验任氏液。

7. 强心苷中毒时可出现房室传导阻滞（一度、二度、三度）、期前收缩及心脏骤停。

【思考题】

1. 影响心功能的因素有哪些？

2. 心功能不全时的机体可发生哪些病理生理改变？

3. 通过本实验中可以看到强心苷的哪些药理作用及不良反应？

（杨　丹）

实验九　急性右心衰竭及其治疗

【目的和原理】

1. 目的

（1）学习家兔急性右心衰竭模型的复制方法。

（2）观察急性右心衰竭时血流动力学的变化、心电图的变化。

（3）熟悉中心静脉压（CVP）的测定方法及动物尸检的一般观察方法。

（4）探讨心力衰竭的发生机制，加深对心力衰竭病理生理变化的理解。

2. 原理

（1）心力衰竭一种是由于心脏收缩/舒张功能障碍导致心脏泵血功能障碍，出现心排血量降低，不能满足机体组织代谢需要的病理过程。心衰的常见病因包括：① 压力或容量负荷过度；② 原发性心肌收缩、舒张功能障碍（心肌炎、心肌梗死等心肌病变，心肌缺血缺氧如冠心病，严重贫血，维生素 B_1 严重缺乏等导致心肌能量代谢障碍）。临床上发生心力衰竭的患者约 90% 有诱因存在。常见的诱因包括感染、大量快速输液、妊娠和分娩、体力与精神负荷过重、缺氧、酸中毒、电解质紊乱、心律失常等。

（2）通过兔耳缘静脉注射栓塞剂（液状石蜡）造成兔急性肺小血管栓塞，引起右心压力负荷过重；通过大量输液引起右心容量负荷增加。由于右心前、后负荷的过度增加，造成右心室收缩和舒张功能降低，从而导致急性右心心力衰竭。

【实验对象】

家兔，体重 2.0~3.0kg，雌雄不限。

【器材和药品】

1. 器材　计算机、BL-420F 生物机能实验系统、兔手术台、哺乳动物手术器械、动脉夹、气管插管、动脉插管、连接三通活塞的静脉插管、压力换能器、呼吸换能器、针灸针 3 只、听诊器、缝合线，胶布、注射器（50ml、10ml、5ml、2ml 各 1 支）、针头，温度计、电热恒温水浴箱，输液及中心静脉压测量装置（水检压计）。

2. 药品　0.5%肝素、1%普鲁卡因，0.9%氯化钠注射液，液状石蜡、20%氨基甲酸乙酯（或 3%戊巴比妥钠）。

【方法与步骤】

1. 动物麻醉、固定、备皮 取健康家兔 1 只，称重，用 20% 氨基甲酸乙酯 5 ml/kg（或 3% 戊巴比妥钠 1ml/kg）经耳缘静脉麻醉，仰卧位固定在兔手术台上，颈部剪毛。

2. 建立耳缘静脉输液通道 头皮针连三通管，用充满生理盐水的 20 ml 针管从三通管一侧通道排尽气泡，经耳缘静脉做输液通道，以胶布固定针头。

3. 安置心电图电极 在家兔的右前肢及双后肢小腿皮下，分别插进针灸针，接电极导线（右前肢接红色电极，右后肢接黑色地线，左后肢接白色电极），记录标准 II 导联心电图。

4. 颈部局部麻醉 沿颈正中线用 1% 普鲁卡因 2~3ml 做局部浸润麻醉。

5. 颈部手术 颈部手术主要进行气管、颈外静脉和颈总动脉的暴露、分离和插管（方法参见第四章第二节中的二、颈部手术）。

（1）气管插管术，描记呼吸情况。

（2）左颈总动脉插管术，描记动脉血压情况。

（3）颈外静脉 / 右心导管插管术，用于输液和测量中心静脉压（CVP）。CVP 测定（调整水检压计的零点，使之与家兔右心房处于同一水平线上。旋动三通开关，使水检压计与输液管相通，排除水检压计中气泡并使水充盈至满刻度。旋动三通开关，使水检压计与静脉插管相通，这时可见水检压计中液面下降，直至液面不再明显下降为止，此时液面尚能随呼吸轻微波动。读水检压计中液面高度，此高度即为 CVP 值，单位为 cmH_2O）。

6. 肝素化 手术完毕，由耳缘静脉输液通道注射 0.5% 肝素 1ml/kg，全身肝素化。

7. 观察记录

（1）完成手术操作后，让动物安静 5 分钟，同时连接好 BL-420F 生物机能实验系统，调好记录装置，监测各项正常指标对照值，包括：动脉血压，心率（次 / 分），呼吸频率（次 / 分），中心静脉压测定，肝 - 颈静脉回流征试验（轻轻推压右肋弓下，即压迫肝区 3 秒后，用中心静脉压上升的厘米水柱（cmH_2O）数表示；也可以阳性或阴性来记录，CVP 升高则为阳性，反之为阴性），心电图变化，听诊器听心音强度，肺部呼吸音，胸背部有无水泡音。

（2）复制急性右心衰竭模型：用注射器抽取经水浴加温至 38℃ 的液状石蜡 0.5 ml/kg，由耳缘静脉输液通道以 0.1 ml/min 的速度缓慢注入，同时密切观察，当血压有明显下降或中心静脉压有明显上升时，即停止注射，观察 5 分钟。如血压和中心静脉压又恢复到原对照水平，可再缓慢注入少量液状石蜡，直至血压有轻度下降（降低 10~20mmHg），或（及）中心静脉压有明显升高为止（一般液状石蜡用量为 0.5~1.0ml，不超过 0.5ml/kg），观察各项指标的变化。

（3）注射栓塞剂后观察 5 分钟，然后以 5~10ml/（kg·min）即相当于 70~120 滴 /（kg·min）的速度，用 50ml 注射器抽取生理盐水从静脉输液管快速推注。输液过程中观察各项指标变化，输液量每增加 25ml/kg，测定各项指标一次（注意肺部听诊有无湿啰音）。

8. 实验分为两组，分别进行不抢救处理（输液直至动物死亡）和抢救治疗。

（1）死亡动物尸检挤压胸壁，观察气管内有无分泌物溢出，注意其性状。剖开胸、腹腔（注意不要损伤脏器和大血管），观察有无胸、腹水及其量；观察心脏各腔体积.有无心包积液；肺脏外观和切面观，有无肺水肿；肠系膜血管充盈情况，肠壁有无水肿，肝脏体积和外观情况。最后剪破腔静脉，让血液流出，注意此时肝脏和心腔体积的变化。

（2）根据以下药品，自行设计抢救方案。0.2μl 的洋地黄溶液（以洋地黄酊加适量生理盐水稀释而成，用量 0.3~0.5ml/kg 体重），1% 呋塞米（速尿，药量 0.4ml/kg 体重）。

9. 实验要求

（1）掌握心力衰竭的发生机制和体征表现。

（2）记录并分析上述实验结果。

【注意事项】

1. 颈外静脉插管须小心谨慎，若插管不顺利不能强行插入，可将插管轻微旋转或将插管适当后退，再行插入，否则易将血管壁插破，影响输液和测量 CVP。

2. 在颈部切口部位追加局部浸润麻醉，原因是全身麻醉不宜过深，因麻醉过深后大量输液会引起动物排尿显著增加，这样容量负荷则难以很快增加。

3. 该实验成功的关键是注射栓塞剂（液状石蜡）的量：若注入过少，肺小血管栓塞范围有限，不能有效提高右心后负荷，则需靠输液来增加容量负荷，这样不但输液量很大，而且实验费时；若注入过量，又会造成动物因急性肺梗死、急性肺源性心脏病或心源性休克而很快死亡。这些情况虽然也是急性右心衰竭，但不能全面地进行实验项目的观察。故一定要缓慢注入栓塞剂，并在注入过程中密切观察血压，中心静脉压和心电图的变化。当血压明显降低时应暂停注射，观察 5 分钟，若血压恢复到正常对照水平，可再缓慢注入少量，通常液状石蜡用量不超过 0.5ml/kg。

4. 液状石蜡加温，这是为了降低石蜡的黏滞性，使其注入血液后能形成细小栓子。注射液体石蜡后应尽量加快输液速度。

5. 水检压计液面波动消失，或管中回流较多血液时，可再向水检压计中充入几毫升生理盐水，但注意在水柱中不能形成气泡。

6. 若输液量超过 200ml/kg，而各项指标变化仍不显著时，可再补充注入栓塞剂。

【思考题】

1. 右心衰竭模型复制成功后，呼吸，血压，心音强度，肺部呼吸音，CVP 及肝－颈静脉回流征试验产生变化的机制。

2.本实验中是否发生肺水肿？此肺水肿是否由左心衰引起？分析右心衰竭与左心衰竭的关系。

（赵润英）

实验十 强心苷的抗心力衰竭作用以及中毒的救治

【目的和原理】

1.目的

（1）通过戊巴比妥钠所复制的心衰动物模型，观察心衰时心脏功能及血流动力学的变化，并观察强心苷类药物对心力衰竭的强心作用及其过量时对心脏的毒性反应。

（2）观察抗心律失常药物对强心苷中毒引起的心律失常的治疗作用。

2.原理

（1）心功能不全是由于各种心血管疾病、代谢性疾病所致的心脏收缩力减弱，泵出的血液不能满足机体的需要，同时血液淤积于静脉系统的病理生理状态，亦称慢性充血性心力衰竭（简称心衰）。

（2）通常用于制造心衰模型的药物有中枢抑制药戊巴比妥、β 受体阻断药普萘洛尔、钙通道阻滞药维拉帕米等。这些抑制性药物用量较大时，可使心肌收缩力下降40%以上，左室内压上升最大速率（+dp/dtmax）明显降低，心排血量减少30%~40%，中心静脉压显著升高。

（3）兴奋 - 收缩耦联是心肌收缩的关键环节。戊巴比妥钠通过抑制心肌细胞肌浆网对 Ca^{2+} 摄取，并增加肌浆网的磷酸酯与 Ca^{2+} 的结合，由此降低 Ca^{2+} 的储存并随之使可利用的 Ca^{2+} 量减少而抑制细胞膜除极，故可产生负性肌力作用而导致心力衰竭。

（4）强心苷类药物通过抑制心肌细胞膜 Na^+，K^+–ATP 酶，使细胞内 Na^+ 增加，进而促进或抑制细胞内外的 Na^+–Ca^{2+} 双向交换，从而使心肌细胞内 Ca^{2+} 浓度增高，心肌收缩力增强，对心衰发挥治疗作用。

（5）强心苷还能直接抑制蒲肯野纤维细胞的 Na^+，K^+–ATP 酶而使细胞内失 K^+，Na^+ 出细胞外减少，导致细胞内 Na^+ 增多而使细胞膜最大舒张电位降低（负值减小），与阈电位距离缩短，导致蒲肯野纤维自律性提高，不应期缩短致心室频率加快。这是强心苷导致心脏毒性的重要因素之一。由于强心苷的安全范围较小，且个体对强心苷敏感性不同，因而易发生中毒，出现各种心律失常。对于强心苷中毒的治疗主要根据症状选择使用不同药物。对快速型心律失常可用钾盐滴注，因细胞外 K^+ 可阻止强心苷与 Na^+，K^+–ATP 酶的结合，缓解中毒症状。对室性期前收缩可用苯妥英钠和利多卡因治疗。如出现缓慢型心律失常，可用阿托品对抗。

【实验对象】

家兔，体质健康，体重 2.0~3.0kg，雌雄不限。

【器材和药品】

1. **器材** 计算机、BL-420F 生物机能实验系统、小动物人工呼吸机、自动恒速推注机、颈静脉插管、压力换能器、中心静脉压测压装置、左心室插管、输液器、手术器械、注射器（5ml、10ml）。

2. **药品** 3%戊巴比妥钠、20%氨基甲酸乙酯（乌拉坦）、0.125g/L 毒毛花苷 K、1%肝素、0.9%氯化钠注射液，0.4%盐酸利多卡因。

【方法与步骤】

1. 取家兔 1 只，称重，耳缘静脉注射 20%乌拉坦 4 ml/kg 麻醉，然后将其仰卧位固定。

2. 颈胸部剪毛，做气管插管（方法参见第四章第二节的第一项"颈部手术及插管"），连接呼吸机，调节潮气量为 10ml/kg，频率为 30 次/分，呼吸时程比为 1.25：1。

3. 在四肢近心端内侧皮下插入心电图电极针，插入顺序为右前肢—红色，左前肢—黄色，左后肢—蓝色（或绿色），右后肢—黑色，记录 II 导联心电图。

4. 分离左侧颈外浅静脉，插入静脉插管（方法参见第四章第二节的第一项—"颈部手术及插管"），插入深度约为 2.5cm（进胸腔即可）。通过三通分别与输液装置、中心静脉压测压装置及恒速注药装置连接。打开输液开关，调节输液流量约为 15 滴/分。

5. 分离右侧颈总动脉，从右颈总动脉向左心室插管（方法参见第四章第二节的第一项颈部手术及插管），插 3~4cm 后，一边徐徐插入，一边观察生物信号采集分析系统显示器上的压力变化情况，直至典型的左心室压波形出现（图 7-1），固定插管。

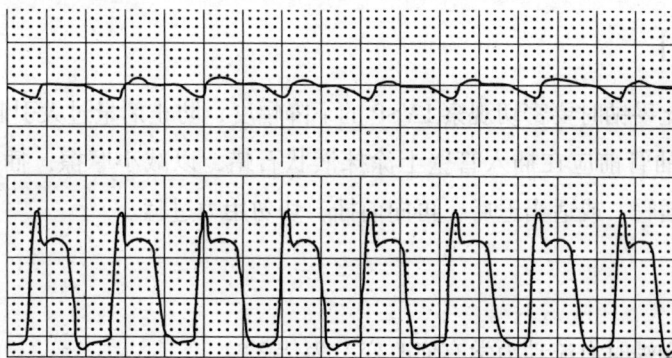

图 7-1 典型的血压波形与室内压波形

注：上排为血压波厂下排为室内压波

6. 记录数据 动物稳定后，经 BL-420F 生物机能实验系统记录心率，LVSP（左室收缩压）、LVDP（左室舒张压）、LVEDP（左室舒张末压、+ dp/dtmax（左室压上升最大速率）、–dp/dtmax（左室压下降最大速率），CVP（中心静脉压）及心电图的正常数据。

7. 建立急性心衰模型 从颈静脉插管以 0.5ml/min 的速度推入 3％戊巴比妥钠溶液，当 LVSP 下降至给药前的 40％~50％时表示造模成功，停止推注，稳定 10 分钟，再次记录上述各项指标。

8. 观察强心苷的强心作用 以 0.3ml/min 的速度静脉滴注 0.125g/L 毒毛花苷 K。每 5 分钟记录一次上述指标，观察强心苷加强心肌收缩力和对心衰的治疗作用，继续按前述速度推注强心苷直至心电图出现异常（中毒）。

9. 治疗强心苷所致的心律失常 当出现缓慢型心律失常如心动过缓时，可推注 0.2％阿托品 1 ml/kg，然后记录用药后心电图变化。如出现快速性心律失常，经颈静脉推入 0.4％盐酸利多卡因 3ml/min，记录用药后心电图变化。

10. 分析结果 数据经计算处理后填入表 7-9 中，分别做出 LVSP、LVDP、LVEDP、+dp/dt$_{max}$、–dp/dt$_{max}$ 随毒毛花苷 K 剂量而变化的量效关系线形图；从图中找出药物对兔的最大有效量、治疗量（1/2 最大有效量）、最小中毒量（引起心律失常的最小值）。

表 7-9 药物对心功能的影响

	LVSP	LVDP	LVEDP	+ dp/dt$_{max}$	–dp/dt$_{max}$	CVP	心率
	（kPa）	（kPa）	（kPa）	（kPa/s）	（kPa/s）	（cmH$_2$O）	（次/分钟）
给药前							
3％戊巴比妥钠							
0.125g/L 毒毛花苷 K							
0.4％盐酸利多卡因							

【注意事项】

1. 滴入戊巴比妥钠时要密切观察 LVSP 的下降幅度，防止剂量过大引起动物死亡。

2. 做左心室插管前应在插入管壁上涂抹液状石蜡，以减小摩擦；插管时手法要轻，如遇阻力可旋转插管，或适当退后，再向前插，切勿用力过猛。

【思考题】

1. 急性心力衰竭时血流动力学有何改变？为什么？

2. 强心苷对心肌有哪些作用？其机制是什么？

3. 强心苷引起的房室传导阻滞为什么可以用阿托品治疗？

4.具有强心作用的药物有哪些?

(赵润英)

实验十一　药物大鼠离体心脏缺血再灌注损伤的保护作用

【目的和原理】

1. 目的

（1）学习大鼠离体心脏再灌流技术、复制钙反常和氧反常模型的方法。

（2）观察钙反常和氧反常对心肌的影响，分析钙和自由基在再灌注损伤中的作用机制。

（3）观察丹参注射液对心肌的保护作用。

2. 原理　机体组织器官正常代谢、功能的维持，有赖于良好的血液循环。各种原因造成的局部组织器官的缺血，常常使组织细胞发生缺血性损伤，但在动物试验和临床观察中也发现，在一定条件下恢复血液再灌注后，部分动物或患者细胞功能代谢障碍及结构破坏不但未减轻反而加重，因而将这种血液再灌注后缺血性损伤进一步加重的现象称为缺血再灌注损伤。用低氧溶液灌注组织器官或在缺氧的条件下培养细胞一定时间后，再恢复正常氧供应，组织及细胞的损伤不仅未能恢复，反而更趋严重，这种现象称为氧反常。用无钙溶液灌流大鼠心脏后，再用含钙溶液进行灌流时，心肌细胞的损伤反而加重，称为钙反常。

心肌缺血再灌注损伤（MIRI）是指心肌缺血后再灌注期间导致的心肌细胞损害，其损害程度较心肌缺血本身严重，常表现为心肌细胞收缩功能减弱和心室顺应性改变，出现心律失常、心功能低下等现象。这是目前临床冠脉搭桥术、经皮冠脉内成形术、溶栓术等心脏介入性治疗常见的严重并发症。

心肌缺血再灌注损伤与细胞内钙超载和氧自由基产生增多有关。

丹参中含丹参酮、维生素 E 等，可提高超氧化物歧化酶（SOD）活性，清除氧自由基，增强抗氧化能力；丹参中还含有钙离子拮抗剂，可对抗钙超载，从而减轻心肌细胞的损伤和坏死。

【实验对象】

大鼠，体重 120~200g，雌雄不拘。

【器材和药品】

1. 器材 大鼠急性手术器械一套、Maclab 仪、大鼠离体心脏等容收缩灌流装置、恒温浴槽、恒流泵、水浴锅、量筒、滴管、玻璃棒、离心管、乳酸脱氢酶测定试剂盒、分光光度计。

2. 药品 25% 乌拉坦、1% 肝素、KHB 灌流液、丹参注射液。

【方法与步骤】

1. 离体大鼠心脏灌流模型制备

（1）取大鼠一只，称重，25% 乌拉坦 0.4ml/100g 体重，腹腔注射麻醉，仰卧位固定。

（2）1% 肝素按 0.2ml/100g 体重从尾静脉注射。

（3）前胸、上腹部剪毛，沿肋缘下剪开腹前壁皮肤、皮下筋膜、肌肉、纵向剪开胸壁和横隔前沿，揭开胸骨暴露心脏。将心脏轻轻提起，暴露出各大血管，用弯剪刀将其迅速剪断，放入装有灌流液的大平皿中。

（4）经主动脉将心脏悬挂在灌流装置上，用丝线结扎固定，打开灌流液行逆向灌流，心脏很快恢复自主跳动，小心剪去心脏周围附着组织。

（5）关闭灌流液，用眼科剪剪去左心耳，通过左心耳经房室瓣插入左心室一乳胶球囊，球囊连接一个内充生理盐水的导管，导管经三通管和换能器与 Maclab 仪连接。

（6）在 Maclab 仪的监测下，通过向球囊内注入一定量的生理盐水使左心室的舒张末压调整在 $0\sim0.93$ kPa（$0\sim7$ mmHg）之间。

（7）预灌注 10~20 分钟，观察心率、心室内压和 $\pm dp/dt_{max}$ 等心功能指标，待上述各指标平衡后开始以下实验。

2. 心脏钙反常实验

（1）用含 Ca^{2+} 的 KHB 液做 10 分钟的预灌流。

（2）待心跳恢复正常后，用无 Ca^{2+} 的 KHB 液灌注心脏 10 分钟，再以含 Ca^{2+} 的 KHB 液灌注心脏 20 分钟，观察心脏跳动状态及心功能变化。

（3）分别收集冠脉回流液 1ml，测量乳酸脱氢酶含量。

3. 心脏氧反常实验

（1）用富氧含糖的 KHB 液做 20 分钟的预灌流。

（2）用乏氧无糖的 KHB 液灌注心脏 90~120 分钟，再以富氧含糖的 KHB 液灌注心脏 5~10 分钟，观察心脏跳动状态及心功能变化。

（3）分别收集冠脉回流液 1ml，测量乳酸脱氢酶含量。

4. 丹参注射液抗缺血再灌注损伤作用研究

（1）取大鼠一只，以上述相同方法制备大鼠离体心脏标本。

（2）待心跳恢复后，用含有丹参 $4\mu g/ml$ 的 KHB 灌流液预灌流 10 分钟，观察心脏跳动状态和心功能变化，并收集灌流液检测乳酸脱氢酶含量。

【注意事项】

1. 葡萄糖在临用时加入，加入葡萄糖的溶液不能就存，以免变质。

2. 灌流液事先要用混合氧气充分饱和，一般为 30 分钟。

3. 注意保持心脏在 37℃恒温和保持灌流液的贮存液面与心脏之间的高度基本一致。

【试剂配制】

1. KHB 灌流液：NaCl 118.4mmol/L，KCl 4.7mmol/L，$MgSO_4$ 1.4mmol/L，KH_2PO_4 1.18mmol/L，$NaHCO_3$ 24.5mmol/L 各 20ml 混合溶解。加蒸馏水稀释至 1L，充分混匀后缓慢加入 $CaCl_2$ 2.52mmol，葡萄糖 5.55mmol。

配制乏氧灌流液时，用等当量甘露醇代替葡萄糖。

无钙灌流时不加 $CaCl_2$。

2. 湿式气体流量剂配制混合气体，然后在 KHB 溶液中通气 10~20 分钟，通气量大约为 20L，富氧灌流液中通入富含氧的混合气，乏氧灌流液中通入乏氧混合气体。

【思考题】

1. 为什么会选用心脏进行缺血再灌注损伤的实验研究？

2. 通过此实验提示，临床对缺血组织器官再灌注的条件有何要求？

（程　阳　张丽艳）

实验十二　家兔急性心肌梗死及药物的治疗作用

【目的和原理】

1. 目的

（1）学习复制家兔急性心肌梗死模型的方法。

（2）观察心肌梗死后心电图及血流动力学指标的变化。

（3）观察心肌缺血 – 再灌注损伤现象及药物的治疗作用。

2. 原理

（1）心脏为人体的重要器官，耗氧量极大。它的血液供应来源于左右冠状动脉。冠状动脉主干分布于心外膜，分支常垂直于心脏表面穿过心肌分布于心内膜。左冠状动脉主要供应左心室前部，右冠状动脉供应左心室后部及右心室（图7-2）。正常心脏的冠状动脉侧支较为细小，血流量很少，因此，当冠状动脉突然阻塞时侧支循环不易建立，导致所支配部位的心肌缺血甚至坏死，称为心肌梗死。

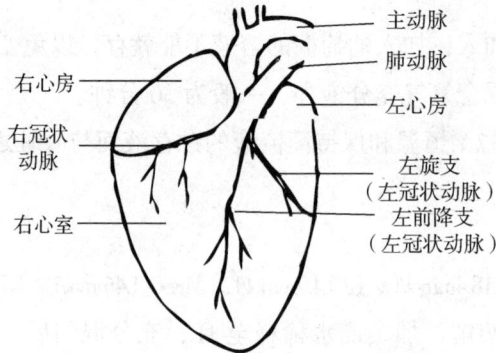

图7-2 家兔冠状动脉分支走行示意图

（2）心电图是临床用于诊断心肌梗死的重要项目，对心肌梗死的定位、范围估计、病情演变及预后均有重要意义。梗死部位不同，则梗死图形出现的心导联亦不同，由此可做出定位判断。在急性心肌梗死的早期，受损心肌除极受阻，即当正常部位心肌除极为负电位时，受损心肌仍然为正电位，心电图表现为ST段上升。

（3）本实验人为夹闭位于家兔心尖部的左冠状动脉，其受累的部位主要是左心室下壁。在Ⅱ导联，梗死图形（ST段上升）表现最为明显。

（4）心肌梗死救治不及时，可导致心律失常、心源性休克和心力衰竭等严重后果。本实验家兔由于左心室受损，主要出现左心室收缩和舒张的一些血流动力学变化。例如：左心室收缩压（LVSP）降低，左心室舒张末压（LVEDP）增高，左心室压发展速率（LV $-dp/dt_{max}$）降低（图7-3）。

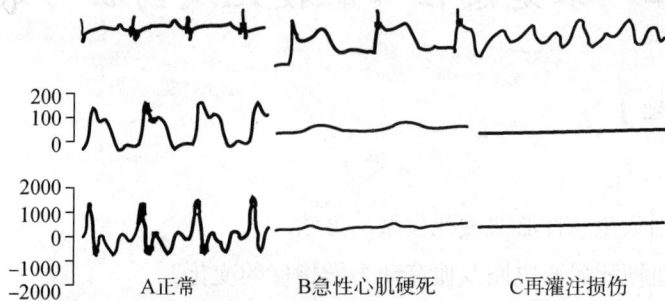

图7-3 家兔急性心肌梗死及再灌注损伤时的ECG、LVP和dp/dt的变化图

（5）当松开钳夹的冠状动脉恢复心肌血液供应时，心脏血流动力学指标变化可能并未得到恢复，甚至缺血更加严重，或出现心室纤颤等致死性心律失常，此即为"缺血再灌注损伤"现象。缺血 – 再灌注损伤是否出现及其严重程度，与缺血时间长短、侧支循环建立与否等因素有关。

（6）普萘洛尔为受体阻断剂，通过降低自律性、影响传导速度及不应期而对抗交感神经或儿茶酚胺增多的各种快速性心律失常；同时，对缺血性心脏病患者的室性心律失常有效。维拉帕米为钙通道阻滞剂，通过对钙拮抗和对 α 受体阻断的作用，可用于缺血—再灌注损伤所致的心律失常（缺血 – 再灌注损伤的机制之一为钙超载）。

【实验对象】

家兔：体重在 3kg 以上。

【器材和药品】

1. **器材** 计算机、BL-420F 生物机能实验系统、人工呼吸机、颈静脉插管、中心静脉压测压装置、左心室插管、输液器、手术器械、注射器（1ml、5ml、10ml）。

2. **药品** 1.5% 戊巴比妥钠、0.01% 普萘洛尔、125U/ml 维拉帕米。

【方法与步骤】

1. 取家兔 1 只称重，经耳缘静脉注入 1.5% 戊巴比妥钠 2ml/kg（30mg/kg）。待动物麻醉后，于仰卧位将其固定在兔手术台上，颈胸部剪毛。

2. 做颈部正中切口，分离气管、左侧颈外浅静脉、右侧颈总动脉。

3. 在四肢近心端内侧皮下插入针灸针，连接心电图电极（Ⅱ导联）。进入 BL-420F 生物机能实验系统主界面，在实验项目中找到"循环实验"的"血流动力学"模块，观察心电图。

4. 做气管插管（方法参见第四章第二节的第一项颈部手术及插管），连接呼吸机，调节潮气量为 10ml/kg，频率 30 次 / 分，呼吸时程比为 1.25：1。

5. 做左侧颈外浅静脉插管（方法参见第四章第二节的第一项颈部手术及插管），插入深度约为 2.5cm（进胸腔即可）。通过三通连接输液瓶、中心静脉压测压装置及恒速注药装置。打开输液开关，输液流量约为 15 滴 / 分。

6. 做左心室插管，从右颈总动脉稍向左插入 3~4cm 后，一边观察生物机能实验系统的血压显示和计算机显示器上的图形，一边继续插入，直到血压呈负值和左心室压波形出现，固定插管。

7. 记录心率、LVP、LV-dp/dt$_{max}$、LVP 及心电图的正常数据。

8. 从左侧胸壁开胸，暴露心脏，剪开心包，可见心尖部小血管。用小止血钳夹闭小血管。观察上述各项指标，若出现心电图 ST 段抬高，表明已出现心肌缺血，记录心肌缺血后上述各项数据。继续观察 15 分钟 。

9. 如出现心律失常则静脉给予普萘洛尔 0.8ml/kg，观察上述指标改变情况。

10. 松开止血钳，观察各项指标的变化，可能出现心室纤颤，即再灌注损伤。此时，可用维拉帕米 0.5 mg/ kg 缓慢静脉推注，观察心电图变化及上述数据的变化。

【注意事项】

1. 做左心室插管前应在插入管上涂抹液状石蜡，以减小摩擦。

2. 插管时手法要轻，尽量减轻血管刺激，因血管受刺激后收缩会导致插管困难。

3. 切勿用力过猛刺破血管，如遇阻力可旋转、退后、再前插。

【思考题】

1. 心肌梗死导致血流动力学改变的主要病理生理机制是什么？

2. 心肌梗死的治疗措施及原则是什么？

（赵润英）

实验十三　利多卡因对氯仿所致的小鼠室颤的对抗作用

【目的和原理】

1. 目的

（1）了解正常心电图各波形意义

（2）了解氯仿吸入引起小鼠室性心律失常的方法及原理。

（3）观察利多卡因的抗室性心律失常作用。

2. 原理

（1）正常心脏规整的节律来源于窦房结的节律性兴奋。

（2）在某些病理情况下，由于心脏的自律性、传导性等发生异常，可导致各种类型的心律失常，从而严重影响心脏功能，甚至危及生命。

（3）氯仿能使心肌敏感化，降低肾上腺素与交感神经对心肌作用的阈值。吸入的氯仿对呼吸道产生刺激，通过心交感神经反射性引起心脏期前收缩、心动过速及心室纤颤。

（4）利多卡因有抗室性心律失常作用，可明显降低氯仿所致室颤的发生率。

【实验对象】

小鼠，体重 18~22g，体质健康，雌雄各半。

【器材和药品】

1. 器材　计算机、BL-420F 生物机能实验系统、电子天平、小鼠笼、注射器（1ml）及针头 3 副、培养皿、烧杯（500ml）、棉球、组织剪、眼科镊。

2. 药品　苦味酸溶液、0.4% 利多卡因、生理盐水、氯仿。

【方法与步骤】

1. 分组取体重相近的 2 只小鼠，分别进行称重、标记，分为实验组与对照组。

2. 给药组腹腔注射 0.4% 利多卡因 10ml/kg，对照组腹腔注射同容量的生理盐水。

3. 室颤模型的制备给药后 10 分钟，将小鼠放入含有 2ml 氯仿棉球的 500 ml 烧杯中（每换一只小鼠加入 1ml 氯仿），将杯口用表面皿盖上。

【观察项目】

观察小鼠的麻醉情况，待呼吸停止时取出，将左、右前肢分别与心电图机的黄、红导线相连，右后肢接黑色地线，接输入信号通道，记录 II 导联心电图。或直接开胸观察心室纤颤（心室肌纤维颤动，心室停止规律性收缩和舒张）。记录小鼠室颤情况。

【实验结果处理】

（1）整个实验室的各组实验数据综合填于表 7-10 中。

表 7-10　利多卡因抗室性心律失常作用结果记录表

组别	药物	剂量（mg/kg）	鼠数（个）	发生室颤数（个）	抗室颤率
实验组					
对照组					

注：抗室颤＝未发生室颤小鼠数 / 实验小鼠总数 ×100%

（2）对实验结果进行一般分析或用统计学方法对实验组和对照组进行比较分析。

【注意事项】

1. 仔细观察，小鼠呼吸停止后立即取出作心电图，或开胸观察心室纤颤。

2. 心电图导联线的针头必须插在动物的皮下，不要插到肌肉里，以免肌电干扰。

【思考题】

1. 室颤发生机制。
2. 利多卡因抗室颤机制及其在临床上的应用。

（王俊平）

实验十四　药物对实验性胃溃疡的防治作用

【目的和原理】

1. 目的

（1）学习大鼠胃溃疡模型的复制方法。

（2）观察药物对实验性胃溃疡的防治作用。

2. 原理

（1）消化性溃疡是临床常见病、多发病。治疗消化性溃疡药物的研究方法很多，包括实验治疗法与抗胃酸分泌法。实验治疗法需先制备胃溃疡模型。

（2）本实验选用急性溃疡模型，并观察部分抗消化性溃疡药对溃疡的防治作用。

【实验对象】

大鼠，雌雄不拘，体质健康，体重 200~250g。

【器材和药品】

1. 器材　大鼠手术板、哺乳动物手术器械一套、注射器、塑料管（外径 2.5 mm）。

2. 药品　无水乙醇、乙醚、1%氢氧化铝凝胶、西咪替丁注射液、1%甲醛溶液、生理盐水、去甲肾上腺素。

【方法与步骤】

1. 实验对象准备　取大鼠 8 只，禁食不禁水 48 小时 。

2. 分组给药　随机将大鼠分成 4 组，每组 2 只。A 组大鼠灌胃氢氧化铝凝胶 5ml/ 只。B 组大鼠灌胃同容量生理盐水。C 组大鼠皮下注射西咪替丁 25 mg/100g。D 组大鼠不给药。

3. 建立溃疡模型　给药后 1.5 小时，用乙醚麻醉，将动物固定于手术板上，剃去腹部的毛，自剑突下切开腹壁，用带扁平头的镊子将肝脏内侧的胃引出腹腔，寻找幽门和十二指肠的结合部，用粗棉线在幽门和十二指肠的交接处作结扎。将一外径 2.5mm，长 16 cm 的塑料管经口插入胃中，用 37℃ 生理盐水 4 ml 洗胃后再将胃内容物全部抽出。然后用 0.01％去甲肾上腺素溶液 1 ml 滴注在胃外部周围。将胃放回原位，缝合腹壁。从塑料管中注入无水乙醇 1 ml。取出塑料管，将大鼠放入笼内。于手术后 2 小时，将全部大鼠用颈椎脱臼法处死。剪开腹壁缝线，结扎贲门，取出胃，用抽有 10~15 ml 生理盐水的注射器从幽门插入胃内，进行冲洗。向胃内注入 1% 甲醛溶液 10 ml，并将胃浸入 1% 甲醛溶液中固定 20 分钟。

【观察项目】

沿胃大弯将胃剪开，用自来水冲洗后平展于玻璃板上，用特制的具有小方格（2mm×2mm）的塑料计数板，测定实验组和对照组胃黏膜的总面积、溃疡面积及溃疡的数目。计算出每只大鼠溃疡面积占胃黏膜总面积的百分比。自行设计表格，将实验结果记入表格中。注意 4 组大鼠结果的区别。

【注意事项】

1. 手术前的饥饿是为了使大鼠排空胃内容物。应将大鼠关在架空的铁丝笼中，以防其吃食粪粒与铺垫物。

2. 塑料导管中插入一根细铁丝，以便控制塑料管的弯曲度，易于插入胃内。插入时一定要轻，不能用力过猛而戳破食管。

3. 结扎幽门时不得将胃十二指肠动脉扎死，以致妨碍胃部的血液循环。

4. 用镊子翻动、夹取胃部时，动作要轻柔，以免器官组织受损。

【思考题】

1. 分析溃疡病的产生原因及氢氧化铝凝胶、西咪替丁对溃疡病的防治作用机制。

2. 本实验与自然产生的溃疡病有哪些不同？

3. 还有哪些方法可诱发实验动物产生溃疡病，并且更接近于临床实际？

（王俊平）

实验十五 肝性脑病及其治疗

【目的和原理】

1. 目的 观察氨中毒引起肝性脑病（肝昏迷）的作用及应用精氨酸治疗的效果。

2. 原理 肝性脑病是继发于严重肝脏疾病的神经精神综合征。其发病机制，至今尚未完全阐明。目前多数学者主张氨中毒学说，生理状态下，血氨的来源与清除保持动态平衡，而氨在肝中合成尿素是维持此平衡的关键。病理状态时，当肝功能严重受损使肝内尿素合成发生障碍；慢性肝硬化引起门脉高压使肠壁吸收肠道内生成的氨过多，或经侧支循环直接进入大循环，均可导致血氨升高。增高的血氨通过血－脑屏障进入脑组织，从而干扰脑的能量代谢和中枢神经系统递质代谢，产生精神神经异常，甚至发生昏迷。

【实验对象】

家兔，体质健康，体重 2.0~3.0 kg，雌雄不限。

【器材和药品】

1. **器材**　体重秤，兔手术台 1 个，哺乳动物手术器械 1 套，棉绳，注射器（0.25ml、5ml、20ml）。

2. **药品**　普鲁卡因（40mg/2ml），2.5% 复方氯化铵溶液，2.5% 复方谷氨酸钠溶液。营养液：台氏液。

【方法与步骤】

1. 取家兔一只，称重，仰卧位固定于兔手术台上。

2. 腹部剪毛，自剑突下沿腹壁正中线皮下注射普鲁卡因（8ml/ 只）浸润麻醉。并做约 10cm 切口。打开腹腔，暴露胃和小肠。用两对皮钳夹住腹壁，把切口的两缘向外上方提起，形成一皮兜。

3. 氨中毒性脑病的观察

（1）暴露红褐色肝脏，左手向下按压肝，右手剪断镰状韧带（连接肝脏与横膈），将肝叶向上翻，剥离肝胃韧带，使肝脏游离（图 7-4）。辨明各肝叶，保留肝右外叶和尾状叶，粗棉线结扎左外叶、左中叶、右中叶和方形叶的根部，使血流中断，肝叶迅速变为暗褐色，从结扎上方逐叶减去该 4 叶，完成肝脏大部分切除手术。

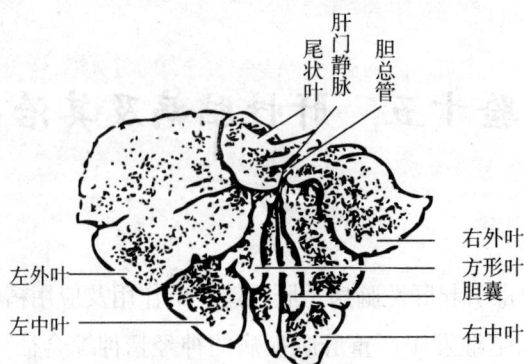

图 7-4　家兔的肝脏

（2）十二指肠插管：沿胃幽门向下找到十二指肠。选择十二指肠肠壁上的某一血管较少的部位用细线作荷包缝合，在其中用眼科剪刀剪一 3mm 长的小切口，将导尿管从切口处向十二指肠远端方向插入约 5cm 并结扎固定，然后用皮钳对合夹住腹壁切口，关闭腹腔。

（3）观察家兔一般情况、角膜反射、瞳孔大小、肌张力变化等。

（4）向十二指肠插管内注入复方氯化铵溶液，每间隔 5 分钟，注入 5ml，仔细观察家兔呼吸、肌张力变化，直至痉挛发作（出现扑翼样震颤）为止。并记录所用复方氯化铵溶液总量及从给药开始至肝性脑病出现的时间。

（5）立即耳缘静脉缓慢注射 2.5% 复方谷氨酸钠溶液 30ml/kg，进行抢救，观察并记录治疗后症状有无缓解。

【结果与讨论】

根据实验结果，分析和讨论应用精氨酸治疗肝性脑病的原理。

【注意事项】

1. 游离肝脏的动作要轻柔，结扎应在肝脏根部（肝组织脆性大，要防止出血）。

2. 剪镰状韧带时不要刺破膈肌（以防引起气胸，肺不张），剥离肝胃韧带时，勿弄破周围的大血管。

3. 术后须关闭腹腔，防止腹压↑→内脏外溢。

4. 区别挣扎与抽搐（主动与否；抽搐具有节律性）。

【思考题】

肝性脑病降低血氨措施的原则和意义。

（李 昭）

实验十六 家兔泌尿功能及肾衰竭

【目的和原理】

1. 目的

（1）通过一些神经体液因素来改变肾血流量、体液晶体渗透压及肾小管对电解质的重吸收，观察它们对尿生成的影响。

（2）复制肾前性急性肾衰动物模型；根据各实验检测指标，判断、分析致病因素及导致急性肾衰的可能发病机制。

（3）通过利尿剂的应用，观察对急性肾功能衰竭动物模型的治疗效果，并分析其可能的作用机制。

2. 原理　肾脏是一个多功能器官，其主要功能之一是泌尿功能。肾脏通过调节肾血流、肾小球滤过率、肾小管排泌与重吸收以及排泄体内代谢物质以维持机体内环境的稳定。动脉血压与血容量及肾内自身调节与一些神经体液因素调节，可影响肾脏尿液生成。当肾血流量减少，肾小球滤过率下降或肾小管排泌重吸收功能障碍时，肾的泌尿功能受到影响，从而导致肾功能不全。

【实验对象】

家兔，体重 2.0~3.0kg。

【器材和药品】

1. 器材　家兔急性实验手术器械一套、膀胱插管、注射器、试管、加样器、722 分光光度计、水浴锅、离心机等。

2. 药品　0.9%NaCl、25% 乌拉坦、1% 呋塞米、1：10000 去甲肾上腺素、25% 葡萄糖、2% 焦锑酸钾。

【方法与步骤】

1. 复制肾前性急性肾衰模型　于实验前 1 小时，将实验组家兔，称重，静脉注射1：10000 去甲肾上腺素 1.5 ml/kg。

2. 观察　比较实验组家兔及正常对照组家兔的一般状态、活动情况与尿量。

3. 称重　实验组家兔与正常对照组家兔同时进行如下操作。家兔称重，耳缘静脉或腹腔注射 25% 乌拉坦（4.0ml/kg），待动物麻醉后，固定于兔台。

4. 经耳缘静脉建立静脉通路，用于输液

5. 腹部手术　下腹部正中剪毛，在耻骨联合上约 1.5cm 处作切口，长约 4cm，暴露膀胱，用注射器收集 2cm 尿液于试管中，以备测尿钠含量。

6. 膀胱插管　插管前应先辨清膀胱和输尿管的解剖部位（图 7–5），在膀胱颈部血管较少处剪一小口，插入膀胱插管，用线结扎固定。

7. 影响尿生成因素的观察及实验组家兔急性肾衰的治疗

进行以下各项观察以前先记录 5 分钟的尿量作为对照。然后再开始如下操作。

（1）耳缘静脉迅速注射 37℃ 的生理盐水 20ml，然后观察动物尿量的变化，观察时间为 5 分钟。

（2）耳缘静脉注射 25% 葡萄糖 5ml，观察同前。

（3）耳缘静脉注射 1：10000 去甲肾上腺素 0.3ml，观察同前（实验组不做）。

（4）耳缘静脉注射 1% 呋塞米（10mg/kg）观察同前，观察时间为 10 分钟，并收集

2ml 尿液备测尿钠含量。

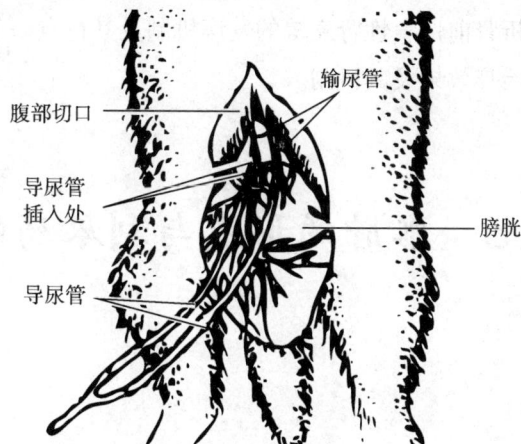

图 7-5　输尿管插管解剖位置

8. 尿钠测定——比浊法

尿 0.1ml+ 无水乙醇 1.9ml，用力振荡后放置 10 分钟，离心（2500 rpm/min）5 分钟，取上清液混匀后立即用 722 分光光度计在 520nm 波长比色，以空白管调零点，读 OD 值。

钠含量　$OD_{测}/OD_{标} \times 6.5 = Na^+$ mmol/L

表 7-11　比浊法测尿钠

单位（ml）	标准管	测定管 1	测定管 2	空白管
尿上清液	—	0.20.2	—	—
Na 标准液 （6.5mmol/L）	0.2	—	—	—
蒸馏水	—	—	—	0.2
2% 焦锑酸钾	5.0	5.0	5.0	5.0

【注意事项】

1. 加无水乙醇后用力振荡。

2. 标准液临用前现配。

3. 操作后即刻比色。

【试剂配制】

1. **钠标准液**　取分析纯氯化钠 110~150℃ 箱中干燥 15 小时以上，0.3815g NaCl 加水 50ml 溶液，再以无水乙醇加至 1000ml，使钠的浓度为 6.5 mmol/L，充分混匀后备用。

2. **2%焦锑酸钾**　取一级焦锑酸钾 10g 溶于 500ml 蒸馏水中，煮沸 3~5 分钟，流水冷却，加 10% KOH 15ml，过滤保存于塑料或棕色瓶中（避光保存）。

【思考题】

1. 通过本实验，分析肾前性急性肾衰竭的发病机制及其特点。

2. 试分析呋塞米的治疗效果及其机制。

（程　阳）

实验十七　水肿的形成与利尿药的作用

【目的和原理】

1. 目的

（1）通过阻断下腔静脉回流来复制腹腔积液（腹水）模型，帮助学生理解由于体循环静脉压的增高从而导致水肿发生的机制。

（2）理解利尿药的作用机制、作用强度，掌握临床应用。

2. 原理

人的体液包括血液和组织液，两者总量相对恒定。这种衡定靠两者的液体交换和组织液与体外液体交换平衡来维持。如果某种因素导致过多的液体在组织间隙或体腔中积聚，即打破上述平衡，形成临床所谓的水肿。

水肿的发病机制包括以下几方面。

（1）血管内外液体交换失衡　充血性心力衰竭、肿瘤压迫静脉、动脉充血均可使静脉压增高，毛细血管流体静压增高，平均实际滤过压增大而使组织液生成增多；肝病或营养不良、肾病综合征、慢性消耗性疾病可使血浆蛋白含量降低而致血浆胶体渗透压降低，平均实际滤过压增大而使组织液生成增多；各种炎症和昆虫叮咬导致微血管壁损伤或通过组胺、激肽类作用使微血管壁通透性增加，平均实际滤过压增大而使组织液生成增多；恶性肿瘤、寄生虫病（丝虫病）使淋巴管阻塞，导致淋巴液回流受阻，含蛋白质的淋巴液在组织间隙中积聚导致水肿。

（2）体内外液体交换失衡　充血性心力衰竭使有效血液循环量减少、肾血流量下降，肾疾病使滤过面积减少，均使肾小球滤过率下降而导致钠、水潴留而致水肿；肾皮质交感神经兴奋性过高或肾素含量过高，引起小血管收缩而使肾血流重新分布，导致钠、水潴留而致水肿。

（3）近曲小管重吸收钠、水增多　心力衰竭、肾病综合征等疾病使利钠激素（心房利钠多肽，NAP）分泌减少，一方面直接使近曲小管重吸收钠增多，另一方面通过醛固酮分泌增加使远曲小管重吸收钠增加；再如，肾小球滤过分数增加使血浆中非胶体成分滤过增多，当血浆通过肾小球后，流入肾小管周围毛细血管中的血浆胶体渗透压增高，流体静压下降，由此使近曲小管重吸收钠和水增加，因而钠、水潴留而形成水肿。

（4）远曲小管和集合管重吸收钠、水增加 病理情况下，由于直接因素或肾素－血管紧张素－醛固酮系统激活，可使醛固酮、血管升压素分泌增加；或肝细胞灭活醛固酮能力下降，由此使远曲小管、集合管重吸收钠、水增多而导致水肿。

水肿按范围可分为全身水肿、局部水肿（如肺水肿、脑水肿）；体腔过多液体积聚称为积液或积水（如心包积液、脑积水、腹腔积液）；也可按病因分为肾性水肿、肝性水肿、心性水肿、营养不良性水肿、淋巴性水肿、炎性水肿等。

【实验对象】

家兔，雄性，体质健康，体重 2.0~3.0kg。

【器材和药品】

1. **器材** 呼吸机、兔手术台、大止血钳、小止血钳、粗剪刀、带针头塑料管、眼科镊、眼科剪、动脉夹、静脉输液装置、记漏器、哺乳类动物手术器械、导尿管插管、10ml 注射器、烧杯、纱布。

2. **药品** 1.5% 戊巴比妥钠，0.9% 氯化钠注射液，1% 呋塞米溶液。

【方法与步骤】

1. 麻醉、固定、剪毛。取雄性家兔 1 只，称重后由耳缘静脉注射 1.5% 戊巴比妥钠 2 ml/kg。待动物麻醉后，将其于仰卧位固定在兔手术台上，颈部剪毛。

2. 做颈外静脉插管（方法参见第四章第二节中的第二项颈部手术），插管内充满 0.9% 氯化钠注射液。缓慢输入（5~10 滴/分）0.9% 氯化钠注射液，以保持静脉通畅。

3. 做气管插管（方法参见第四章第二节中的第二项颈部手术），接呼吸机。调节呼吸机使呼：吸＝1.25：1，呼吸频率为 23 次/分。如呼吸机无潮气量显示，潮气量调节以动物胸腹部有轻度起伏即可。

4. 于尿道口滴入 2~3 滴盐酸普鲁卡因溶液，导尿管头端涂上少量液状石蜡。将导尿管经尿道口插入膀胱，见尿液流出后再推进 2 cm，使插入总长度为 10~12cm。

5. 右侧胸壁剪毛，沿胸骨右缘做长度为 6~7cm 的纵向切口，钝性分离骨骼肌，暴露第 7、8、9 肋骨，用大止血钳靠紧胸骨右缘平行地自 9、10 肋间隙插入，从 6、7 肋间隙穿出，并夹紧止血钳，再用同法平行夹上另一把大止血钳。用大剪刀从两止血钳间剪断 7~9 肋骨，打开右侧胸腔，找到下腔静脉。用动脉夹人部（不少于 2/3）或完全夹闭下腔静脉。用止血钳关闭胸腔。

6. 调节静脉滴注速度至 120 滴/分，然后记录输液瓶中液面刻度并计时。当液体输入约 250ml 时停止输液。至 50~60 分钟时打开腹腔，观察有无腹腔积液及肝、肾颜色等外观有无改变。

7. 给予 1%呋塞米溶液 1~1.5ml/kg，观察尿量变化及腹部、肝、肾改变情况。实验中一组放开下腔静脉同时给药，另一组放开下腔静脉但不给药，第三组在不放开下腔静脉情况下给予利尿药，比较 3 组上述观察项目的结果差异。

【思考题】

1. 临床可能引起腹腔积液的病因有哪些？
2. 腹腔积液的形成机制是什么？
3. 利尿药在上述情况下使用的结果为什么有所不同？

（赵润英）

实验十八　家兔实验性高钾血症及其抢救

【目的和原理】

1. 目的
（1）掌握家兔高钾血症模型的复制方法。
（2）观察高钾血症时家兔心电图变化的特征并探讨其作用机制。
（3）了解高钾血症的抢救治疗方案。

2. 原理
（1）钾离子是细胞内最主要的阳离子，参与了多种新陈代谢过程，是调节细胞内外的渗透压平衡和酸碱平衡及维持神经和肌细胞膜静息电位的物质基础。正常血清钾浓度为 3.5~5.5 mmol/L。血清钾浓度低于 3.5 mmol/L 称为低钾血症（hypokalemia）；血清钾浓度高于 5.5 mmol/L 称为高钾血症（hyperkalemia）。

（2）高钾血症可以使心肌兴奋性先升高后降低，心肌传导性、自律性及收缩性降低。高钾血症时，由于心肌细胞膜对钾的通透性增高，心肌细胞动作电位的复极 2、3 期 K^+ 外流加速，心电图出现 T 波高尖；由于自律性降低，可出现窦性心动过缓、窦性停搏等；由于传导性降低，可出现各类传导阻滞；复极 3 期加速造成有效不应期缩短形成兴奋折返等因素可引起心室纤颤；血钾急剧增高时，可因严重传导阻滞和兴奋性消失而导致心脏停搏。

（3）高钾血症发生后，可用下述方法进行紧急救治：①静脉内输入钙盐，如葡萄糖酸钙等，以对抗高钾对心肌的损害；同时，钙还能增强心肌收缩性。②静脉内输入碳酸氢钠等，以提高血液的 pH，促使 K⁺ 向细胞内转移；此外，钠还可使心肌传导性增强。③静脉内输入葡萄糖－胰岛素溶液，促使 K⁺ 向细胞内转移，以降低高钾对心肌的毒性作用。

（4）本实验通过静脉滴注氯化钾，使血钾浓度升高，模拟高钾血症；通过观测心电图变化（图 7-6）了解高钾血症对心脏的影响，以及氯化钙对高钾血症的抢救治疗。

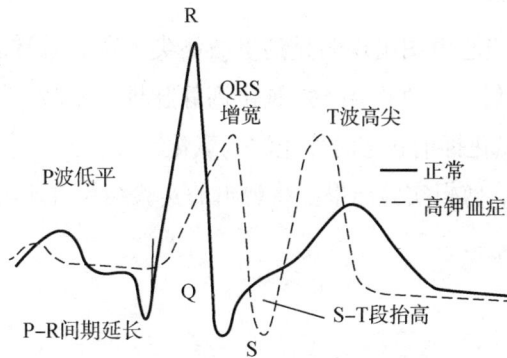

图 7-6　正常及高钾血症时的心电图

【实验对象】

家兔，体重 2.5kg 左右。

【器材和药品】

1. 器材　家兔手术器械、计算机、BL-420F 生物机能实验系统、婴儿称、静脉输液装置、5ml、10ml、20ml 注射器、气管插管。

2. 药品　25% 乌拉坦溶液，1%、2% 氯化钾溶液，5% 氯化钙溶液。

【方法与步骤】

1. 动物麻醉　动物称重后经耳缘静脉注射 25% 乌拉坦（4ml/kg）行全身麻醉，仰卧位固定于兔手术台上。

2. 心电描记　将注射针头插入四肢皮下，连接心电图电极。导联线的连接方法：右前肢（红），左前肢（黄），右下肢（黑），左下肢（绿）。开启并运行 BL-420 生物机能实验系统，打开循环实验内的全导联心电图模块，观察正常心电图，记录并存盘。

3. 高钾血症模型复制　将头皮针刺入家兔耳缘静脉内，然后与输液装置相连，输液瓶内盛 1% 氯化钾 350ml。按下列步骤操作并观察记录心电图。典型的高钾血症心电图变化：P 波低平增宽，QRS 波群低压变宽，T 波高尖，出现短阵室速、室颤等。

（1）记录输入氯化钾前的正常心电图。

（2）以 30 滴 / 分的速度滴入 1% 氯化钾 20 分钟，观察心电图变化。

（3）以 60 滴 / 分的速度滴入 1% 氯化钾 20 分钟，观察心电图变化。

（4）如以上操作未出现明显心电图变化，取 2% 氯化钾 2ml，静脉缓慢注入（5~10 分钟），观察心电图变化，如无明显异常变化可再缓注 2ml 2% 氯化钾，直至出现室颤时停止推注。

4. 高钾血症抢救　当心电图出现明显的 T 波高尖、宽大 QRS 波群、短阵室速、室颤时，立即停止氯化钾注射，并立即用 5% 氯化钙静脉推注抢救，同时观察心电图恢复状态，当恢复到注入 2% 氯化钾前状态时停止注入氯化钙。

5. 退出实验，返演、剪辑实验结果。将剪辑的实验结果打印。退出 BL-420 生物机能实验系统。关闭计算机。

【注意事项】

1. 动物麻醉深浅要适度，麻醉过深易抑制呼吸，过浅时动物疼痛则引起肌肉颤动，对心电图记录造成干扰。

2. 保持静脉导管的通畅，确保各种液体能及时、准确地输入。

3. 设置计算机记录存盘时间要足够长，以免丢失典型心电图改变的信息。

4. 心电干扰波的处理。针形电极刺入部位要对称，位于皮下，安置导线时要避免纵横交错，实验台上的液体要及时清除。

5. 密切观察动物心电及状态，避免钾的用量过多、过快。

【思考题】

1. 高钾血症对心肌电生理特性有何影响？其机制何在？

2. 高钾血症对心电图有何影响？它们的发生机制是什么？

3. 本实验中的抢救措施是否恰当？其机制如何？临床上还有哪些其他的抢救方法？

（张丽艳）

实验十九　家兔酸碱平衡紊乱与实验性治疗

【目的和原理】

1. 目的

（1）学习复制急性酸碱平衡紊乱的动物模型。

（2）通过血气分析，观察各型酸碱平衡紊乱的特点及其对呼吸功能的影响。

（3）观察补碱对代谢性酸中毒的治疗效果。

2. 原理

（1）人体维持正常的代谢和生理活动，其体液环境必须具有适宜的酸碱度。人体血液的 pH 经常保持在 7.35~7.45 之间，平均值为 7.4。这种相对的稳定是靠各种缓冲系统，以及肺和肾的调节活动来实现的，它们使机体对酸碱负荷有很大的缓冲能力和有效的调节能力。体液 pH 相对稳定性的维持称为酸碱平衡。但许多因素可以引起酸碱负荷过度或调节机制障碍导致体液酸碱度稳定性破坏，这种稳定性破坏称为酸碱平衡紊乱。它一旦发生，往往会使病情更加严重和复杂，甚至威胁病人的生命。

（2）本实验采用静脉直接输入酸性药物（磷酸二氢钠/盐酸）和碱性药物（碳酸氢钠）的方法复制单纯性代谢性酸中毒和代谢性碱中毒的动物模型。采用气管夹闭法抑制呼吸，复制呼吸性酸中毒。

【实验对象】

家兔，体重 2.0~3.0kg，雌雄不限。

【器材和药品】

1. 器材 兔手术器械 1 套、兔手术台、2ml、5ml、10ml 注射器及针头、小软木塞、三通管、气管导管、棉线、纱布、血气分析仪、721 型分光光度计。

2. 药品 1%普鲁卡因、0.3%肝素（用 0.9%氯化钠溶液配制）、12%磷酸二氢钠溶液、0.5mol/L 盐酸溶液、5%碳酸氢钠溶液、0.9%氯化钠溶液。

【观察指标】

1. 血液酸碱参数（血气分析） 动脉血 pH、氧分压（PO_2）、二氧化碳分压（PCO_2）、标准碳酸氢盐（SB）、实际碳酸氢盐（AB）、剩余碱或碱缺失（BE）。

2. 呼吸频率及幅度

【实验分组】

磷酸二氢钠组；盐酸组。

【方法与步骤】

1. 气管插管与颈总动脉插管 家兔称重记录后仰卧固定于兔手术台上，剪去颈部和一侧股部的毛发，局麻下行颈前部正中切口，分离气管和一侧颈总动脉（长 2.5~3.0 cm），穿棉线，在甲状软骨下方做气管的倒"T"字型切口，插入气管导管并固定。

将分离好的颈总动脉远心端结扎，近心端用动脉夹夹闭，在靠近远心端结扎线处用眼科剪呈 45 度角沿近心端方向剪开血管（为血管直径的 1/3~1/2），将与三通管活塞相连的充满 0.3% 肝素的细塑料导管尖端插入血管内，然后结扎并固定，以防滑脱。

2. **血样采集** 用 2ml 注射器吸取少量 0.3% 肝素溶液，将管壁湿润后推出，保证注射器死腔和针头内都充满肝素，然后将针头插入小软木塞，以隔绝空气。打开三通活塞松开动脉夹，弃去最先流出的 2~3 滴血液后，迅速去掉注射器上的针头立即将注射器头插入三通活塞取血 1.5 ml（勿在血中混入气泡），关闭三通活塞，拨出注射器并立即套上原针头，用双手搓动注射器 30 秒，使血液与肝素溶液混合，防止凝血。将血样经血气分析仪检测各项酸碱指标，作为实验前的正常对照值。

3. **复制代谢性酸中毒并进行治疗**

（1）磷酸二氢钠组经耳缘静脉注入 12% 的磷酸二氢钠溶液（5ml/kg 体重）；盐酸组经耳缘静脉注入 0.5mol/L 盐酸（3ml/kg 体重）。

（2）在给药后 10 分钟，经三通活塞取血样，检测各项酸碱指标。

（3）根据注入酸性溶液后测得的 BE 值，按下式计算出治疗酸中毒所需要的补碱量（5% 碳酸氢钠的毫升数）。

所需补充 5% 碳酸氢钠量（ml）：BE 绝对值 × 体重（kg）×0.3/0.6

式中常数 0.3 是 HCO_3^- 进入体内分布的间隙，即体重 ×30%；常数 0.6 则是因为 5% 的碳酸氢钠溶液 1ml 相当于 0.6mmol 的碳酸氢钠绝对量。

（4）经 5% 碳酸氢钠治疗后 10 分钟，取血样检测各项酸碱指标，观察指标是否恢复，如接近正常水平，继续进行下面实验。

4. **复制呼吸性酸中毒** 用止血钳完全夹闭气管导管（乳胶管）1~2 分钟，立即取血样测定各项酸碱指标。此时，可见血液呈暗紫色，家兔因窒息而挣扎，故取血后应立刻解除夹闭，以免家兔窒息死亡。

5. **复制代谢性碱中毒** 待家兔从呼吸性酸中毒中恢复后，经家兔耳缘静脉注入 5% 碳酸氢钠溶液 3ml/kg 体重，10 分钟后取 1.5ml 血样测定各项酸碱指标。此后，血液酸碱参数在短期内难以恢复正常，所以该兔不宜再做其他实验。

【注意事项】

1. 取血时防止气泡进入血样，否则会影响血液酸碱参数。

2. 复制酸、碱中毒时，注意要给家兔一定的恢复时间。

3. 如家兔因手术切口疼痛而挣扎时，可滴加少量 1% 普鲁卡因麻醉。

【思考题】

1. 根据各项血气指标，如何判断动物的酸碱平衡紊乱？

2. 磷酸二氢钠组与盐酸组的实验结果有何异同？阴离子间隙在其中起何作用？

（隋　璐）

实验二十　有机磷酸酯类中毒及解救

【目的和原理】

1. 目的

（1）通过正确观察家兔在有机磷酸酯类中毒时的症状及准确测量有机磷酸酯类中毒前后血液胆碱酯酶活性的变化，了解有机磷酸酯类中毒时的临床表现。

（2）通过观察阿托品和解磷定对有机磷中毒的解救效果，初步分析阿托品和胆碱酯酶复活药治疗有机磷酸酯类中毒的作用机制。

2. 原理

（1）中毒机制

1）有机磷酸酯类可通过消化道、呼吸道、皮肤及黏膜等多种途径进入机体。有机磷酸酯类能抑制许多酶，但对人和动物主要表现在抑制胆碱酯酶。有机磷农药进入体内后与胆碱酯酶的酶解部位结合成稳定的磷酰化胆碱酯酶且失去分解乙酰胆碱的能力，从而使递质乙酰胆碱蓄积，引起中毒症状。时间稍长胆碱酯酶活性难以恢复造成抢救治疗困难。

2）人体胆碱酯酶的实有量比生理需要的量多，故少量有机磷酸酯类侵入，可以不出现中毒症状，在体内经过分解后排出体外，但有机磷酸酯类大量侵入时使胆碱酯酶活性下降，引起生理功能障碍，一般认为胆碱酯酶活性下降30%（即达正常的70%）时，即可能出现中毒症状。

（2）急性中毒表现　轻度中毒以对胆碱能神经突触影响所致的M样症状为主，中度中毒同时出现明显的M样和对胆碱能神经肌肉接头影响所致的N样症状，重度中毒时除M样和N样症状加重外，还有明显的中枢症状。死亡原因主要为呼吸中枢麻痹和循环衰竭。

（3）常用解毒药

1）阿托品通过竞争性阻断M受体而迅速解除有机磷酸酯类中毒时的M样症状，如呼吸道和胃肠平滑肌的痉挛，心血管系统的抑制等；同时又能通过血脑屏障进入脑内消除部分中枢神经系统中毒症状。但阿托品不能阻断 N_2 受体，对骨骼肌震颤无效，也不能使胆碱酯酶复活，疗效不易巩固，对中度和重度中毒者，必须与胆碱酯酶复活药合用。

2）胆碱酯酶复活药既能与磷酰化胆碱酯酶的磷酰基形成共价键结合，使胆碱酯酶游离、恢复水解乙酰胆碱的活性；又可直接与游离的有机磷酸类结合成为无毒的产物由肾排出，阻止毒物继续抑制胆碱酯酶。胆碱酯酶复活药用于各种有机磷酸酯类中毒时能迅速解除 N 样症状，消除骨骼肌震颤，但对 M 样症状效果差，故应与阿托品同时应用。

【实验对象】

家兔，2.0 kg~3.0 kg，体质健康，雌雄不限。

【器材和药品】

1. 器材 兔固定箱、恒温水浴箱、V-1100 型可见分光光度计、试管架、试管、吸管（0.2、1、2、5ml）、滤纸、注射器（2、5ml）、测瞳孔尺、刀片，采血杯（杯内预先滴入 1% 肝素 2 滴，自然干燥后备用）、动脉夹、干棉球、乙醇棉球。

2. 药品 0.1% 硫酸阿托品溶液、5% 敌百虫溶液、1% 肝素、2.5% 碘解磷定注射液、磷酸盐缓冲液（pH7.2）、0.007mol/L 乙酰胆碱溶液、碱性羟胺溶液、4mol/L HCL 溶液、10% 三氯化铁溶液。

【方法与步骤】

1. 观察指标及记录方法

（1）呼吸 记录家兔每分钟的呼吸频率（次/分），用 -（无）、+（浅）、++（正常）、+++（深）表示其呼吸幅度。

（2）瞳孔 直接用测瞳孔尺测量双侧瞳孔直径（单位：mm）。

（3）唾液 用滤纸按吸家兔嘴部，看纸上水印大小，用 -（无）、+（少）、++（较多）、+++（很多）表示其分泌程度。

（4）大小便 按量多少用 -（无）、+（有）、++（较多）、+++（很多）表示。

（5）骨骼肌活动 -（无肌震颤）、+（局部有肌震颤）、++（全身肌震颤）、+++（全身肌震颤并站立不稳或瘫卧于桌上）。

2. 实验步骤

（1）观察家兔正常状态 取家兔 3 只，以甲、乙、丙编号，称重，观察并记录其呼吸（频率、幅度等）、瞳孔直径大小、唾液分泌、大小便、骨骼肌活动等。

（2）家兔耳缘静脉取血（正常对照） 由每只家兔耳缘静脉取血约 0.5ml~1.0ml 后向空白管（甲 0、乙 0、丙 0）、标准管（甲 S、乙 S、丙 S）和给药前管（甲 1、乙 1、丙 1）

中各滴加 0.1ml，用于测定正常家兔血胆碱酯酶活性。

（3）家兔耳缘静脉注射 5% 敌百虫溶液 分别给甲、乙、丙兔按 1.5ml/kg 耳缘静脉注射 5% 敌百虫溶液。密切观察并记录给 5% 敌百虫溶液后家兔各项指标的变化。若给药 20 分钟后无任何中毒症状，可再追加 0.5ml/kg 5% 敌百虫溶液。

（4）家兔耳缘静脉取血（中毒时） 待家兔瞳孔明显缩小、呼吸浅而快、唾液大量分泌（流出口外或不断吞咽）、大小便失禁、骨骼肌震颤等中毒症状明显时，再次由每只家兔耳缘静脉取血约 0.2ml，取 0.1ml 放入中毒管（甲 2、乙 2、丙 2），用于测定中毒时家兔血胆碱酯酶活性。

（5）注射解救药物 取血后，甲兔立即由耳缘静脉注射 0.1% 硫酸阿托品溶液 1ml/kg，乙兔立即由耳缘静脉注射 2.5% 碘解磷定注射液 4ml/kg，丙兔立即由耳缘静脉注射 0.1% 硫酸阿托品溶液 1ml/kg 和 2.5% 碘解磷定注射液 4ml/kg。密切观察并记录各兔中毒症状及各项指标有何变化。

（6）家兔耳缘静脉取血（解救后） 在家兔中毒症状明显改善后，再次由每只家兔耳缘静脉取血约 0.2ml，取 0.1ml 放入解救管（甲 3、乙 3、丙 3），用于测定注射解救药物后家兔血胆碱酯酶活性。

（7）甲、乙两兔分别补注 2.5% 碘解磷定注射液 4ml/kg 和 0.1% 硫酸阿托品溶液 1ml/kg。

【实验结果】

记录甲、乙、丙三只家兔中毒前后和用不同药物解救后各项生理指标及血胆碱酯酶活性。

表 7-12 阿托品和碘解磷定对敌百虫中毒的解救作用及其机制

兔号	体重（kg）	用药情况	呼吸		瞳孔（mm）		唾液分泌	大小便	骨骼肌活动	胆碱酯酶测定 OD 值	胆碱酯酶活性（U/ml）
			频率（次/分）	幅度	左	右					
甲		用药前									
		敌百虫									
		阿托品									
乙		用药前									
		敌百虫									
		解磷定									
丙		用药前									
		敌百虫									
		阿托品＋解磷定									

注：OD 值反映的是血中剩余乙酰胆碱的量，OD 值越低说明剩余乙酰胆碱量越少、血胆碱酯酶活性越高。

【注意事项】

1. 测量瞳孔时应注意保持每次测定时光源的一致性，避免光线强弱对瞳孔的影响。

2. 敌百虫溶液为剧毒性杀虫剂且有较强的刺激性，可从皮肤吸收，注射时应避免药物外漏，如与手等接触后，应立即用水清洗。

3. 解救药品应提前抽取到注射器中，待中毒症状明显后立即行静脉注射。

4. 在测定血胆碱酯酶活性过程中，每加入一种试剂均需将试管中液体充分摇匀，并严格控制实验的预热及保温时间。

【思考题】

比较本次实验中药物对各兔的解救效果，分析阿托品和胆碱酯酶复活药的解毒特点和二者合用于解毒的重要性。

附：

一、取血方法

取血方法 1：用乙醇棉球擦拭兔耳缘静脉，当其充血明显时，用刀片横割耳缘静脉（切口不要过大、过深、不要割断），使血液自然流入采血杯中。

取血方法 2：用 2ml 注射器逆血流方向于耳缘静脉采血后滴入采血杯中。

注：血液进入采血杯过程中需轻轻振荡采血杯以防止凝血。取血后如取血切口流血不止，可用干棉球按住后夹动脉夹止血。

二、血胆碱酯酶活性测定步骤（以测定 1 只家兔血胆碱酯酶活性为例）

1. 取试管 5 只（分别作空白管、标准管和测定管 1、2、3），做好标记后各加入 pH 7.2 磷酸盐缓冲液 0.9ml 和全血 0.1ml（空白管和标准管均加给药前血样，3 支测定管分别加入注射敌百虫前、中毒时、注射解毒药物后的血样），充分摇匀，置于 37℃水浴预热 3 分钟。

2. 3 支测定管各加入 0.007mol/L 乙酰胆碱 1.0ml，充分摇匀，置于 37℃水浴保温 20 分钟。

3. 5 支试管各加入碱性羟胺溶液 4.0ml，标准管另外加入 0.007mol/L 乙酰胆碱 1.0ml，充分摇匀，室温静置 2 分钟。

4. 5 支试管各加入 4mol/L HCl 溶液 2.0ml 和 10％三氯化铁溶液 2.0ml，空白管另外加入 0.007mol/L 乙酰胆碱 1.0ml，充分摇匀。

5. 5 支试管中的液体分别用滤纸过滤。于 15 分钟内用 722 型分光光度计比色，以空白管调零，于波长 525nm 处测光密度值（OD 值）。按下式计算胆碱酯酶活性。

$$胆碱酯酶活性（U/ml）= \frac{标准管光密度-测定管光密度}{标准管光密度} \times 70$$

（通常以 1ml 血液在规定条件下能分解 1μmol 乙酰胆碱定为 1 个胆碱酯酶活性单位。公式中的"×70"是因每试管中加入 7μmol 乙酰胆碱和 0.1ml 血液）

（杨 丹）

实验二十一 地塞米松对实验性大鼠足跖肿胀的抗炎作用

【目的和原理】

1. 目的 观察地塞米松对抗渗出性炎症的作用，同时了解抗炎实验方法。

2. 原理

（1）糖皮质激素具有强大的抗炎作用，对各种因素（如感染性、物理性、化学性、免疫性及无菌性）所致的炎症及炎症的不同阶段均有强大的抑制作用。在糖皮质激素中，地塞米松抗炎作用强，且作用持续时间长，为长效类糖皮质激素。

（2）大鼠足跖肿胀法是经典的实验性炎症模型，致炎剂引起大鼠足跖肿胀，容积增大。常用的致炎剂有角叉菜、鸡蛋清、酵母琼脂、甲醛、鹿角菜等。本实验用鸡蛋清致炎。本法利用毛细管放大原理，将动物足跖容积的变化，通过排水量的增加，在毛细管的高度刻度上反映出来。本方法简便易行，结果较精确可靠，可进行定量研究。

【实验对象】

Wistar 大鼠，体质健康，120~150g，雌雄各半。

【器材和药品】

1. 器材 鼠笼，天平，大鼠足跖容积测定装置，1ml、5ml 注射器，1ml 或 2ml 刻度吸管，16 号针头。

2. 药品 0.5% 地塞米松磷酸钠溶液，0.9% 氯化钠注射液，新鲜鸡蛋清。

【观察指标】

以排水量测量两只大鼠致炎前左踝关节正常容积，分别测量 2 次，取其平均值作为致炎前自身对照。两组大鼠给致炎剂和盐水后，每隔 30 分钟测量两鼠左后脚跖容积，共测三次。以左后脚给致炎剂前后容积之差，作为踝关节肿胀程度。

【方法与步骤】

取体重相近最好为同性别大鼠 2 只，称重，分别标记为甲、乙鼠。以排水法测量两鼠左脚跖正常容积值（以毫升表示），测量 2 次，取其平均值作为致炎前自身对照。然后甲、乙两鼠分别腹腔注射 0.5% 地塞米松磷酸钠溶液 0.5ml/kg 和等容量的 0.9% 氯化钠注射液。30 分钟后，由两鼠左后脚掌腱膜下向踝关节周围注射新鲜鸡蛋清 0.1ml。以后每隔 30 分钟测量两鼠左后脚跖容积，共测三次。以左后脚给致炎剂前后容积之差，作为踝关节肿胀程度。容积测定装置如图 7-7 所示，排水测量法步骤如下。

1. 三路活塞，一端与 5ml 注射器相连，一端与倒置的刻度吸管相通，中间与一玻璃管相连，玻璃管内径 2cm、长 8cm，其内盛满水银（或水）。转动三通活塞 D 使 A 与 B 相通，将水推到吸管的 "0" 点，接着关闭 B 使 A 与 C 相通。

2. 将注射器内的水推完，用吸管调节玻璃管内水量，使刻度吸管内液面与玻璃管上刻度平齐，并在玻璃管水面做标记。

3. 为使每次测量位置相同，可先用记号笔或黑漆在实验大鼠左后脚画一标记，然后将此左后脚置入玻璃管内，玻璃管内水面上升，抽动注射器针芯使足标记与玻璃管上的标记相平行。待玻璃管内液面与其标记相平行时，立即关闭 C 使 A 与 B 相通，随即取出大鼠后脚。

4. 将注射器内液体全部推入吸管内，记录水柱的高度。此时吸管内显示的水柱高度即为大鼠后脚的容积。

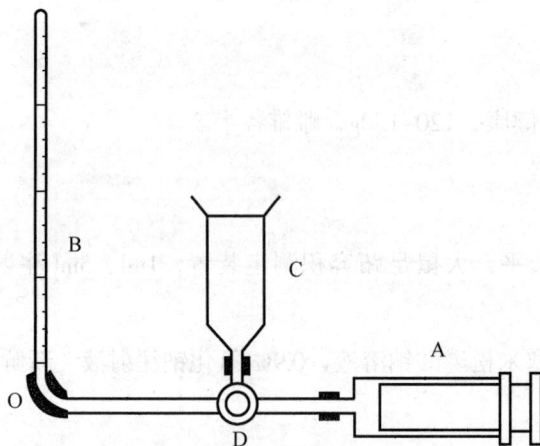

图 7-7 大鼠后足容积测定装置

注：A:5ml 注射器；B:2ml 吸管塞；C: 内径 1.5~2.0cm，长 6~8cm 的玻璃管（用 10ml 注射外筒）；D. 三通活塞。

A、C、D 的末端均以胶管分别与 D 连接。将玻璃管 C 盛水至刻度处，然后将水抽入注射器备用。实验时要注意，每一次测量前，都要调节 C 和 B 的液面到原标记点，因大鼠足会带走一些水分。

最后将每次测量结果数据记录于表 7–13 中。

表 7–13　大鼠足跖肿胀实验结果

组别	左踝关节正常容积值（ml）			给药后不同时间关节肿胀容积差值（ml）		
	一次	二次	平均	30min	60min	90min
地塞米松组						
生理盐水组						

将本班更多实验小组的实验结果算出平均值，绘制成坐标图形。纵坐标表示关节肿胀容积（ml），横坐标表示时间（min）。

【注意事项】

注意操作的一致性和精确性。为减小误差，保证结果的准确性，所使用的容器必须同一规格。

【思考题】

糖皮质激素有哪些？其抗炎机制是什么？临床有哪些用途？

（杨　丹）

实验二十二　氢化可的松对实验性小鼠耳廓肿胀的抗炎作用

【目的和原理】

1. 目的
（1）熟悉小鼠耳郭肿胀炎症模型的实验方法。
（2）观察氢化可的松对二甲苯所致小鼠耳郭急性炎症模型的抗炎作用。

2. 原理
（1）鼠耳郭肿胀常用的致炎剂有二甲苯、巴豆油、70% 乙醇等。二甲苯的致炎作用既快又强，简便易行，不需特殊的设备，模型复制成功率高，适用于抗炎药常规筛选。二甲苯为无色澄清液体，涂抹于小鼠耳郭两面后，引起鼠耳局部毛细血管充血而扩张，通透性增加，致使小鼠耳部增厚，根据两耳厚度的不同，可以判断药物的抗炎作用。

（2）氢化可的松是体内重要的糖皮质激素，药用剂量具有较强的抗炎作用，可增加血管张力，降低毛细血管通透性，明显缓解炎症的红、肿、热、痛等症状。

【实验对象】

雄性昆明种小鼠，体重为 20~24g，雌雄各半。

【器材和药品】

1. **器材**　1ml 注射液，粗剪刀，打孔器（8mm），扭力天平。
2. **药品**　0.5% 氢化可的松溶液，100% 二甲苯，0.9% 氯化钠注射液。

【方法与步骤】

1. 取雄性小鼠 2 只，用二甲苯 0.05ml 涂于左耳前后两面，右耳不做任何处理。30 分钟后于一鼠腹腔注射 0.5% 氢化可的松溶液 0.1 ml/10g，另一鼠腹腔注射等容量的 0.9% 氯化钠注射液。

2. 2h 后将动物断颈处死，在每只鼠的左右两耳相同部位分别用打孔器取一耳片进行称重，每只鼠的左耳片重量减去右耳片重量即为肿胀程度。

3. 将全班各个实验小组的给药鼠与对照鼠的实验数据汇总起来，列表进行统计学分析。

【注意事项】

1. 给药组和对照组涂抹致炎剂的量和被涂抹的面积应一致。
2. 涂致炎剂的部位应和取下的耳片相吻合，且给药组和对照组取下的部位应一致。
3. 打孔器应锋利，取下的耳片面积应相同。

【思考题】

氢化可的松与其他糖皮质激素类药物比较有哪些异同点？

（杨　丹）

实验二十三　胰岛素的降血糖作用

【目的和原理】

1. 目的　通过观察给动物注射大剂量胰岛素而引起的低血糖症状，了解胰岛素调节血糖水平的机能。

2. 原理　胰岛素是调节机体血糖的重要激素之一，能通过促进全身组织摄取和氧化葡萄糖、促进糖原的合成与储存、抑制糖异生等作用来降低血糖。当体内胰岛素含量异常增高时，便引起血糖下降，动物可出现低血糖性痉挛甚至低血糖性休克。

【实验对象】

小鼠，体重 18~24g，雌雄兼用。

【器材与药品】

1. 器材　1ml 注射器、鼠笼。

2. 药品　胰岛素溶液（2U/ml）、50% 葡萄糖溶液、酸性生理盐水。

【方法与步骤】

1. 取 6 只小鼠，称重，分为实验组 4 只和对照组 2 只。

2. 给 4 只实验组动物腹腔注射胰岛素溶液（0.1ml/10g 体重）。

3. 给 2 只对照组动物腹腔注射等量的酸性生理盐水。

4. 将两组动物都放在 30~37℃的环境中，记录时间，注意观察并比较两组动物的神态、姿势及活动情况。

5. 当实验组动物出现惊厥反应时，如角弓反张、乱滚等，记下时间，并立即给其中 2 只皮下注射葡萄糖溶液（0.1ml/10g 体重），另 2 只不予抢救，注意标记。

6. 比较对照组动物、实验组注射葡萄糖的动物以及出现惊厥而未经抢救的动物的状态，并分析所得的结果。

【注意事项】

1. 动物在实验前必须空腹 18~24 小时。

2. 必须用 pH 2.5~3.5 的酸性生理盐水配制胰岛素溶液，因为胰岛素在酸性环境中才能发挥效应。

3.酸性生理盐水的配制：将 10ml 0.1mol/L 盐酸加入 300ml 生理盐水中，调整其 pH 在 2.5~3.5，如果偏碱，可加入同样浓度的盐酸调整。

4.注射胰岛素的动物最好放在 30~37℃环境中保温，夏天可为室温，冬天则需要较高温度，可到 36~37℃。若温度过低，反应则出现较慢。

【思考题】

1.正常机体内胰岛素如何调节血糖水平？
2.试分析糖尿病产生的原因及治疗方法。

（李玉芳）

实验二十四　胰岛素的过量反应及其解救

【目的和原理】

1.**目的**　观察小鼠胰岛素的过量反应，掌握解救方法。

2.**原理**　应用过量胰岛素可导致不良反应，甚至中毒。如可引起低血糖症，患者出现饥饿感、出汗、心跳加快、焦虑、震颤等症状；严重者血糖浓度下降过快，细胞外液水分向高渗的细胞内转移，导致或加重脑水肿，引起昏迷、惊厥、休克，甚至死亡。为防止低血糖症的严重后果，医生应让患者熟知胰岛素的不良反应，以便及早发现和采取预防措施，如摄食或饮用糖水等。严重者应立即静脉注射 50%葡萄糖，补充血糖至正常水平。

【实验对象】

小鼠：体重 18~22g，雌雄兼用。

【器材和药品】

1.**器材**　钟罩、注射器（1ml）、烧杯（800ml）、恒温水浴箱。
2.**药品**　20U/ml 胰岛素溶液、0.9%氯化钠溶液和 25%葡萄糖液。

【方法与步骤】

1.每组取禁食不禁水 12~20 小时的小鼠 2 只，称重。1 只腹腔注射胰岛素 IU/g，另 1 只腹腔注射等容量 0.9%氯化钠注射液作对照。然后将两只小鼠装入烧杯内并放入 38℃左右的水浴恒温箱内，观察小鼠有何反应。

2.当小鼠出现抽搐时（注射胰岛素的小鼠为 20~30 分钟），迅速将其取出，把预先准备好的 25% 葡萄糖注射液 0.5~1.0ml 立即注射于小鼠腹腔内，观察小鼠行为又有何变化。

【注意事项】

1. 禁食条件一致。

2. 禁食后小鼠体重应在 20g 以上。

3. 小鼠放入恒温箱后应在 15 分钟内达到所需温度，升温太慢会影响反应率。

4. 应选择安静和光线柔和、均匀的场所实验，因为声、光等外来刺激能增加小鼠对胰岛素的敏感度。

【思考题】

注射胰岛素的小鼠为何产生抽搐，对临床有何意义？

（王俊平）

第 八 章

人体机能实验项目

实验一　人体动脉血压的测定

【目的和原理】

1. **目的**　学习袖带法测定动脉血压的原理和方法，测定人体肱动脉的收缩压与舒张压。

2. **原理**　动脉血压是动脉血管内血液对管壁的压强。人体动脉血压测定最常用方法是袖带法。它利用袖带压迫动脉造成血管变窄，并通过听诊器听取由此产生的"血管音"来测量血压。测量部位一般为肱动脉。血液在血管内顺畅地流动时通常没有声音，但当血管受压变狭窄或时断时通，而血液发生涡流时，则可发生所谓的"血管音"。用充气袖带缚于上臂加压，使动脉被迫关闭，然后放气，逐步减低袖带内的压力。当袖带内的压力超过动脉收缩压时，血管受压，血流阻断，此时，听不到"血管音"，也触不到远端的桡动脉搏动。当袖带内压力等于或略低于动脉内最高压力时，有少量血液通过压闭区，在其远侧血管内引起湍流，于此处用听诊器可听到第一声管壁震颤音，并能触及脉搏，此时袖带内的压力即为收缩压，其数值可由压力表水银柱读出。在血液以湍流形式通过压闭区的过程中一直能听到声音。当袖带内压力等于或稍低于舒张压时，血管处于畅通状态，失去了造成湍流的因素而无声响，此时袖带内压力为舒张压，数值亦可由压力表水银柱读出。

【实验对象】

人。

【器材和药品】

血压计、听诊器。

【方法与步骤】

1. 受试者端坐位，脱去右侧衣袖，静坐 5 分钟。

2. 松开血压计橡皮球螺丝帽，排尽袖带内气体后将螺丝帽旋紧。

3. 受试者手掌向上，前臂伸平，置于桌上，令上臂中段与心脏处于同一水平，手臂外展 45°，将袖带卷缠在距离肘窝上方 2cm 处，松紧度适宜，以能插入两指为宜。

4. 于肘窝处靠近内侧触及动脉搏动，将听诊器胸件放于该处。

5. 测量收缩压：一手轻压听诊器胸件，一手紧握橡皮球向袖带内充气使水银柱上升到听不到"血管音"时，继续打气使水银柱继续上升 2.6kPa（20mmHg），一般达 24kPa（180mmHg）。随即松开气球螺帽，缓缓放气，以降低袖带内压力，在水银柱缓慢下降的同时仔细听诊。当突然听到第一声"砰、砰"样的声音（血管音）时，血压计上所示水银柱刻度即代表收缩压。

6. 继续缓慢放气，这时声音发生一系列变化，先由低到高，而后突然变低钝，最后完全消失。在声音由强突然变弱这一瞬间，血压计上所示水银柱刻度即代表舒张压。

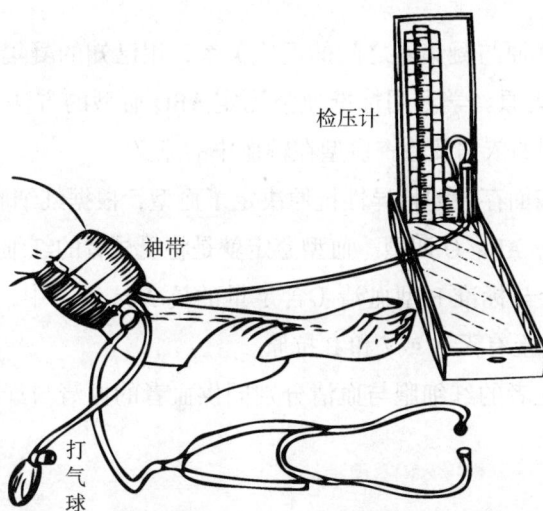

图 8-1 人体动脉血压的测量

【注意事项】

1. 室内须保持安静，以利于听诊。

2. 袖带不宜绕得太松或太紧。

3. 动脉血压通常连续测 2~3 次，每次隔 2~3 分钟。重复测定时袖带内的压力须降到零位后方可再次打气。一般取最低值为准。

4. 上臂位置应与右心房同高，袖带应缚于肘窝以上。听诊器胸件放在肱动脉位置时不要压得过重或压在袖带下测量，也不能接触过松以致听不到声音。

5. 如血压超出正常范围，让受试者休息 10 分钟后再作测量。受试者休息期间，可将袖带解下。

6. 注意正确使用血压计，开始充气时打开水银柱根部的开关，使用完毕后应关上开关，以免水银溢出。

【思考题】

1. 成年人血压的正常值是多少？你测得的结果是否正常？

2. 动脉血压受哪些因素影响？测量动脉血压时怎样避免这些因素干扰？

实验二 人体 ABO 血型的测定

【目的和原理】

1. **目的** 根据凝集原与凝集素之间的反应关系，用已知的凝集素（血清）鉴定被检者红细胞上未知的凝集原。学习用标准血清测定 ABO 血型的方法，观察血细胞凝集现象，加深理解血型分型的依据及检查血型在输血中的意义。

2. **原理** 红细胞表面存在的特异性抗原决定了血型，根据红细胞膜上是否含有 A、B 抗原将血型分为 A、B、AB、O 四型。血型鉴定就是将受试者的红细胞加入标准 A 型血清（含足量的抗 B 抗体）与标准 B 型血清（含足量的抗 A 抗体）中，观察有无凝集现象，从而测知受试者红细胞上有无 A 或 / 和 B 抗原。

交叉配血：将受血者的红细胞与血清分别同供血者的血清与红细胞混合，观察有无凝集现象。

【实验对象】

人。

【器材和药品】

A 和 B 标准血清、采血针、75% 乙醇、棉球、载玻片、玻璃铅笔、玻璃棒、显微镜等。

【方法与步骤】

1.取载玻片一块，用铅笔在左上角写 A 字，在右上角写 B 字。

2.在 A 侧滴加标准血清 A 一滴，在 B 侧滴加标准血清 B 一滴，二者切勿相混。

3.用 75% 乙醇棉球消毒受试者耳垂，用采血针刺破皮肤，待血液流出后，用玻璃棒两端自血滴中各取少许，分别放入 A 和 B 血清中混匀（放入 A 玻璃棒中的一端切不能再放入 B 中，反之亦然）。

4.静止 10 分钟后，观察是否发生凝集反应，如不能确定，可放在低倍显微镜下观察或 30 分钟后再最后确定。

5.根据有无凝集现象判定血型。

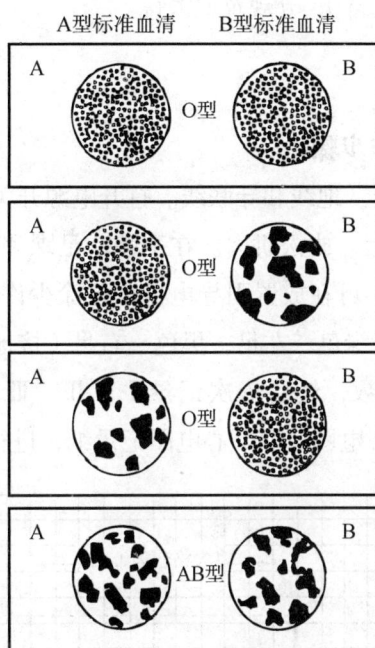

图 8-2　ABO 血型检查结果的判断

【思考题】

1.血型相同，为什么还要作交叉配血试验？

2.在没有标准血清的条件下，已知某人的血型为 B 型，你能进行其他人的血型鉴定吗？

实验三　人体心电图的描记

【目的和原理】

1.**目的**　初步学习人体心电图的描记方法，辨认正常心电图的波形并了解其生理意义和正常范围。

2.原理 心肌兴奋时，首先出现电位变化。心脏的兴奋有一定的顺序，出现一系列的电位变化，这些电位变化通过心脏周围的组织和体液传导到全身。在体表，按一定的引导方法，把这些电位变化记录下来，所得到的图形称为心电图。

【实验对象】

人。

【器材和药品】

心电图机、电极糊（导电膏）、分规及放大镜。

【方法与步骤】

（一）心电图记录的操作步骤

1.接好心电图机的电源线、地线和导联线。打开电源开关，预热 3~5 分钟。

2.受试者静卧于检查床上，放松肌肉。在手腕、足踝和胸前安放好引导电极，接上导联线。为了保证导电良好，可在放置引导电极部位涂少许电极糊。导联线的连接方法是红色—右手，黄色—左手，绿色—左足，黑色—右足（接地），白色—胸导线。

3.调整心电图机放大倍数，然后依次记录 I、II、III、aVR、aVL、aVF、V_1、V_3、V_5 导联（主要记录II导）的心电图。取下心电图记录纸，进行分析。

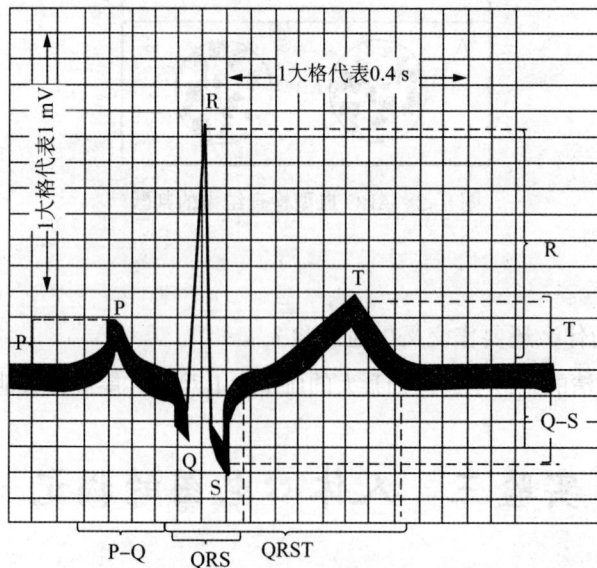

图 8-3 正常心电图各波幅值及间期的测量法

（二）心电图分析

1. 波幅和时间的测量。

（1）波幅 当 1mV 的标准电压使基线上移 10mm，纵坐标每一小格（1mm）代表 0.1mV。测量波幅时，凡向下的波形，其波幅应从基线的下缘测量至波谷的底点；而向上波形，其波幅应从基线上缘测量至波峰的顶点。

（2）时间 心电图纸的走纸速度由心电图机固定转速的马达所控制，一般分为 25mm/s 和 50mm/s 两种。常用的是 25mm/s，这时心电图纸上横坐标的每一小格（1mm）代表 0.04 秒。

2. 在心电图记录纸上辨认出 P 波、QRS 波群、T 波和 P–R 间期、Q–T 间期，进行分析。

（1）心率的测定 测量相邻的两个心动周期中的 P 波与 P 波的间隔时间或 R 波与 R 波的间隔时间，按下列公式进行计算，求出心率。如心动周期之间的时间间距显著不等时，可将五个心动周期的 P–P 间隔时间或 R–R 间隔时间加以平均，取得平均值，代入公式：

$$心率 =60/P–P 或 R–R 间隔时间（秒）次 / 分$$

（2）心律的分析 包括主导节律的判断、心律是否规则整齐、有无期前收缩或异位节律出现。

窦性心律的心电图表现是：P 波在 II 导联中直立，aVR 导联中倒置；P–R 间期在 0.12 秒以上。如果心电图中最大的 P–P 间隔和最小的 P–P 间隔时间相差在 0.12 秒以上，称为心律不规整或心律不齐。成年人正常窦性心律的心率为 60~100 次 / 分钟。

实验四 人体心音的听诊

【目的和原理】

将听诊器置于受试者心前区的胸壁上，直接听取心音，结合触诊心尖搏动或颈动脉搏动，初步掌握心音听诊方法，正常心音的特点及其产生原因，为临床心音听诊奠定基础。

【实验对象】

人。

【器材和药品】

听诊器。

【方法与步骤】

（一）确定听诊部位

1. 受试者解开上衣，面向亮处坐好。检查者坐在对面。

2. 认清心音听诊部位，参照图8-4。

二尖瓣听诊区：左第五肋间锁骨中线稍内侧（心尖部）。

三尖瓣听诊区：胸骨右缘第四肋间或剑突下。

主动脉瓣听诊区：胸骨右缘第二肋间。

肺动脉瓣听诊区：胸骨左缘第二肋间。

主动脉瓣第二听诊区：胸骨左缘第三肋间。

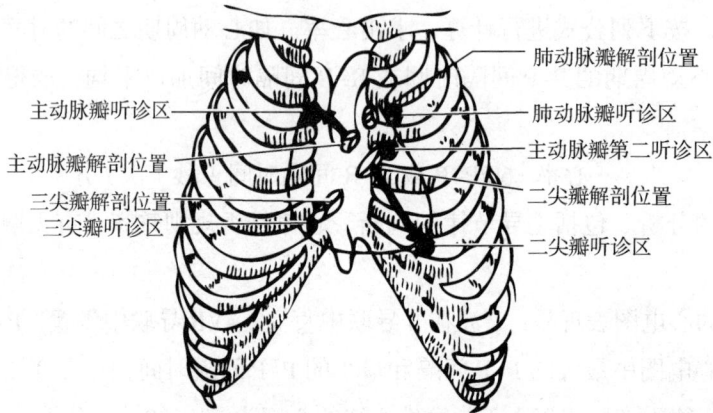

图8-4　心音听诊的部位

（二）听心音

1. 检查者戴好听诊器。以右手的拇指、示指和中指轻持听诊器头（胸器），置于上述听诊部位顺次进行听诊。在心前区胸壁上的任何部位都可以听到两个心音。

2. 边听心音、边用手指触诊心尖搏动或颈动脉搏动。根据两个心音的性质（音调高低及持续时间长短）、间隔时间以及其与心搏的关系，仔细区分第一心音与第二心音。结合两心音的产生时间，思考两心音的产生机制。

3. 比较不同部位两心音的声音强弱。

【注意事项】

1. 保持室内安静。如果呼吸音影响听诊时，可嘱受试者暂停呼吸。

2. 听诊器的耳器方向应与外耳道一致（向前）。听诊器的胸器按压得不要过紧或过松。胶管勿与它物摩擦，以免产生杂音，影响听诊。

【思考题】

1. 心音的听诊区是否就在各瓣膜的相应解剖部位?
2. 怎样区别第一心音和第二心音?

（张 量）

第 九 章

探索性实验项目

第一节　探索性实验的性质和目的

探索性实验，也称设计性实验，是指针对某项未知或未全知的问题，采用科学的思维方法，让学生进行自主设计、探索研究的一种开放式教学实验。实验实施的基本程序与科研过程是一致的，是在前期机能实验学中综合性实验的基础上，组织学生独立进行科研实验。学生综合运用所学的知识和技能，通过查阅文献、资料，进行实验设计，自己动手操作实验，对实验结果进行记录、处理、统计分析，得出结论，最后撰写出科研论文。通过模拟科研过程，可使学生初步掌握医学科学研究的基本程序和方法，培养学生的自学能力、创新能力和综合实验素质。

第二节　探索性实验的实施过程

一、基本要求

要求学生以实验小组为单位，独立进行文献检索和实验设计，然后经过小组讨论和指导教师审查，确定实验方案，于实验课中进行具体操作，认真观察，记录实验数据并将实验数据进行适当的统计处理，通过分析综合，做出正确的判断和结论，写出科研论文。其中学生实验设计方案的形成和论文写作的完成均需在课余时间进行。

二、时间安排

探索性实验安排在综合性实验结束后分 4 次（4 学时 / 次）完成。

第 1 次　实验设计。

教师讲授关于实验设计、论文写作的相关理论知识，然后由学生利用业余时间自行选题，并通过查阅文献、资料，写出实验设计方案。

第 2 次　开题报告。

通过论证，在学生所报告的实验设计方案中，最终每组完善并确定一个优化方案准备施行。学生按优化方案将实验所需的器材和药品等材料（注明实验题目、实施日期、年级、班、组等）以书面形式交与相关实验技术人员统一配备。

第 3 次　实验操作。

学生按优化实验设计方案进行具体实验操作。教师仅在关键步骤予以指导，以免由于学生操作不熟练而造成整个实验的失败。学生利用业余时间完成论文撰写工作。

第 4 次　论文答辩。

三、实施方案

探索性实验可根据学生层次、专业不同等具体情况采取两种实施方案。

第 1 种　只做实验设计，而不进行其他环节。每个学生的实验设计采取答辩的方式进行评估，评价其设计的科学性、创新性、可行性，论证是否充分、合理、全面，思路是否清晰等。

第 2 种　完成从实验设计、实验操作、撰写论文等科研实践的全过程。学生成绩的评估依据"机能实验科学课程考试体系"细则。

四、说明

1. 在实验设计方案首页右上角标明年级、班、组，以利归档。

2. 因篇幅限制，探索性实验设计范例仅用简略写法，同学们的实验设计方案应详细描述。

3. 创新性选题应有所创新。但对在校学生而言，由于各种条件的限制，其选题范围不宜太宽，条件要求不宜太高。主要应围绕生理、病理生理和药理学所学的理论知识和相关文献，按照上述原则，在指导教师的指导下进行。比如对原有实验方法进行改进、建立一种新的动物模型、探讨体液因子的作用、研究某种药物的作用机制等。

4. 为降低成本，实验对象为家兔等较大动物时应尽可能采用自身对照。

5. 实验因素、检测指标不宜过多，以免不能完成实验。

6. 在理论设计成立的基础上，应特别注意实验操作能否完成。

7. 注意考虑在同一时间进行实验时，所选课题的主要设备数量是否能满足需要。

8. 在实验前应设计详细实验记录表，实验中认真观察记录，实验后及时整理分析实验结果，撰写模拟科研论文。

第三节　探索性实验的实验设计

一、实验设计的基本步骤

（一）查阅文献，调研选题，明确实验目的，拟订立题报告。

学生可根据现实生活中观察到的现象或文献检索自选一个题目。

要考虑选题的科学性，创新性和可行性。可选择日常生活中比较感兴趣的问题，比如喝茶对人体的影响，芹菜的降压作用等；也可自行设计实验方案来验证理论课上学到的内容，比如可在家兔身上模拟创伤性休克模型，观察休克的一些表现等；设计创新性实验，可查阅文献、期刊，查找一些自己比较感兴趣但却没有明确结论的，并在现有的实验条件下可以验证的题目。

明确为什么要进行本实验，实验目的一般为一到两个，简单明了，不能贪多。

（二）设计实验方法和实验步骤，包括实验材料和对象、实验的例数和分组、技术路线和观察指标等。

实验方法一般选用公认、可靠的方法，允许有一定的创新。要选择恰当的实验动物或标本。实验分组时，首先确定样本的大小，然后设立适当的对照组，最后根据随机原则进行分组。观察指标则要选择可靠、客观、定量的指标。另外，还需明确指标测定的具体步骤，包括标本采集（时间及样本量）、样本处理、测定方法和使用仪器等。

（三）进行预实验，根据预试结果，调整或修改设计方案，正式进行实验。

预实验，也称初试实验，其目的在于检查各项准备工作是否完美，实验方法和步骤是否切实可行，测试指标是否稳定可靠，而且初步了解实验结果与预期结果的距离，从而为正式实验提供补充、修正的意见和经验，是实验必不可少的环节。

（四）进行统计分析。

1.收集、整理实验资料。

观察到的结果要注意做系统、客观和准确的记录。在进行实验设计时，实验记录的格式也同时要设计好，以便保证实验有条不紊地进行，不至遗漏重要的观察项目，同时便于整理、统计、分析结果。实验记录一般应包括以下内容。

（1）实验样本的条件　如动物的种类、标记、编号、体重、性别等。

（2）实验药物的条件　如药物的出处、批号、剂型、浓度、剂量、给药途径等。

（3）实验环境的条件　如时间、温度等。

（4）实验日程步骤及方法。

（5）观察指标变化的数据或原始描记图等。

2. 根据实验数据的性质，是定量指标，还是定性指标等，确定要选用的统计方法。常用的有 t 检验，F 检验和 χ^2 检验。

（五）总结和完成论文，进行论文答辩。

二、实验设计的基本要求

学生在进行实验设计时应掌握以下几点。

1. 要有对照　机能实验的目的在于观察和发现某一因素（或条件）对机体功能的影响，方法是对没有和有某一因素（或条件）的两种情况进行比较，即把没有的某一因素（或条件）作为对照。对照实验可在同一个体内进行，例如在观察某一因素的作用之前，测定机体的某些功能指标作为对照；也可在群体的组间进行，设立对照组。对照的基本原则是：除了待检测的因素（或条件）有所不同外，对照实验（或对照组）与检测实验（或实验组）的其他条件应完全相同。

2. 条件一致　在实验中待测因素本身的条件必须前后一致，例如电刺激的强度、频率、波宽，药物的剂量、剂型、给药途径、批号等，不能在实验过程中随意改变，以免一些未知因素干扰实验结果，给实验结果的分析带来困难。

3. 可重复性　即实验结果的规律性。为要证明待测因素（或条件）所引起的某些反应具有某种客观规律性，实验结果必须能在群体中或同一个体中具有可重复性。只有能够多次重现的实验结果才可信。如各次定性实验结果一致，或各次定量实验结果数值相近，则重复的次数可少些，否则实验必须要有一定的数量，才能排除实验结果的偶然性。

4. 量效关系　如果待测的因素（或条件）与某种反应或实验结果间存在内在联系，则二者之间不仅会表现出一般的因果关系，而且会表现出一定的量效关系。例如观察电刺激与肌肉收缩的关系时，就应测试不同刺激强度、不同刺激频率时肌肉的收缩反应；了解某一药物的作用时，则应观察同种药物不同浓度时的反应。量效关系可以是线性的，也可以是非线性的；可以是正性的，也可以是负性的。

5. 测试定标　实验结果有无变异，变异是否有显著意义，不仅要有客观、严格的标准，而且测试的标准必须准确。因此，在实验前应将测试仪器进行认真的定标，如电子仪器的放大倍数、零点的调节、天平的校正、标准试剂的配制等。实验中应注意及时进行标记。实验结果如为记录曲线，则应附有纵、横坐标的标尺。

6. 多方论证　每一个科学的结论都是许多实验、多方论证的结果，因此，在进行设计时，为确证某一结论，应尽可能地从正、反面进行同一目的的实验。例如，观测某一神经因素的作用时，不仅可以用刺激的方法，也可用切断、拮抗药物、受体阻断剂等方法进行验证。只有各方面的实验结果均得到相同的结论时，这个结论才是可信的。

7. 全程观察　由于待检因素的作用常常有一个时间过程，有快有慢，所以应观察实验的全过程。从每一次未加入待检因素之前的基础机能水平，一直观察到该因素引起的反应或变化结束；或从撤除被检因素后开始，一直观察到机能恢复正常为止。对作用时间较长的缓慢变化，可定时地间断性观察。要精确记录待检因素作用的时程变化，如开始的时间、出现变化的时间、恢复到正常水平的时间等。

8. 统计处理 机能学的实验结果常常受到实验动物本身的机能状况、环境条件等多方面的影响，实验结果的数据不可能完全一样，必须经过统计学处理，才能判定哪些差异是显著的，哪些是不显著的；哪些结果有意义，哪些没有意义。在进行统计学处理时，要理解均数、标准差、标准误等有关统计学处理的方法及意义。

（三）实验设计报告的书写内容

1. 题目 实验题目是实验设计的出发点和归结点，也是实验内容的集中体现。题目要求简明扼要。

2. 立题依据 应简单说明为什么要进行本实验（实验目的），设计本实验的理论根据，本实验还拟解决哪些问题，以及进行本实验的意义等。

3. 实验材料 写明所需的动物、器材、药品及数量，以便于实验员进行准备。

4. 实验方法 应详细写明实验的每一步骤，包括动物的处理、手术操作、刺激及记录方法、给药途径及用量等。

5. 预期结果和分析 写明观察项目的先后，预测每一项实验可能出现的结果。实验结果有可能提示了哪些新问题，可能出现哪些与设想不相符的现象，应事先加以预测、分析。

6. 预期结论 根据本次预期实验结果总结出可能的结论。实验结论是从实验结果中归纳出来的一般的概括性判断，回答实验提出的主要问题，注意简洁和符合逻辑。

7. 统计方法

8. 其他问题 根据上述实验设计，可提出需要教师帮助解决的有关问题。

附 1：探索性实验选题指导

一、科研性实验

科研性实验属创新性、探索性课题，希望通过实验研究，能对预期探讨的问题得出初步结论。科研性实验的研究内容可来自以下几个方面：①有关教研室承担的科研项目的一部分；②同学在学习或查阅资料中遇到的问题；③民间的秘方、验方及偏方的实验研究。下面列出一些实验题目，供参考，学生也可自选题目进行设计和研究。

1. 某些生理、病理参数的测定，或药物 A 的药动学参数测定。

2. 药物 LD_{50} 和 ED_{50} 的测定。

3. 药物或其他刺激因素对动物离体肠平滑肌作用的分析。

4. 药物或其他因素对离体心脏作用的分析。

5. 药物或其他因素升压和降压作用的分析。

6. 影响咳嗽反射的因素及药物的镇咳作用研究。

7. 影响痛觉的因素分析或药物的镇痛作用研究。

8. 药物的抗菌作用。

9. 药物的催眠作用。

10. 药物的抗惊厥作用。

11. 药物不同途径给药产生不同作用。

12. 药物对家兔的导泻作用。

13. 药物对血液系统的作用。

14. 影响尿生成的因素分析、肾衰模型的制备与评价或药物的利尿作用研究。

15. 药物对家兔瞳孔的作用。

二、未知药物的鉴定

下列未知药物的鉴定不用化学方法，只要求用动物实验的方法进行。实验方法可观察麻醉动物血压，使用动物离体肠平滑肌、离体心脏或用清醒动物的眼睛进行实验，也可选用其他实验对象和方法。在进行实验设计时，可选用合理的工具药。

1. 在分装盐酸肾上腺素和重酒石酸去甲肾上腺素时，由于粗心大意，忘记了贴瓶签，一周后需用药品做实验时才发现这一失误，为此，请你设计动物实验进行鉴定，以便确定哪瓶装的是肾上腺素，哪瓶是去甲肾上腺素。

2. 两瓶外观相同的澄明溶液，其中一瓶是氯化钡溶液，一瓶是氯乙酰胆碱溶液。请设计实验进行鉴定。

3. 有一种交感神经系统的药物，可能是异丙肾上腺素、多巴胺、心得安（普萘洛尔）或酚妥拉明。请设计一种最简单的实验程序鉴定出它是哪一种药物。

4. 一种未知药物粉剂，可能是硫酸阿托品，也可能是盐酸肾上腺素。现在只有 1 只家兔可供做一天实验，但不准开刀或杀死动物，请设计实验，鉴定该粉剂是什么药物。

5. 一种未知药物粉剂，可能是阿托品，也可能是东莨菪碱，请通过简单的动物实验加以鉴定。

6. 一瓶失去标签的眼药水，滴在家兔眼中可使瞳孔缩小，但不知是毛果芸香碱，还是毒扁豆碱，请用动物实验法加以区分。

7. 地高辛、肾上腺素及氨茶碱均能使离体心脏收缩加强，请通过其他药理实验加以区分。

附2：探索性实验实验设计范例（简略写法）

一、神经源性肺水肿血清与肺中组胺水平的变化

（一）立题依据（主要说明本实验的目的、意义、国内外研究现状及主要参考文献）

颅脑损伤常并发神经源性肺水肿。有学者从超微结构研究发现颅脑损伤后肺毛细血管内皮细胞间隔增宽，导致组织液生成增多而引起神经源性肺水肿。肺组织含有能分泌组胺的肥大细胞。故颅脑损伤促进肺组织分泌组胺，进而增加毛细血管通透性在神经源性肺水肿的发生中可能起重要作用。本研究探讨颅脑损伤后全身（血清中）及肺局部组织组胺水平变化与神经源性肺水肿发生的相关性。参考文献略。

（二）实验材料（包括动物的品种、规格、数量和来源；药品的名称、规格和来源；仪器设备等）

实验动物：大鼠30只。

余略。

（三）实验方法（详细写明实验步骤，尤其动物分组、给药途径和剂量、观察指标及数据处理等）。

1. 动物分组　分为实验组（20只）和对照组（10只）。

2. 观察指标　血清、肺组织匀浆及肺泡灌洗液的组胺含量。

3. 技术路线　实验组：采用击头法复制大鼠颅脑损伤模型，待出现神经源性肺水肿临床表现后，留取大鼠血清、肺组织匀浆及肺泡灌洗液做标本，−20℃保存待测。对照组：未击头大鼠，同法制备标本。

4. 检测方法　采用放射免疫方法检测标本中的组胺水平。

（四）预期结果及分析（略）

（五）预期结论

肺组织的组胺参与神经源性肺水肿的发生。

（六）统计方法

采用 t 检验法进行统计处理。

（七）教师评语

二、A药对家兔动脉血压的影响

（一）立题依据（主要说明本实验的目的、意义、国内外研究现状及主要参考文献）

有患者反映在使用A药期间伴有血压升高现象，已有资料证实该药无直接影响心脏泵血功能的作用，且未见有升血压的报道，故其升压假设可能与血管收缩或血量增多有关。本实验拟初步验证A药的升压效应，并选用部分受体阻滞剂以探索其升压机制。

（二）**实验材料**（包括动物的品种、规格、数量和来源；药品的名称、规格和来源；仪器设备等）

1. **实验动物** 新西兰兔3只。

2. **实验器材与药品** BL-410F生物机能实验系统一套（含压力换能器）、哺乳类动物手术器械一套等（详述所需器材及数量、药品及浓度）。

（三）**实验方法**（详细写明实验步骤，尤其动物分组、给药途径和剂量、观察指标及数据处理等）

1. **实验分组** ①A药组；②受体阻断药1+A药组；③受体阻断药2+A药组。静脉注射，每次0.5ml（标明每药每次的剂量），给药顺序为：①②③，②①③，③①②，③②①。每次给药均在血压基本恢复后进行。

2. **实验路线** 用戊巴比妥钠常规麻醉新西兰兔。用BL-410生物机能实验系统检测颈总动脉的平均动脉压（指标）。实验采用自身对照及拉丁方设计。

（四）**预期结果及分析**（略）

（五）**预期结论**

A药有升血压作用并可能通过某受体起作用。

（六）**统计方法**

采用t检验法进行统计处理。

（七）**教师评语**

（张丽艳）

第 十 章

VBL-100 虚拟仿真实验室系统

虚拟实验室是一种基于 Web 技术、虚拟仿真技术构建的开放式网络化的虚拟实验教学系统，是现有各种教学实验室的数字化和虚拟化。虚拟实验室由虚拟实验台、虚拟器材库和开放式实验室管理系统组成。虚拟实验室为开设各种虚拟实验课程提供了全新的教学环境。虚拟实验台与真实实验台类似，可供学生自己动手配置、连接、调节和使用实验仪器设备。教师利用虚拟器材库中的器材自由搭建任意合理的典型实验，或实验案例，这一点是虚拟实验室有别于一般实验教学课件的重要特征。在虚拟实验室中，学生既可以在虚拟实验台上动手操作，又可自主设计实验，有利于培养的操作能力、分析诊断能力、设计能力和创新意识。在虚拟实验室中，学生更易获得相关的知识，科学的指导和敏捷的反馈。虚拟实验室是未来实验室建设的发展方向。

虚拟实验室是虚拟现实技术应用研究的重要载体。

随着虚拟实验技术的成熟，人们开始认识到虚拟实验室在教育领域的应用价值。它除了可以辅助高校的科研工作外，在实验教学方面也具有利用率高、易维护等诸多优点。近年来，国内的许多高校都根据自身科研和教学的需求建立了一些虚拟实验室。比如 VBL-100 虚拟实验室系统、OWVLab 等。

VBL-100 医学机能虚拟实验室系统是成都泰盟科技有限公司推出的机能实验仿真软件，该软件采用计算机虚拟仿真与网络技术，运用客户 / 服务器的构架模式，涵盖了 50 多个机能实验的模拟仿真，由于模拟仿真实验无须实验动物和实验准备即可帮助学生理解实验的操作步骤以及实验效果，可以作为机能实验教学的一个有益补充。对教师而言，起到辅助教学的作用；对学生而言，则起到知识的预习、熟悉及强化的作用。该系统由动物简介、基础知识、实验录像、模拟实验、实验考核等部分组成，结构完整、内容丰富（图 10-1）。

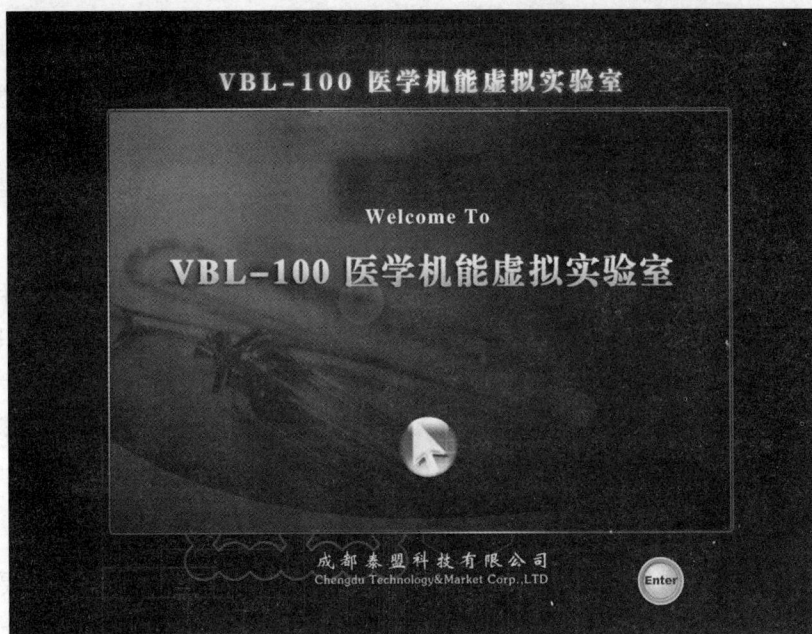

图 10-1　VBL-100 医学机能虚拟实验室系统

一、VBL-100 虚拟实验室系统的主要特点

1. 系统内容丰富，包含实验室常见仪器设备，手术器械、实验常用药品及实验动物图文并茂地介绍，起到辅助教师教学的效果。

2. 仿真 20 多个机能实验，使用虚拟仿真技术模拟动物实验的整个操作步骤，包括动物的麻醉、手术及信号的记录。

3. 每个实验的操作仿真，充分应用多媒体丰富直观的表达形式，将仿真动画、实验录像以及操作说明有机结合起来，既表达整体，又表达细节，便于学生对实验操作的充分理解和掌握。

4. 实验结果的模拟，对于机体在各种不同实验条件下产生的各种波形进行实时仿真，对于一些学生平时难以完成的实验起到示范的作用。

5. 学生实验技能考核，通过内置的考试系统，对学生进行实验掌握情况的考核

6. 药物考核可以通过对未知药物对动物机体造成的反应让学生对药物进行识别，对于已知药物则可进行用量考核，比如不同麻醉药品的剂量考核。

7. 进行各种药理学参数的计算，比如 pA2、LD_{50}、半衰期等，使学生在进行药理学实验的同时理解各种药理学参数的意义及计算方法，帮助学生建立科研的思维能力。

8. 系统具有开发性，用户可以将自己的实验图片、实验录像、实验原理和操作的文字加入到系统中，从而扩充系统的适用性。

二、VBL-100虚拟实验室系统的技术指标

1. 系统采用网络结构，分为客户端和服务器端软件，服务器上存放仿真实验素材，便于教师管理与日后的内容添加、系统升级和维护等。

2. 系统包含基础知识库、实验准备室、动物房（不少于8种动物的详细介绍），生理实验仿真、药理实验仿真、病理生理实验仿真、机能实验网络考试等。

3. 不低于30种常见和最新的生理、药理仪器设备的原理、适用范围及操作介绍，包括生物机能实验系统、Langendorff心脏灌流系统、血管环张力系统，足趾容积仪、热刺痛仪等常用仪器的介绍。

4. 包含对多种（不少于25种）手术器械的介绍、实验常用药品的用途及配置的介绍，包含手术器械的三维动画。

5. 具有各种生物机能实验操作技能介绍。

6. 包含不低于45个各种机能实验的全面介绍，针对每个仿真试验，按需要包含有简介、原理、实验操作录像、操作过程仿真以及波型模拟等几个部分内容，包含以下仿真实验。

（1）生理学　刺激强度与反应的关系、刺激频率与反应的关系、神经干动作电位的引导、神经干传导速度的测定、神经干不应期的测定、兔大脑皮层诱发电位、离体心肌细胞动作电位、兔减压神经放电、期前收缩与代偿间歇、心电图的描记、兔动脉血压调节、离体蛙心灌流、呼吸运动调节、影响尿生成的因素、ABO血型鉴定、离体肠肌运动等。

（2）药理学　药物对动物学习记忆的影响（避暗法）、药物的镇静作用实验、药物的抗焦虑作用实验、药物的抗抑郁作用实验、药物的镇痛作用实验（热板法、光热刺激法）、地塞米松对实验大鼠足趾肿胀的影响、抗疲劳实验（转棒法、跑步机测试法）、药物的抗高血压实验、Langendorff心脏灌流实验、离体大鼠主动脉环实验、药物的急性毒性实验。

（3）病生学　急性高钾血症、急性左/右心衰竭、急性失血性休克及微循环变化等实验项目。

（4）其他

1）综合性实验　主要包括尼克刹米对抗哌替啶抑制呼吸作用、磺胺半衰期测定等实验项目。

2）人体实验　主要包括人体指脉信号的测定、人体全导联心电信号的测量等实验项目。

3）包含至少六个药代动力学实验。

7.具有无纸化的网络考试功能：可以考查学生实验技能等基础知识进行答卷式考核，自动评分。

三、VBL-100虚拟实验室系统的结构

VBL-100虚拟实验室系统的结构如图10-2所示。

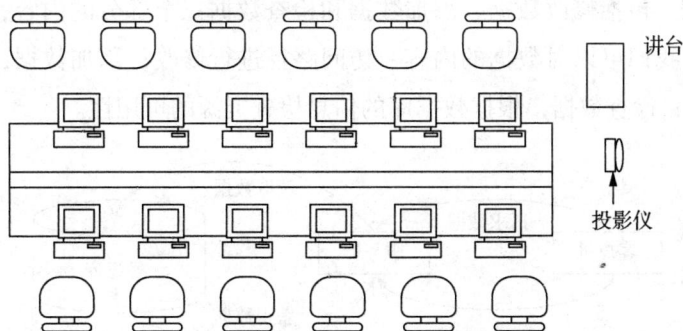

图10-2　虚拟实验室示意图

（一）总体结构

系统采用服务器/客户机的模式，服务器主要用于存放素材和进行数据库管理，而客户机则主要用于对素材的表达（图10-3）。

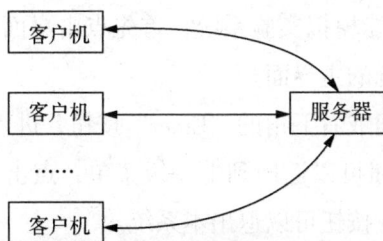

图10-3　VBL-100虚拟实验室总体结构示意图

（二）客户机结构

客户机用于用户使用该系统进行学习，是用户直接与这套系统打交道的接口，客户机本身相当于一个浏览器，请求解释从服务器得到的数据（图10-4）。

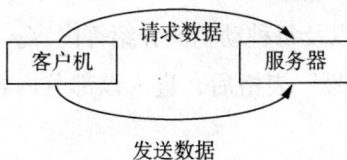

图10-4　VBL-100虚拟实验室客户结构示意图

（三）服务器结构

服务器作为虚拟实验系统的数据源，起到提供数据和修改数据两方面的工作（图 10-5）。

1.提供数据　包括接受客户机的请求，然后从数据库中查找数据，并得到数据或数据的详细位置，然后将数据分发给请求的客户机。

2.修改数据　包括修改数据、添加数据和检查数据三个部分的内容，服务器提供修改数据的界面，我们可以对数据的内容、访问路径进行修改；添加数据，用于添加新的实验内容或数据；检查数据，根据数据库的信息检查资源的可用性。

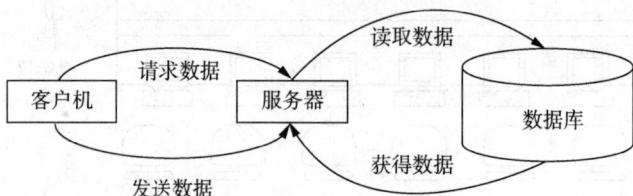

图 10-5　VBL-100 虚拟实验室服务器结构示意图

四、VBL-100 虚拟实验室系统的使用

（一）进入及退出系统

1.使用 VBL-100 医学机能模拟实验系统，首先点击桌面上的"VBL-100 医学机能虚拟实验室"按钮，进入该系统的主界面。

2.点击"进入系统"按钮或右下角的"Enter"按钮，进入虚拟实验大厅。

3.点击"返回上页"按钮可以返回到上一级菜单，点击"返回首页"按钮可以回到大厅界面，点击"退出系统"按钮可以退出本系统。

（二）动物房

动物房通过生动的动物形象及简洁的文字，介绍了各种实验动物的生物学特性、一般生理常数以及在生物科学研究中的应用。另外，这部分还包括了实验动物的选择及编号、实验动物的品系等知识。

1.点击实验大厅中的"动物房"实验室标牌，进入动物房内。动物房内有实验动物的选择及编号、实验动物的品系以及每种动物的介绍等内容。

2.点击墙上的"选择及编号"表格后，进入该部分内容的菜单界面，点击菜单中任一条目即可查看相应的介绍。

3.点击墙上的"品系及分类"记录本即可进入该部分内容的菜单界面，点击菜单中任一条目即可查看相应的介绍。

4.点击相应动物即可进入该动物的介绍，如点击金黄地鼠，可查看其生物学特性、生理常数及应用。

（三）资料室

在资料室内可以阅读书架上的书本，也可观看实验操作的录像，查看桌上的实验报告。

书本知识的介绍主要包括多种基本实验操作的讲解，以及信号采集与处理技术、传感器技术、生理学实验、病理生理学实验、药理学实验等基础知识的介绍。

实验录像部分包括气管插管、颈动脉插管、颈部神经分离等颈部手术，输尿管插管、肠系膜微循环标本制备等腹部手术的演示。

实验报告部分通过一张模拟仿真的实验报告呈现了实验报告的内容，学生可以通过点击相应项目查看撰写要求。

1.在实验大厅点击"资料室"的实验室标牌，进入资料室。

进入资料室后，书架上每本书都有相应的丰富内容，包括《机能实验概述》、《机能实验常用技术》、《传感器技术》、《信号采集与处理技术》、《生理学实验》、《病理生理学实验》、《药理学实验》、《VBL-100 使用指南》等。

2.点击《机能实验常用技术》，进入该书内容界面，包括多种基本实验技术以及常用局部手术的文字、图示、操作视频的演示。

3.点击《生理学实验》，进入该书内容界面，包括多项生理学实验的详细介绍。

4.点击《传感器技术》，进入该书内容界面，包括传感器技术的基本原理以及多种医学实验用传感器的详细介绍。

5.点击《病理生理学实验》，进入该书内容界面，包括多项病理生理学实验的详细介绍。

6.点击《机能实验概述》，进入该书内容界面，该书主要对机能实验的教学目的、实验方法、研究范围等进行了详细介绍。

7.点击《VBL-100 使用指南》，进入该书内容界面，该书主要对 VBL-100 医学机能学虚拟实验系统的结构、组成及使用等方面进行了详细的介绍。

8.点击《信号采集与处理技术》后，进入该书内容，该书主要对信号采集与处理技术的历史、现状、原理、分类等进行了详尽的介绍。

9.点击《药理学实验》，进入该书内容界面，包括多项药理学实验的详细介绍。

10.点击液晶电视屏幕可观看基本实验操作技术的录像。

11.点击桌上的实验报告可以查看实验报告内容，点击实验报告各部分可查看该部分的撰写要求。

（四）准备室

准备室内有一个物品柜，用于存放实验仪器、实验试剂及手术器械，用户可以通过点击观看相应实验素材的文字、图片及三维模型介绍，如同身处真实的实验室中一般。

手术器械部分以文字图片及三维的形式演示了各种常用手术器械、蛙类手术器械、哺乳类手术器械的特点及使用方法。

实验试剂部分主要包括常用生理溶液、常用抗凝剂和常用麻醉剂的介绍。

实验仪器部分主要介绍了 BL-420 生物机能实验系统、BI-2000 医学图像分析系统、HW-1000 超级恒温水浴系统、GL-2 离体心脏灌流系统、HX-300S 动物呼吸机、PV-200 足趾容积测量仪等仪器的原理及使用方法，包括软件界面的详细操作步骤，可以点击需要了解的按钮查看其功能介绍。

1. 在实验大厅点击"准备室"的实验室标牌进入该实验室。

2. 点击"仪器介绍"进入该部分内容的菜单，可以查看的内容有生理学仪器、药理学仪器以及其他仪器。

3. 点击"试剂介绍"进入该部分内容的菜单，可以查看的内容有常用生理溶液、常用麻醉剂以及常用抗凝剂。

4. 点击"器械介绍"进入该部分内容的菜单，可以查看的内容有常用手术器械、蛙类手术器械、哺乳类手术器械，每种器械都包括文字、图片和三维模型的介绍。

（五）考试室

考试室主要通过大量的机能学试题考查学生课后的知识掌握能力，学生可以在机房上机进行自测，系统自动生成测试结果及分数；教师还可以添加试题以充实题库内容，并可以灵活设置试卷格式及题型，系统自动生成考卷，可以节约大量人力、物力及时间资源。

1. 在实验大厅点击"考场"的实验室标牌进入该实验室。

2. 在考场内点击考桌上的考卷，即进入考试菜单。

（六）模拟实验室

模拟实验部分涵盖了生理学、病理生理学、药理学、人体实验等 50 多个实验模块，以系统、专业的机能学知识为基础，辅以各种多媒体表现手段。

学生可以逐步点击相应的实验素材模拟实验操作过程，操作过程中穿插对药物及操作的考核。

实验结果的演示也是在学生进行相应操作后呈现，如给予不同频率电刺激后骨骼肌出现的完全强直性收缩与不完全强直性收缩波形，动脉血压调节实验中学生给予肾上腺素后血压的波形上升等。

学生在实验模拟过程中如果需要查看药物剂量或者忘记手术操作步骤可以适时点击

观看演示及录像。

1. 生理学实验　主要包括神经—肌肉电生理实验、心血管系统实验、呼吸系统实验、泌尿系统实验、血液系统实验、消化道系统实验等部分。

涵盖的实验项目有：刺激强度与反应的关系、刺激频率与反应的关系、神经干动作电位的引导、神经干不应期的测定、兔大脑皮层诱发电位、离体心肌细胞动作电位、兔减压神经放电、期前收缩与代偿间歇、心电图的描记、兔动脉血压调节、离体蛙心灌流、膈肌电活动与呼吸运动、呼吸运动调节、吗啡对家兔呼吸的抑制作用、影响尿生成的因素、ABO 血型鉴定、离体肠肌运动等。

2. 药理学实验　主要包括学习记忆类药物、镇静类药物、抗焦虑类药物、抗抑郁类药物、镇痛类药物、抗炎类药物、抗疲劳类药物、心血管类药物、药物的安全性试验等部分。

涵盖的实验项目有：药物对动物学习记忆的影响（八臂迷宫法、避暗法）、药物的镇静作用实验、药物的抗焦虑作用实验、药物的抗抑郁作用实验、药物的镇痛作用实验（热板法、光热刺痛法）、地塞米松对实验大鼠足趾肿胀的影响、抗疲劳实验（转棒法、跑步机测试法）、药物的抗高血压实验、药物对离体兔心的作用、离体大鼠主动脉环实验、药物的急性毒性实验、注射剂的热原检查、尼克刹米对抗哌替啶抑制呼吸作用、药物对豚鼠离体气管条的作用、磺胺半衰期测定。

3. 病理生理实验　主要包括急性高钾血症、急性左 / 右心衰竭、急性失血性休克及微循环变化、体液分别改变在家兔急性失血中的代偿作用、家兔血液酸碱度变化与血气分析、血浆胶渗压降低在水肿发生中的作用等实验项目。

4. 综合性实验　主要包括理化因子及药物对消化道平滑肌的生理特性的影响、神经体液因素及药物对心血管活动的影响、影响尿生成的因素及利尿药的作用、兔呼吸运动的调节与药物对呼吸的影响等实验项目。

5. 人体实验　主要包括人体指脉信号的测定、人体全导联心电信号的测量、人体肺功能的测定、人体前臂肌电的测定、人体眼电的测定、人体脑电的测定、人体握力的测定、人体指脉血流速度的测定、人体体温的测定等实验项目。

该部分的实验模块还在不断更新与充实中，用户可以通过升级包获取。

（1）在实验大厅点击"模拟实验室"的实验室标牌，进入模拟实验室电梯。

（2）在电梯内点击相应按钮即可进入该实验室的菜单，包括生理学实验、病理生理学实验、药理学实验、综合实验、人体实验。

（3）点击菜单中的实验项目，即进入该实验的模拟。每个模拟实验都包括实验简介、实验原理、模拟实验、实验录像、实验波形五部分，通过模拟实验页面右下方的按钮进行切换。

（4）实验简介部分主要是对该模拟实验进行简要的介绍，包括实验目的、实验动物、实验药品及实验器械等。

（5）实验原理部分根据该实验的内容，按照循序渐进的方式分为多个部分介绍，通过多个按钮来切换。

（6）模拟实验部分通过拖动相应的实验材料、实验动物和实验仪器进行模拟真实的实验操作步骤，模拟过程中有些操作通过一小段录像展示，每一步操作均有下一步提示，可选择隐藏或者显示。

（7）实验录像部分采取分段观看的方式，根据实验项目不同，每个实验的录像内容不同，用户可以选择性的观看需要的部分。

（8）实验波形部分主要的作用是显示实验中采集到的生物信号的调节参数以及给药后观察波形变化等。通过调节走纸速度可以随意将波形压缩或拉伸；通过点击药品或者器械可以观察到该药品或者器械引起波形的相应变化，即为静脉给予去甲肾上腺素后的家兔颈总动脉血压波形变化。信息显示区内可以查看如心率、血压、药品介绍等其他信息。

（赵润英）